中医名师讲课实录书系

朱文锋中医诊法学
讲课实录

（第二版）

朱文锋 著

中国中医药出版社
·北京·

图书在版编目（CIP）数据

朱文锋中医诊法学讲课实录 / 朱文锋著 . —2 版 . —北京：中国中医药出版社，2019.10

ISBN 978 – 7 – 5132 – 5631 – 5

Ⅰ . ①朱… Ⅱ . ①朱… Ⅲ . ①诊法 Ⅳ . ① R241.2

中国版本图书馆 CIP 数据核字（2019）第 136434 号

中国中医药出版社出版

北京经济技术开发区科创十三街 31 号院二区 8 号楼

邮政编码 100176

传真 010–64405750

廊坊市祥丰印刷有限公司印刷

各地新华书店经销

开本 710×1000 1/16 印张 25.5 字数 404 千字

2019 年 10 月第 2 版 2019 年 10 月第 1 次印刷

书号 ISBN 978 – 7 – 5132 – 5631 – 5

定价 98.00 元

网址 www.cptcm.com

社 长 热 线 010–64405720

购 书 热 线 010–89535836

维 权 打 假 010–64405753

微信服务号 zgzyycbs

微商城网址 https://kdt.im/LIdUGr

官 方 微 博 http://e.weibo.com/cptcm

天猫旗舰店网址 https://zgzyycbs.tmall.com

如有印装质量问题请与本社出版部联系（010–64405510）

版权专有 侵权必究

再 版 序

2003 年，为了培养优秀中医临床人才，由国家中医药管理局科教司主持，在全国中医药高等院校遴选"临床、教学、理论"三结合的中医名师主讲四大经典和四大基础课程的示范教学视频，朱文锋教授主讲《中医诊断学》。《朱文锋中医诊法学讲课实录》就是此次示范教学"诊法部分"内容的集中体现。2008 年由朱老亲自修改审订交出版社，遗憾的是 2009 年朱老驾鹤仙逝，因此说本书是朱老一生学问的集成之作似不为过。

该书为《朱文锋中医辨证学讲课实录》的姊妹篇，共三十七讲，内容涵盖问诊、望诊、舌诊、闻诊、脉诊、按诊等多种诊法。朱老一生致力于中医诊断学的教学、科研和临床，是全国"中医诊断学"的学科带头人，讲课生动幽默，重点突出，条理分明，知识点总结精准，疑点解析入微，常常结合临床与科研给人启迪，引人思考，深受广大学生们的欢迎。

作为朱老的学生和弟子，掩卷沉思，感慨良多，几十年前先生与我讲课、探讨学问的情景仿如昨天，——清晰地呈现在脑海！

此次出版社决定再版，嘱我写序，一则有感于先师献身中医药事业尤其是对中医诊断学的开创性贡献，二则本书对中医药从业人员、中医药学子乃至中医爱好者都具有重要的参考价值，遂不揣浅陋，爱为之序。

后学　黄惠勇

2019 年 7 月

编写说明

　　"中医诊断学"可分为两部分，前半部分主要是讲四诊，可以称为"中医诊法学"，后半部分主要是讨论辨证，可以称为"中医辨证学"。

　　本书是2003年10月受国家中医药管理局科教司委托，由21世纪中医药网络中心举办的《中医诊断学》示范教学师资培训班上讲课的前半部分——《中医诊法学》的讲课实录，自然也是我从事《中医诊断学》教学讲稿的一次整理。

　　讲课所用的教材，是《中医诊断学》普通高等教育"十五"国家级规划教材，也是新世纪全国高等中医药院校规划教材（简称"新一版"）。这本教材及普通高等教育中医药类规划教材《中医诊断学》（简称"六版"）、全国高等教育自学考试指定教材中医学专业《中医诊断学》，都是由我主编的。由我来担任主讲，自然可以保证教学内容的一致性和准确性。

　　我从事中医诊断学的教学、科研工作已经有几十年的时间了，但要把这次课讲好还是有一定的难度。因为中医诊断学应该是以中医本科院校的学生为对象，本科院校的学生都是在一、二年级时开这门课，他们的中医学知识、中医诊断学知识都是有限的，而师资培训班听课的基本上都是教员，对中医诊断学应该是比较熟悉的，我讲的同志们可能都知道了，而同志们希望我讲的又不一定能够面向本科学生讲。所以在教学内容、教学形式，以及教学氛围上，都会有一定的差距。同时，讲课与编书在形式上毕竟有所不同，教材要非常严谨，内容准确，条理清晰，讲课除应对教材进行准确阐释以外，要求突出重点，讲清难点，剖析疑点，生动有趣，启发互动，举例说明，以加深印象，有助理论的理解、知识的掌握、技能的训练。

　　我将尽力克服这些困难，争取把"中医诊法学"讲好。错误之处，请批评指正。

朱文锋

2008 年 10 月

目　录

第一讲
绪论（一）

　　《中医诊断学》的内容主要是"诊法"和"辨证"，因此，我们将其分为《中医诊法学》和《中医辨证学》两部分来讲。今天我们开始讲《中医诊断学》的绪论。

　　首先要解释一下什么叫作诊、什么叫作断。所谓诊，就是查看和验证的意思，通过我们的检查、询问，从而获取各种病理信息，这就是诊。什么叫作断？断是讲分析判断，就是辨别、判断病情，判断、决断的意思。断的繁体字是这个样子——"斷"，我看这个字造得很不错，"斷"字是什么意思？四个绞丝，这四个绞丝代表什么意思？我看就是复杂。各种复杂的病情，各种复杂的事物，复杂的矛盾，我们要把这些复杂的事物分析判断出来，把它切割开来，旁边一个斤字，"斤"是什么意思？斧头。斧头干什么用的呢？就是切断，对它做出判断。对复杂的病情能够进行判断，所以用了这个断字，"斷"字能体现中国文化，这个字造得很好。

　　诊是讲的诊察、检查，辨识症状，收集病情资料。断是讲的分析、判断，对病情做出辨别。诊断两个字合起来，就是诊察病情，判断疾病，辨别证候。实际上这就讲到了中医诊断的三大主要内容：诊察病情，就是诊法；判断疾病，就是临床各科都有一个"病"的诊断问题；辨别证候，对病情做出"证"的判断。这就是诊断的主要内容。

　　什么叫"中医诊断学"呢？中医诊断学是根据中医学理论，对病情进行诊察判断。一定要根据中医学理论，在中医理论指导之下，了解病情怎样收集，症状怎样进行辨别，"病"和"证"里面包含什么基本理论。比如我们今后要讲到各种病因病机，各种脏腑病证的归属，它实际上涉及很多理论问题。如果没有中医学的基础理论，诊断就学不好。诊断的基本知识，有一些就是所涉及的知识，就是要死记硬背把它记下来的，比如说各种病的症状、证的名称、病症的概念。比如为什么叫头痛？没有很多的解释，头痛就是症状，这样一种表现就叫作头痛，这是基本知识。还有基本技能，怎么样询问病情，怎么样诊脉、察舌、望色等，这都是技术问题。总的来说，在中医诊断学里面，应该包括三部分内容：基本理论、基本知识、基本技能。《中医诊断学》这门课程，在整个中医学里面，它是基础理论和临床医学之间的桥梁课。原来学了《中医基础理论》，或者有的还学了《内经》《伤寒论》等，学了基础理论，要到临床各科去，还得有一门桥梁课衔接。诊断是正确治疗的前提，作为医生来说，整天就是忙于诊断和治疗，诊断就占了一半，就可以看出这门课程的重要性。

一、中医诊断学的主要内容

绪论里面要讲的第一大问题，是中医诊断学的基本内容。

（一）诊法

中医诊断学有四大内容，第一个内容就是诊法。刚才讲到，所谓诊法就是中医诊察收集病情资料的基本方法，也叫作"四诊"。

四诊就是望、闻、问、切。第一个是望诊，就是通过医生的眼睛去看病人的神、色、形、态、舌象、排出物、小儿指纹等这些内容，这就是望诊的主要内容。第二个是闻诊，又分为两个部分，一是用耳朵去听，听病人发出的各种病理声音；二是用鼻子去嗅，闻病体有什么气味，呕吐物、排泄物有什么气味，病室里面有什么气味。第三个是问，就是询问病人的自觉痛苦和各种病史等情况。第四个是切诊，切诊里面最主要的，中医最具特色的是脉象，除了按脉以外，还包括按其他的部位，按胸腹、按肌肤、按四肢等。这就是望、闻、问、切，中医过去把它称为"四诊"。

实际上就我来看不是四诊，医生的几大感官——眼、耳、口、鼻、手，全都用上了。就是用口去问，用眼睛去看，用鼻子去闻，用耳朵去听，用手去按。如果按医生的感官来说，实际应该是五诊。而习惯一直把它称为四诊。如果按照我们的教材，现在把它分成了六章，首先是舌诊，因为很突出，内容也很多；脉诊，中医诊脉很有特色，内容也很多，把这两部分内容单独拿出来，各自作为一章，所以教材就分为六章了。诊法里面包括了六章，能不能叫六诊呢？不应叫六诊，还是只有望、闻、问、切四诊。实际上，眼、耳、口、鼻、手，应该是五个诊法，和西医相比较，西医是问诊加视、触、叩、听，西医没有用鼻，没有用嗅觉，中医有用嗅觉，这是一个比较特殊的地方。这就是中医诊法的主要内容。

（二）诊病

第二个是诊病。诊病也叫作辨病，就是对疾病的病情进行判断，判断是哪一种疾病，最后要给它一个病名，诊断出来是个什么病。

比如疟疾、痢疾、肺痈、痫病、消渴，请大家注意，我这些用语都是规范性的用语。痫病过去叫作癫痫，我们不能叫癫痫，癫和痫应该是两种不同的疾病。癫和狂也是不同的疾病，痫病，痫就是痫，按照中医的观点，不能叫癫痫。比如妇科的滑胎、痛经；小儿科的麻疹、夏季热；外科的红丝疔、乳癖（乳癖相当于西医讲的乳腺小叶增生）、脓疱疮、牛皮癣；肛肠科的内痔、外痔；骨伤科的股骨骨折；耳鼻喉科的白喉；眼科的聚星障等，这些名称都叫作病名。

病名是什么意思呢？实际上病名是对某一种病，给它一个名称，它代表了这种病的全过程的特点和规律。疟疾，它代表疟疾这种病的全过程，它有什么特点和规律？麻疹，它的特点和规律又是什么？对全过程的特点和规律所做的概括，并且抽象出来，给这种特点和规律一个名称。比如有这样一种表现：一个小孩，发烧两三天以后，全身出现疹点，然后疹点消退，这样一种表现，医生给它一个名称，抽象出一个名称，叫作麻疹。什么叫红丝疔？在手上、脚上出现一条红线，有疔疮的特点的这种表现，把它抽象成名称就是红丝疔。所以病名代表了这种病全过程的特点和规律，请大家注意"全过程的特点和规律"。

实际上要把"病"字弄懂也不太容易。先看一下广义的疾病概念，一般概念越广的概念，越难下定义，比如说"人"，大家每天都看到是人，但是什么叫作人？有一个人就写过一篇文章，他说"我不是人"，为什么他说"我不是人"呢？他说"人"的定义是什么？人是能够直立行走、具有思维活动、能够制造工具的一种高等动物。他说他是高等动物这是对的，但是他受伤了，躺在床上不能直立行走，所以他不是人；"十年浩劫"的时候，他不能有自己的思想，不能讲自己愿意讲的话，所以他没有自己的独立思维；他说这一辈子没有制造过工具，穿的衣服、吃饭用的碗、写字用的笔、睡的床铺，都不是他自己制造的，他这一辈子没有制造过工具，所以他说"我不是人"。这个例子说明什么问题？"人"好像我们每天都看得到，全世界有五六十亿人口，但是要给人下个定义很不容易。我们要给"病"或者"疾病"下个定义也很不容易，什么叫疾病？中医过去怎么说的？认为阴阳平衡就是健康，阴阳不平衡了，阴阳关系被打破了，这就是疾病。阴平阳秘，相互协调，这是正常的生理现象，这就是健康的。阴平阳秘打破了，阴阳不平衡了，这就是疾病。这个概念很抽象。世界卫生组织关于健康有一个结论，健康是一种在躯体、精神和社会上都处于良好的状态，这就是健康。在躯体上没有病，精神上也没有痛苦，有良好的社会适应能力，这就是健康。疾病是和健康是相对的。世界卫生组织这一段话，就给现在的医学模式下了一个新的定义。原来是纯生物医学模式，人体有没有病，就只看形体上有什么改变，找到病原体，找形体的结构改变，把精神因素、社会的适应能力丢掉了。现在提到了躯体、精神和社会三方面，这是个什么样的医学模式呢？即"生物-心理-社会"医学模式。实际上，这个医学模式在中医看来，仍然不完整。为什么不完整呢？中医还要加上"自然"，人与天地相应，天人合一，受到自然环境的影响，不单单是社会环境的影响。所以按照中医观点，应该是"生物-心理-社会-自然"医学模式。从这里也可以看出，中医对这个问题的认识有它的科学性，强调形神合一，人与天地相参，这就是中医学的医学模式。

我们知道了健康，怎样看疾病呢？疾病应该说是在致病因素的作用之下，机体产生的正邪相争、阴阳失调、气机不利的一种病理表现。正邪相争，阴阳失调，就是阴平阳秘遭到破坏；阴阳失衡，气机不利，机体的机能活动发生障碍，所以疾病这个概念，是非常广的一个概念。实际上这个概念也并不是很准确，现在又提出一个"亚健康"状态，亚健康，是指除了健康、疾病以外，中间的一种状态。什么是亚健康呢？对于亚健康，有人说中医的"证"

就是亚健康，我看这个说法也不对，为什么？到了"亡阳"的时候还能是亚健康？不对吧。说有点肝气郁结可能是亚健康，心神不宁的时候可能有点亚健康还差不多，但是不能说"证"就是亚健康，"证"并不等于亚健康。什么是亚健康？这个问题也值得讨论。我上次在北京参加一个会，有个亚健康的课题，就在选择什么是亚健康的问题上感到很困难。为什么感到很困难？只有100万经费，用这100万去调查什么是亚健康，当然亚健康调查就不是问询10个、8个人，要对成千上万的人，甚至对几万人进行调查，才能够确定。亚健康的定义怎么确定呢？某个人到底是疾病，还是健康，还是亚健康，100万，若只调查1万个人的话，每个人平均100元。100元要分辨某人是疾病，还是健康，还是亚健康，用这100元钱做检查，恐怕做不了什么检查，所以经费是远远不够的。我就给他们提出，什么是亚健康？就是：健康减疾病，等于亚健康。怎么确定这个人是不是健康呢？我跟他们说，什么是健康？"吃饭啧啧香"，脾胃功能好，能吃，这是一个表现；"一觉到天光"，睡觉睡得好，晚上一躺在床上就睡着了，一觉到天亮才醒来；"干活有力量"，睡得好，工作的时候精神饱满，精力充沛；"笑容挂脸上"，精神状态也很好，没有什么思想包袱、忧郁、压力，整天笑呵呵的；"性舒二便畅"，性爱愉快，大小便舒畅；"检查无异常"，检查血压正常，心功能、心电图等各种检查没发现什么病。你说这个人是不是健康？我建议用这几句话概括，这就是健康。先把健康的人确定下来，将调查的样本数，就是总人数减去健康，再减去疾病，剩下来的就是亚健康。明明知道他的心脏有问题，他的血压有问题，尿糖升高，明显有病，把这部分病人筛掉。剩下来的，检查没有什么大的不正常，但是总是有这方面、那方面的一些不适，这种人我说就是亚健康。所以对"疾病"这两个字，真正要把疾病两个字弄懂、讲清楚不是很容易。就像讲"人"一样，笼笼统统地讲，疾病就是阴阳失衡，邪正相争，气机不利，而出现了各种病理变化。这是一个非常笼统的概念。

疟疾、痢疾、肺痈、滑胎、红丝疔等这些病名，都是对某种疾病全过程的特点和规律的概括。全过程的"特点"，包括特殊的病因、主要临床表现与"规律"、病机演变趋势、转归预后等病理概括。对这些特点、规律下一个结论就是病名，这个结论根据的是什么？是根据它特殊的、全过程的特点与规律而做出，是具体的病名，我们要讨论的所谓"诊病"，实际上是要诊出每一个具体的病，而不是笼笼统统地说某人是有病还是没有病。刚才讲了，是不是有病，也不是很容易就判断得出来。但是我们作为医生来说，更不能简单地说某人是有病还是无病，是健康还是亚健康，而是要具体诊断出是种什么病。具体的病，是讲全过程的特点和规律，希望大家把握这 9 个字——"全过程的特点与规律"。这部分内容——诊病，实际上是临床各科要讨论的，作为《中医诊断学》教学的时候，不可能对每一个病做出结论、判断清楚。但诊病也属于诊断的内容，也是中医诊断应该了解的知识。

（三）辨证

第三个是辨证，这是中医最具特色的。辨证，就是要辨别证候，确定证名。辨别患者的临床表现，对恶寒、发热、头痛、身痛等这些证候进行辨别，确定一个证名，比如根据恶寒发热、关节痛身疼、脉浮等证候，辨出来是个什么证。像痰热壅肺证、肝郁脾虚证、营分证、脾肾阳虚证、膀胱湿热证、瘀阻脑络证，这都是证，并且是证名，而不是证候。辨别证候，确定证名。

什么是证名？证名和前面讲的具体的病名有什么不一样？具体的病名是讲的"全过程的特点与规律"。而我们现在讲的"证"，这个证名是讲的什么？是讲病变当前阶段的病位、病性。那个"病"是全过程的特点和规律，这个"证"是当前阶段的病位和病性。上面提到的"痰热壅肺证"，有没有病位、病性？它的病位是什么？肺，病性是什么？痰和热。"肝郁脾虚证"病位在肝和脾，性质是气郁和气虚，是不是？有病位和病性。而前面讲的麻疹、红丝疔、痫病，病名中有具体的病位和病性吗？有的有病性，有的有病位，有的有病位没有病性，有的有病性没有病位。麻疹主要是根据症状来命名的，并不是讲当前阶段的病位和病性。所以，证名和病名其概念是不一样的，"证"强调的是"当前阶段的病位病性"，要注意把握这 9 个字。

刚才还讲到一个"证候"，什么叫作证候呢？比如说痰热壅肺，这是一个证名，怎么知道是痰热壅肺呢？它有一类临床表现，一定有咳嗽、吐黄稠痰、脉滑数、苔黄腻、气喘等症状，这些症状我们把它叫什么？叫作证候。所以"证候"是"证"的外候，是"证"的表现，痰热壅肺是医生做的一个结论，根据这些临床表现，诊断出来这是痰热壅肺证。膀胱湿热证，有小便赤、数、涩、痛，发热，脉数，这样一类表现，这些表现我们把它叫什么？叫作证候。

因此，证和证候是不是一个概念呢？严格地说，不是一个概念。证候讲的是一些表现、证的外部表现，而这个证是根据这些证候辨出来的。病人有外伤病史、头部刺痛、头晕、舌质上有紫暗色的斑点、脉涩，这是什么？这是表现吧。根据这些表现可以辨出来，它的病位在哪个地方？病性是什么？给它一个名称、一个结论，可以诊断为瘀阻脑络证。所以证名和证候在这个地方，概念不完全相同。但是，我们许多书上这两个概念是混着用的。有时把辨证说成是辨证候，认为证候就是证，其实应该把它们区分开来。还有一个名称叫作"证型"，现在经常讲什么型、什么证型，脾气虚证、脾肾阳虚证、肝阳上亢证，这些叫证型。证型和证名有什么不一样呢？证型实际上也是个证名，是将那些典型、规范、常见的证称为证型。证型的概念实际上是西医的，"型"这个概念是从西医那里引过来的，什么叫作型？型是模型，工厂里面叫作铸造车间，把铁水倒在模子里面，那模子是现成的。做砖，用一个框框把它框起来，多宽多高多长，把泥放进去，这就是个型。中医辨证严格地说，不是固定的型，不能按模型来辨。但是这些常见的、典型的、规范的证，我们可以把这个证名叫作证型。

（四）病案

第四个内容，病案。中医诊断学的第四部分内容就是病历，病历过去叫作病案，或者叫作诊籍。实际上病历就是对诊疗情况的书面记录，把诊断治疗的情况用书面记录下来。病历包括这几个内容：必不可少的一个是病情；第二个是病史；第三个是诊断；第四个是治疗。这四部分内容合在一起，我们叫作病历。

中医诊断学的主要内容有四大部分，四大内容就是诊法、诊病、辨证、病历。重点又在诊法和辨证这两部分。诊病是临床各科要讨论的，病历更是针对具体病人，是学了临床各科以后才用到的，但是我们诊断要讲到这部分内容。

（五）病、症、证的关系

刚才讲到的重点，要把它重复一下。诊断可以说就是围绕三个字：症、病、证。

症也叫症状，实际上现在又把它分为两部分，一部分叫症状，一部分叫体征。"症"字中医历来就有，"征"字中医历来也有，但是把它称为症状、体征，这就是结合了西医才这样提的。症状是讲的什么呢？我们给它下定义的时候，一般是讲病人主观体会的痛苦或者不适，如头晕、耳鸣、恶心、胸闷、恶心，这些只有病人才能体会得到。"哎呀，我现在头好晕"，大家知道他怎样头晕吗？不知道，只有他自己才能体会得到；"胸闷很厉害"，也只有病人自己才能体会得到。体征是讲医生，当然病人自己也可能发现的异常改变，比如说舌苔黄、脉数、脉涩、面色苍白，医生、病人、其他人可以发现的这种病理改变叫作体征。由于有的病情表现，既是病人自觉的感觉，也是别人能看得到的，所以又可以把症状和体征合在一起笼统地称为"症"。比如说咳嗽，咳嗽是自己的一种感觉吧，别人也听到他咳嗽了，你说咳嗽是症状还是体征呢？可以说它既是症状，也是体征。因此症状、体征可以不严格区分，笼统地称为症状，简称为症。这些症状、体征，这个症，只是疾病的现象，不是本质。头晕，它的本质是什么？光有一个头晕，什么问题也确定不了，只知道病在头上面。胸闷，胸部有病，不知道什么问题。所以症状是现象，不是本质。但是症状是病、证的一种客观反映，他患的是什么病、什么证，医生怎么知道的？凭什么说他是某证？为什么说他是这一个病？根据什么？根据的就是症状。所以它是病和证的客观反映，是辨病、辨证的主要依据。三句话，症第一个是现象；第二个是客观反映；第三个是依据。症是这样的意思。

什么是言字旁的证？实际上古代的这个证和现在的症，这两个证、症，都是没有严格区别的。已经讲过，证是讲病变中机体整体反应的阶段性病理本质。病和证不相同的地方，证是讲机体的一种整体反应状态，某个阶段、当前阶段存在一个什么状态？全身是什么状态？证是由病位和病性等证素决定的。这个地方出了一个新的概念"证素"，这个概念是我在 2003 年 2 月 28 号确定下来的一个新概念。证素，什么是证素？就是讲病位和病性，心、肝、脾、肺、肾、胃、胆、小肠、大肠、膀胱，这是病位吧；气虚、血虚、阴虚、阳虚、气滞、血瘀、痰、饮、风、寒、暑、湿、燥、火，这是病性。这些病位和病性，是构成证的要素。比如说肝胆湿热证，由哪几个证素构成的？病位的肝和胆，病性的湿和热，肝、胆、湿、热这四个证素构成了一个证名。

膀胱湿热证是膀胱的病位加上湿、热；小肠湿热证是小肠的病位加上湿、热；脾肾阳虚证是阳虚加上脾、肾。脾、肾、阳虚、湿、热等，都是病位、病性，都是辨证的基本要素，所以叫作证素。什么叫证素？构成证的基本要素，是辨证要素的简称。就像我们身边物质，各种物质是由什么构成的？从化学上来说就是由各种元素构成的。氢、氧、钠构成氢氧化钠，我们把氢、氧、钠叫化学元素。心、肝、痰、瘀等叫作辨证要素，简称证素，就是病位和病性，是当前阶段的病理本质。

病是什么呢？刚才已经讲过，是对疾病全过程的特点与规律所做的概括。病和证二者，一个是当前阶段的，一个是全过程的；一个是讲当前阶段的病位、病性，一个是讲全过程的特点和规律，认识的角度不一样。于是，一个病存在着若干个证，而一个证又可以见于若干种病，因此就有同病异治、异病同治。病同证不同，或者是证同病不同，有这样的不同概念。广义的疾病，自然就包括了症、病、证。

二、中医诊断的基本原理

中医为什么能够诊出疾病来？为什么能够辨出病情来？这就是诊断的原理。中医诊断的原理，其理论基础是建立在人是一个有机的整体，有机体的各个部分是相互作用的，局部和整体的病理是密切相关的。疾病过程中存在着因果关系，痰饮停聚，可以导致气滞，气滞以后又可以导致血瘀，血瘀以后又可以导致阳虚，这就是一种因果转变的过程。中医诊断就是建立在这么一些整体理论的基础之上的。中医诊断学有基本理论，什么基本理论？人是一个有机的整体，各种病因、邪正之间是相互作用的，疾病的过程存在着因果转化、因果关系，局部和整体不可分割，这样的基本理论。

要讲清中医诊断的原理，最典型的、最有代表性的是《素问·阴阳应象大论》里面的这一段话："以我知彼，以表知里，以观过与不及之理，见微得过，用之不殆。"这段话代表了中医诊断的基本原理。什么叫"以我知彼"？就是"知己知彼"的意思，"以我知彼，以表知里"，从外面可以推测到内部。"以观过与不及之理"，观察它是正常的，是超过了的，还是亏虚了的。"见微得过"，见到一些微细的变化，就能够知道它出现了什么问题。"用之不殆"，用这种方法去分析、认识疾病，是不会有错的。这一段话，实际上是把中医诊断学的三大原理都讲了，讲了三个：一个是从外看内，以表知里，是不是"司外揣内"？"见微得过"，是不是"见微知著"？"观过与不及"就是要进行对比，"揆度奇恒"吧。司外揣内，见微知著，揆度奇恒，这三句话，包括了三个意思。

（一）司外揣内

司外揣内，就是从外面知道内部。"司外"就是通过观察外部的病理现象，"揣内"就是推测内脏的病理变化。通过外部的病理现象，来推测内脏的病理本质，从外可以知道内。当然，反过来说，知道了内部有什么病理变化以后，可不可以解释为什么会出现这种症状呢？如果知道这个病人有肾虚，肾虚以后为什么会腰酸、耳鸣？自然就可以解释这些症状了。知其内可以解释显现于外部的症状，知道了外部的症状，就可以推测其内部患了什么病证。

从外面可以测知内部，而内部有病变的时候可以显现于外。这个原理，在《灵枢·本脏》篇里面讲："司其外应，以知其内脏，则知所病矣。"《丹溪心法》也讲："欲知其内者，当以观乎外。"要知道其内部有什么问题，就要观察其外部；"诊于外者，斯以知其内"，诊察外部的目的，就是为了知道其内部有什么变化。为什么呢？"盖有诸内者必形诸外"，内部有什么变化，必然会从外面表现出来。

这样一种认识过程，相当于《控制论》里面的"黑箱"理论。"黑箱"，教材上用了这个概念，要对黑箱做一下解释。黑箱，这是控制论上面的一个说法。严格地说，中医不是"黑箱"，也不是"白箱"，可以说是一个"灰箱"。"白箱"是什么意思呢？就是把箱子打开来看，里面放了什么金银财宝，清清楚楚，这是"白箱"。"黑箱"是关着，让你猜这里面到底放的是什么东西。中医诊病既不是完全的"黑箱"，也不是完全的"白箱"，应该是一个"灰箱"理论。如果直接打开箱子，医学上可以用解剖的方法，里面是不是阑尾发炎？是不是胆囊里面有石头啊？打开了，剖腹探查。那是什么办法？打开黑箱的办法，也就是"白箱"的办法。这种打开黑箱的办法有好处，什么好处呢？能够一目了然，非常清楚。但是，当打开的时候，里面的生理状态、正常状态，就遭到了破坏，或者说病人要受到很大的痛苦，内部结构、功能遭到了破坏。还有些东西是打不开的，比如说整个地球。地震，这里为什么会闹地震？打开地球看一看里面发生了什么问题。打不开，只能够从外部去推测。我们的头、大脑出了什么问题，都能把它打开吗？当然现在可以打开来一些，用CT、核磁共振看看里面是什么问题。但是有时打不开，把脑子一打开，里面就出问题了、破坏了。所谓"黑箱"办法，就是通过外部给它输入一个信息，看它有什么变化，看它的输出，通过输入和输出的关系，来推测里面是什么问题。中医的诊断，实际上也就是通过输一个信号进去，看它输出了什么表现，病人表现为发热、面赤、舌红、苔黄、脉数，就知道这里面是热证，就是通过这些现象，而不是打开来看。这就是第一个原理，司外揣内。

（二）见微知著

中医诊断的第二个原理，叫作见微知著。通过微小的变化，而测知整体的情况。在只有一点点变化，还没有酿成大祸，没有出现全身性的变化，就可以由微小的变化来推测可能会有什么问题。由于人体是个有机的整体，每一内部脏器和体表、官窍是相互联系的。心有病，可以反映到舌头上面来；肝有病，可以反映到眼睛上面来。通过这些微小部位、微小的变化来推测。中医诊断中有很多通过局部分析整体的方法，比如说面部分候，把一个面部分候于各个部位，心、肝、脾、肺、肾都在面部可以看得出来，这是不是一个典型的见微知著？一个面部就可以看到全身，甚至一个鼻子、一个耳朵都可以看得出来。比如说耳朵，就像一个倒置的胎儿，通过耳朵就可以看出整个人体的状况怎么样，测知人体的情况。舌上面，把舌分为舌中、舌根、舌边、舌尖，分候五脏。眼睛的五轮也是。

现在有一种叫作生物全息的现象。这个生物全息实际上是根据影像学上面的全息摄影术来的，就是把一张相片剪成很碎很碎的小块，每一个小块的相片里面都可以洗出一个整体的相片来，叫作全息摄影。我们中国有个人叫张颖清，现在在山东大学，创立了生物全息论。他举了很多例子，一棵树与一片树叶，树叶的形状和整棵树的形状基本相同；一匹斑马，它每个部分的斑纹数是相等的，每一个斑纹可以代表整体的全部情况，这就是生物全息。刚才讲到中医的很多诊法，一个眼睛可以包括整个全身的信息，一个寸口诊脉，寸、关、尺三部九候，就可以反映全身的疾病，这是不是一种生物全息的现象？是一种全息现象，也有的叫作缩影理论，缩小了的影像。实际上这个理论应用得很广泛，我们现在讲的DNA、基因克隆，那不都是一个全息现象吗？一个细胞就可以克隆出一个动物，一颗麦子、一粒谷子可以长成禾苗，一个局部里面包括了整个生物信息。中医讲诊法，为什么舌诊能够看出全身的病呢？眼睛上为什么能够观察全身的表现呢？脉搏为什么能够诊全身的疾病呢？应该说就是一种生物全息原理。

（三）以常衡变

第三个原理是以常衡变。什么叫以常衡变？就是根据《素问·玉机真脏论》里面讲的："五色脉变，揆度奇恒。"什么叫作"揆度"？"揆"，讲的是推测、揣度、估量、猜测；"度"，讲的是度量。奇恒，奇就是讲不正常，恒是讲正常。推测事物的正常或不正常，比较一下这个人正常不正常，这就是揆度奇恒。揆度奇恒是中医诊断的一个原理，中医诊病并没有什么"金标准"，不是根据绝对的数据，而是从比较中分析正常或不正常。不像西医的血压是118或86mmHg，做化验的时候测一种成分，钠离子、钙离子多少毫克，并没有这么一个精确的数量，而是通过互相比较，看看这个人的脸色，今天面色有点白，精神不太好，揆度正常和不正常，就是通过观察比较，在认识正常的基础上，发现太过、不及的异常变化。这个人是正常的，一比较发现，另外一个有点不正常了，太过或者不及了，从而认识事物的本质和变动的程度。比如我们讲望神，中医特别强调望神，这个"神"怎么样去衡量？生理的神、得神是多少啊？到了100就是得神？99就是不得神、少神？得神、失神、少神是比较出来的，模糊、抽象出来一个总的概念。又比如说"年轻"，年轻的标准是什么？有一个金标准没有？没有年轻的金标准，如果说20岁的人是年轻的话，那19岁是不是年轻呢？18岁比19岁的呢？5岁比20岁的呢？谁年轻啊？能够说21岁就不年轻了吗？假如说60岁算老的话，那么30岁，你说是年轻还是老？所以这些都是比较的、相对的概念，这就叫作揆度奇恒，就是以常衡变。望面色苍白、淡白、㿠白、晦暗、萎黄，这都是比较得来的。这些症状是应该要客观化，但是要考虑到周围各种环境，要考虑到他的年龄、职业等，要考虑到相对的多少，而没有一个绝对的数值。我们是黄种人，黄到多少是正常的黄，超过了一点都不正常？减少了一点都不正常？不是那样的，是相对、比较来的，看舌头等，都是这样。脉搏，一般每分钟跳 72 次左右，80 到 90 次，这都是正常的。90 次以上可以说稍微快了一点，100 次以上就是数脉，120 次以上可以称为疾脉，是一个相对的概念，这都是揆度奇恒。

三个原理：司外揣内，见微知著，以常衡变。这就是《内经》讲的从我知彼，从表知里，见微知著观察太过、不及之理。

第二讲
绪论（二）

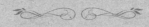

三、中医诊断的基本原则

中医诊断的原则，也是三点。

（一）整体审察

第一个原则是整体审察。何谓整体审察？整体观念是中医的一个特点，人体是一个复杂的系统。对于复杂系统进行认识、进行分析，那就必须从整体上进行研究，不能切割开来。中医诊病的时候，强调要整体诊察，而不是只看到一点，不是找"金标准"。中医诊断的原理和原则，和西医有很大的不同。现在许多研究做动物试验，到实验室里面去做一个指标，说这就是什么问题，这是肾阳虚、脾气虚，这是肝气郁结，符不符合中医的整体观念？中医的整体观念，判断"证"，绝不是从这一个指标来判断的，是根据整体来判断的。所谓"整体"，有这么三层含义。

第一层含义，病变是相互影响、联系的。强调的是局部和整体，局部的病变可以影响到全身，精神刺激可以导致气机乃至形体的变化，精神因素可以导致气和形的变化。脏腑的病变可以导致气血阴阳的失调、精神活动的改变，任何疾病都具有整体性。前面举的几个例子，总的意思，都是说不要孤立地看，不要离开病人而单独地看某一点。现在有好多的研究就不是这样，搞研究的人根本就没看过病人，就是别人抽出来一点血，他做了实验，找了个什么指标出来，就得出最后的结论，这个病人是什么？他根本就没了解病情。所以不符合整体观念。

第二层含义，要全面收集病情资料。包括起因、病史、各种痛苦不适、各种病理改变，包括精神、饮食、睡眠、二便、习惯、喜恶、气候环境等。这些因素在西医学看来好像没有多大意思，吃饭吃得好不好，和他患的病没有多大关系；睡觉睡得好不好，对诊断病来说也没有多大意义；病人的习惯，我们湖南人喜欢吃辣椒，这和疾病没有关系；西北地区、沙漠地带比较干燥，和患的病不存在关系，不认识这些。而中医诊病的时候，这些因素都是不可少的，所以要全面收集病情，这些病情就包括了整体观念在里面，要有整体的思想，疾病和地域环境、气候、习惯、饮食、喜恶等都有关系，还有体质、家庭状况、周围环境、职业、气候等。

第三个意思，全面分析，综合判断。不是抓住一点，而是要全面收集，病情有隐蔽的，有显露的，有真相，有假象，有本质，有现象，有因有果，有主要也有次要，有的是局部症状，有的是整体症状等，要把这些因素综合起来分析，从而辨出是什么"证"。如果不综合起来看，只看到某一个局部，那就不是整体观念。所以整体观念、整体审察，强调了三个意思，要认识到各种病理变化是可以互相影响的，在收集病情的时候要全面收集，在分析病情的时候也要全面、整体地看。

（二）诊法合参

第二个原则是诊法合参。所谓诊法合参，是要用望、闻、问、切各种诊察方法综合收集病情，这种诊察方法并不排除我们现在能够借助的一些检测手段来收集病情。为什么要合参呢？因为望、闻、问、切是从不同的角度来收集病情，耳朵不能代替鼻子，眼睛不能代替耳朵，不能够互相代替。闭目塞听，耳朵不听、眼睛不看，单纯凭脉怎么行。如果是个盲人、一个聋哑人，他当医生能当得好吗？眼睛看不见、耳朵听不见，就凭手指头摸脉，就能诊断出是什么病来吗？四诊是不能互相替代的，要从各种不同的角度来了解病情，因此要四诊合参。同时，在四诊的过程里面，很难分出哪一个是先，哪一个是后。望、闻、问、切，这在《难经》里面把它归纳成神、圣、工、巧，因而过去多按望、闻、问、切这个顺序。实际上在诊病的时候，是不是一定要按望、闻、问、切的顺序呢？并不一定。有的时候病人还没有进到诊室，"哎呀"就哼起来了，那就已经先听到了。病人还没有说话，首先就看到了他的脸色、他的形体。一般情况下，常规是问诊在先。所以诊察的顺序并不一定按四诊的顺序。在运用某一种诊法的时候，实际上往往是四个诊察方法都要同时应用。比如说腹诊，中医的腹诊，在诊腹的时候，首先要看看，就要看腹部是什么颜色、什么形状，这就是望，然后要用手去按一按，按的过程里面就知道腹部的温度、有没有肿块，还要问病人有没有压痛。诊断过程是参合着用的，并不是孤立的，因此强调要诊法合参。

（三）病证结合

第三个原则是病证结合。作为中医诊断，既要诊病，又要辨证，不能够只诊病、不辨证，或者只辨证、不诊病，这都是不对的。为什么要病证结合？已经讲过了，"病"和"证"的概念是不相同的，"病"是疾病全过程的特点和规律，"证"是病变当前的整体反应状态。

我用这张图（图2-1）举例加以说明。

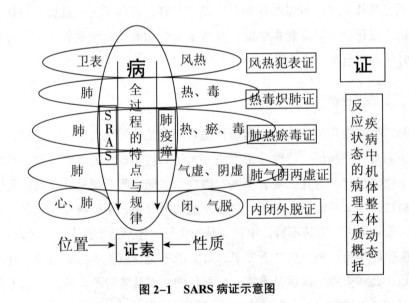

图2-1 SARS病证示意图

比如现在讲SARS（非典型肺炎），中医可以称肺疫瘅，这是病名，代表全过程的特点与规律。它的特殊病因是什么？冠状病毒、疫毒。它的特殊病理改变是什么？这种病毒侵袭，引起肺功能的丧失，最后可能出现多脏的衰竭。这样一个病理改变过程，是讲全过程的特点和规律，没有这个病因、没有这个病理改变、没有这个症状，就不能够诊断为这个病。它的病理过程、它的特点，在天气寒冷一些的时候，可能就出现，为什么天热了 SARS 就没有了呢？可能天气暖和了。但是为什么广东那么炎热的地方又出现非典，那么严重，而湖南靠广东那么近，湖南却没有呢？这里面还有什么特殊的原因没有？所以病是讲特殊的病因、特殊的病机、特殊的病理表现，是讲全过程，每个病人的过程是基本相同的，这就是特殊规律与特点，这是讲的病。

而中医讲的"证"是什么东西呢？比如 SARS 最常见的是些什么表现？在开始阶段，我看到报道讲，都有发热、恶寒、头痛、身痛、恶心等，这些表现应该说是什么"证"呢？在这个阶段，一般来说可能是种风热犯表的表现，卫分证、风热表证的表现。病情进一步发展，出现了咳嗽、发高烧、呼吸困难，是不是肺热证？和开始的恶寒、发热、头痛、身痛的时候不一样了，这是肺热炽盛的表现。到第三阶段，比如说有吐痰了，高热、咳嗽、吐黄稠痰，那就是痰热壅肺证。下一个阶段，如果经过治疗，没有什么特殊变化，可能到后期就是肺气虚、肺阴虚，就形成肺的气阴两虚证。这样一个过程，是讲的什么问题？这是讲的证，"证"是指当前阶段的病位，是不是病位？卫表、肺，这是讲的病位吧，和病性，风、热、毒、痰、气虚、阴虚，这是不是病性？是讲的当前阶段的。因此，病是全过程的特点和规律，证是讲当前阶段的病位和病性，是从不同的角度，或者说一个是纵、一个是横来看待的。

什么叫证素？已经讲过，再复习一下，就是讲的卫、表、心、肝、脾、肺、肾等，这是讲病位的。风、寒、暑、湿、燥、火、气滞、血瘀、痰、饮、水、湿、气虚、血虚等，这是讲病的性质。病性和病位，这些气虚、阴虚、痰、热、肺、表、心、肝等，这叫作什么？都叫作证素。各种"证名"是怎么形成的？都是由证素相互组合构成的。所以，"证"是对疾病某阶段机体整体反应状态的病理本质概括。是阶段性的，在某一个阶段出现什么"证"。我再举个例子，比如说"9·11"，可以称"9·11"是个事件吧，"9·11"是不是相当于一个"9·11"病呢？这个"9·11"病，它的特殊原因是什么？是基地组织本·拉登策划劫机，去把世贸大厦炸掉、五角大楼炸掉，这是一个特殊的原因。"9·11"事件有一个过程，从策划行动，到世贸大厦炸掉，全世界震惊，后来美国出兵阿富汗。"9·11"事件的整个过程，相当于是患了一场大病。病是讲的全过程的特点和规律。"9·11"事件的全过程，可以分为不同的阶段，策划"9·11"事件、世贸大厦轰炸之前是一个阶段；到了轰炸，世贸大厦炸垮以后是一个阶段；到后来，出兵阿富汗，到现在大家恐怕都不太讲了，都讲伊拉克，都讲以色列、巴勒斯坦去了。整个过程的不同阶段，就相当于中医讲的不同的"证"，证是一种整体的反应状态。世贸大厦炸掉以后，不仅仅看到世贸大厦这一点，而应该看世贸大厦炸掉以后，世人心中是一种什么状态、大家是一种怎样的反应，这是一种整体的反应状态。这种反应状态是有阶段性的，比如去年、前年对"9·11"的态度和今天相比，人们的心态显然不一样了，有不同的反应状态，这种不同的反应状态就相当于我们中医讲的证。

为什么要辨病和辨证相结合？到底是先诊病还是先辨证呢？都可以。先辨证再辨病，有利于认识当前的病理本质，有利于当前的诊疗。如果整个过程还不清楚，在对整个全过程的规律还没有把握的情况下，比如说这个病是不是SARS？病人有发烧，甚至还有咳嗽，是不是SARS？一发烧、咳嗽就是SARS？不能做这个结论吧。要做病毒抗体检查，而结果不能马上出来，这个时候怎么办呢？可不可以先辨证呢？病人有恶寒、发热、头痛、身痛，可不可以先治疗再说呢？所以辨证有利于当前的诊疗，能够揭示当前的病理本质，当前是一个风热犯肺证。先辨病后辨证有什么好处呢？先把病诊出来，然后再辨证，它的好处是可以根据"病"的规律，缩小辨证的范围。病的全过程有一定的规律，某个阶段常见的，一般来说就是这个证型。比如诊断是SARS，一般情况下，它的病位主要是在肺，和肝、肾关系不是很大，这就可以缩小范围。所以诊断要辨病和辨证结合。病证结合，请大家注意一点，这个病不等于西医的病，现在把病证结合就是西医的诊病、中医的辨证相结合，要知道中医也是要诊病的，以后会逐渐谈到。

四、中医诊断学的发展简史

公元前 5 世纪，最早关于中医诊断记载是扁鹊"切脉、望色、听声、写形"，"言病之所在"，这是说诊病、辨证、诊法。扁鹊还发明了切脉，"今天下言脉者，扁鹊也"。《内经》里面有望神、察色、闻声、问病、切脉等内容，奠定了辨证学的基础。《内经》既辨病，又辨证，病和证是结合的，虽然内容不是很多，但是强调的是病证结合。《难经》把诊法归纳为望闻问切、神圣工巧，特别重视独取寸口，这是《难经》提出来的。西汉的淳于意创立了"诊籍"，"诊籍"的内容在《史记·扁鹊仓公列传》里面有记载，收集了 25 个病案。张仲景，他主要是在《伤寒杂病论》里面用六经来辨伤寒，以脏腑来辨杂病，是辨证论治的创始人。这里还强调一下，他对疾病分类有独到的见解，到现在为止，疾病分类模式还没有跳出张仲景规划的大框框。华佗，主要是脏腑辨证。辨脏腑寒热虚实、生死顺逆，这是华佗《中藏经》的主要内容。王叔和著《脉经》，王叔和的《脉经》把寸口脉分为三部九候。《难经》强调切脉独取寸口，而王叔和又将寸口分为三部九候，里面讲到了 24 种脉象。《诸病源候论》是第一部讨论病源和病候的专著，里面有 67 门，共 1739 候，对于症状、疾病、证候都讲得很详细，收集得非常完整，如果大家感兴趣，好好地研究一下，里面有很多内容，我们现在还没有挖掘出来。敖氏的《伤寒金镜录》是用图来反映舌诊的著作，收录舌诊图 36 幅。李时珍，他不仅是一名药学大家，著了《本草纲目》，他还写了《濒湖脉学》。《濒湖脉学》里面的七言律写得非常好，开始学中医的时候，背书都要背《濒湖脉学》。作为教科书，清朝就是《医宗金鉴》。《医宗金鉴》里面有关诊断的书，当时不叫作《医宗金鉴·中医诊断》，叫作《四诊心法要诀》，这是《医宗金鉴》里面的书名。林之翰的《四诊抉微》，也是一本专门讲诊断的专著。还有《望诊遵经》是专门讲望诊的专著。现在我看到书店里面有《望诊大全》，但是最早的是清代汪宏的《望诊遵经》。清代的叶天士、吴鞠通创立了卫气营血辨证、三焦辨证。当代研究舌诊，很有名的就是陈泽霖的《舌诊研究》。中医诊断学的教材使得教学内容规范，在全国普及。现在还研究出了舌诊仪、色差计。现在也研制了怎么样去辨证的一种软件，让学生、临床医生都可以用的。这是中医诊断学发展的一些主要内容，做这么一些简单的介绍。

五、学习中医诊断学的方法

学习的方法，提出这么三点要求。

（一）熟悉掌握中医学的基本理论

第一点，就是要熟悉掌握中医学的基本理论。中医学的阴阳五行、精神气化、脏腑经络、病因病机等，这些基本理论，在学《中医诊断学》的时候必须掌握，没有这些基础理论，《中医诊断学》没办法学下去，所以一定要打好前期的基础。学习诊断的时候，首先是要理解和熟悉《中医基础理论》原来学过的内容。除了《中医基础理论》的基础知识以外，《中医诊断学》的基本理论和基本知识，也必须熟悉。

（二）不断进行临床实践

第二点，就是要不断进行临床实践。同学们要多接触病人，多通过实践来掌握。有很多的问题，光从理论上是学不懂的，一些技能，如切脉的方法、诊舌的方法、问病的方法，都必须通过实践的锻炼。所以俗话说"熟读王叔和，不如临证多"，不如临证多的原因，就在于没有实践，有些东西学不到。在实践的时候，同学们要主动多练，并且操作要正规，严格要求，才能够达到熟能生巧的目的。

（三）学会辩证思维

第三个学习要求，要学会辩证思维。中医的诊断，在很大程度上是一种思辨的思维过程，不像现在化验结果出来以后，某一个指标确定以后，医生的作用不大了，现在有很多的检查，它不是靠医生了，主要是靠那些检查，而中医的诊断很大程度上是靠思维，因此要学会辩证思维、逻辑思维的方法，这是学习的方法。

介绍几本参考书：高级丛书《中医诊断学》，这本书是1999年出版的，编的时候是1997年、1998年，这本书对于教员和研究生有比较大的作用，这里面收集的资料比较多，将1998年之前的资料基本上进行了收集，这是一本书。第二本，是自学考试有一本叫作《中医诊断学自学辅导》的书，这本书也是我主编的，里面介绍怎么样学习《中医诊断学》，它有重点、一些症状、病证名词、解释，也有部分发挥的内容，可以帮助同学自学的时候提高对一些问题的看法。第三本，是《中医诊断学习题集》，这本《中医诊断学习题集》，是配合七版教材、学生要做习题的时候，可以参考这本书。第四本，是费兆馥和顾亦棣他们两人合编的《新编中医诊法图谱》，由上海中医药大学出版社出版，这本书的特点是里面有很多的图像资料，图片比较多，那些图片比较真，但这本书要同学买就比较困难了，现在可能比较难了。第五本，介绍一本叫作《中医诊断实验方法学》，我们现在给研究生和本科生都已经开了中医诊断的实验方法，是湖南中医药大学袁肇凯教授主编。这几本都是比较新一些的，内容和规划教材比较接近、统一。我在讲课的时候，制作了诊法的幻灯片，收集了很多全身望诊、局部望诊的体征，有很多舌象图、脉象图，以及按诊的内容，一边讲、一边看，能帮助理解、认识，有好多是在实习、临床时也很少能看到的，以后会刻录成光盘，可以作为视听教材。

小结：绪论讲了这样几个问题：中医诊断的基本内容，归纳起来是四点，第一个是诊法，包括望、闻、问、切四诊；第二个是辨证；第三个是诊病；第四个是病历，或者叫病案，这样四部分内容，这是《中医诊断学》的主要内容。第二，有四诊，诊法里面又包括了四诊，就是望、闻、问、切。第三，中医为什么能诊病？诊断原理，归纳为三点，司外揣内，见微知著，以常衡变。中医诊断的原则也是三点，第一个整体审察，第二个四诊合参，第三个是病证结合。在学习方法上，提到了三点，第一个熟悉理论，第二个要临床实践，第三个要辩证思维。绪论所讲的主要内容有这样一些。

要出一些复习题，同学们进行思考。比如：什么叫作诊断？中医诊断的主要内容有哪些？什么叫诊法？诊法主要包括哪些内容？中医诊断的基本原理有哪三条？中医诊断的基本原则有哪三条？这就是我们刚才小结的那些内容，刚才都已经回答了，都小结了。带有思考性的：为什么司外可以揣内？"有诸内者，必形诸外"，主要是根据这个道理。什么叫作"证"和病字旁的"症"？言字旁的"证"和病字旁的"症"，两者有什么区别和联系？后面这几道题就带有思考性质了：请举出三种中医诊断见微知著的典型例证，中医是通过一个微小的变化、一个局部的变化，来看全身、诊察全身的病变，同学想一想有哪些例子？望眼、望耳朵、望舌、寸口诊脉等。中医诊断的原理主要是根据《素问·阴阳应象大论》里面讲的"以我知彼，以表知里，以观过与不及之理，见微得过，用之不殆"。怎么用这条原文来解释中医诊断的原理，实际上这条原文里面，把中医诊断的三个原理都已经讲出来了。诊断时为什么要诊法合参？这就是我们绪论要讲的主要内容。

第三讲
问诊（一）

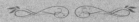

第一章　问　诊

　　"上篇"诊法，就是《中医诊法学》的内容。什么叫诊法？就是诊察、收集病情资料的基本方法，内容主要有望、闻、问、切四诊。为了突出中医诊断的特色，把舌诊从望诊里面拿出来，单独作为一章，把脉诊从切诊里面拿出来，单独作为一章，因此现在的教材有六章。这六章书，不一定按问、望、闻、切的顺序，或者望、闻、问、切的顺序，要根据临证时的情况，四诊合参，边诊边辨，诊与断交替进行。虽然我们前面讲到了四诊合参，不能单纯只问、只望，在望的过程、问的过程中，病人回答时，就听到了声音，所以望、闻、问、切要结合起来。同时不仅是诊，诊察了解到的信息，要和分析、判断结合起来，一边问、一边诊察的时候，就同时在考虑，是什么原因？是什么病、证？所以诊和断也是连在一起的，诊和断难以分开。《难经·六十一难》里面讲："望而知之者谓之神，闻而知之者谓之圣，问而知之者谓之工，切而知之者谓之巧。"神、圣、工、巧这四句，是根据《难经·六十一难》来的。《医宗金鉴·四诊心法要诀》，我讲过《医宗金鉴》是清朝的教科书，清朝时为了培养医生，编了《医宗金鉴》这一套书，里面关于诊断的就是《四诊心法要诀》，四诊的内容就是"望以目察，闻以耳占，问以言审，切以指参，明斯诊道，识病根源"。这里面还掉了一个内容，中医的四诊，实际上是五诊，应该还包括鼻子嗅，这里没有讲到，只讲"闻以耳占"，没有讲到用鼻子来嗅。

第一节　问诊的意义及方法

什么叫问诊？问诊是对病人或者是陪诊者进行有目的的询问。大部分是直接询问病人，有的时候，要询问陪诊者，为什么？小孩子他自己不会说，或者说不清，神志昏迷、半昏迷的病人，自己不会说，所以要从他的陪诊者或者是送诊者那里进行询问。有目的，不是随便什么问题都问，是为了诊断，对诊断起作用的问题进行询问。通过询问来了解病情的方法叫作问诊。《素问·三部九候论》说："必审问其所始病，与今之所方病，而后切循其脉。"就是要问既往史、问现病史，通过问诊以后才进行按诊，《素问·疏五过论》又讲，"凡欲诊病者，必问饮食居处"，病人的饮食、居住情况怎么样，要进行询问。对于问诊的内容，张景岳在《景岳全书》里面，专门有一篇叫作《十问篇》，把问诊的内容归纳为十项。对问诊贡献比较大的还有清朝的一名医学家，叫喻嘉言，他写了一本书叫作《寓意草》，在《寓意草》里面，专门列出了问诊的内容，五十多项内容，其中包括了问一般项目、问现病史、问既往史等，对问诊内容有详细论述。

一、问诊的意义

为什么要重视问诊？强调问诊，第一点就是病人来就诊，主要是因为感觉到有痛苦，这种痛苦往往只有病人自己才知道，问诊就是要能够了解病人的痛苦，病人多半是因为痛苦而就诊。明朝有一个医学家叫李漟，李漟在《身经通考》这本书里面讲，"种种问法，实为活人之快捷"，各种各样的问法，实际上是救人的一种最简捷的方法。"岂有异人之目，洞见脏腑者乎？"没有奇人的目光能够看到内脏，现在可以了，现在CT、核磁共振就可以看到内脏了，古代是没有这个条件的，因此"唯问其症，以知之耳"，才能够知道病情。

通过问诊所得来的资料，有这么几个特点：第一个是真实，或者说准确。问诊的资料应该是真切正确的，病人的感觉，应该说是最正确的，只要它不是有意说假话，他自己的感觉应该是最清楚的，有很多的感觉，只有病人自己才能感觉到，比如"经络敏感人"，有的人对针灸很敏感，在扎针的时候，明显感到麻、酸、胀到哪个地方了，某个地方酸、胀、麻了，当然医生手下也可以有得气的感觉，但是病人麻到了什么程度？到了哪个部位？医生还是没办法知道，只有病人自己才能感觉到，已经麻上来了，这里面也麻起来、酸起来了。这是病人的感觉，能说不正确！现在用什么方法能测定到吗？经络研究这样久，到现在还没有找到，经络感传，酸麻胀感传到哪个地方了，敏感的程度，还只有病人的感觉，所以病人的感觉应该是正确的。再比如西医讲的各种神经症，神经官能症的病人，一检查，没有发现什么问题，不能说就没病，不能说病人的感觉完全是装的、假的，有很多问题，只有病人自己才能感觉得到。疼痛，每个人都有疼痛，都发生过疼痛，有各种各样的疼痛体会，现在采用什么方法检测疼痛呢？到现在为止，还没有很好的方法能对"疼痛"这样一个人人都体验过了的感觉进行检测。病人说疼痛，你说这是假的，这个资料可以不要。用什么方法来检测？现在还没有一个很好的方法来检测。现在检查疼痛，吊一个秤砣一样的东西，秤砣下面是尖的，看多少重的压力，30克痛不痛？没感觉，不痛；50克还不痛；到了70克，哎呀，痛起来了；到了100克就忍耐不住了，用这种方法来检测疼痛还是不疼痛。病人内脏的疼痛，你怎么去检测？所以病人的感觉还应该认为是正确的。从现在的科学技术水平看，有很多生物信息，现在还没有办法把它还原为理化信息，还没有办法检查得到，或者说还不太知道里面的原理。快要发生地震的时候，人的感觉没有动物那么灵敏，老鼠搬家、母鸡上架……总结了这么一些经验，动物能够感觉得到，而人却没有感觉。有一些是一种灵感、梦感、预感，可能大家有过这样一些感觉，有的人讲得比较神奇，有些灵感、预感，这样一些感觉，不能说这些感觉都不对吧，都是迷信、都反科学吧。有些生物信息现在还没有办法反映，现在科学水平还没有达到能够及时、准确反应的程度。因此病人的感觉是正确的、准确的，不能认为病人自己感觉到的、没有客观指标的，这个资料不可信，不能这样看。

第二个是信息多。病人的痛苦，自我体会最多，病情信息来源最多。既往的病史，不通过询问怎么知道？过去经过什么治疗，不通过询问，怎么知道？有什么原因、有什么社会环境背景，没有通过问诊怎么知道？只有通过问诊才能知道。问诊虽然是望、闻、问、切四诊之一，但是问诊所收集的资料，它为病情提供的诊断依据，我初步估计，恐怕是占 3/4 以上。临床上诊病、辨证得到的那些资料，辨出来是什么证，肝胆湿热、肝阳上亢、肝肾阴虚，或者是消渴、风眩，或者是痹病等，要诊断出病和证，诊断资料恐怕 70% 是通过询问而得来的。比如临床常用的小柴胡汤，适合小柴胡汤治疗的临床表现有哪些？首先想到往来寒热。这种往来寒热，量体温病人可能并没有发烧，也可能只有自己的感觉，就算往来寒热有客观指标，病人在发烧，起码也有一部分是病人自己的感觉——恶寒。其次是胸胁苦满。胸胁苦满完全是自己的感觉吧！还有是默默不欲饮食，不想吃饭，感觉吧。四症心烦，心情烦躁，这是感觉吧！五症喜呕，想呕吐、恶心，口苦、咽干、目眩，口苦是感觉吧！咽干也是感觉吧！目眩也是感觉吧！一个小柴胡汤，里面含有很多或然症，就从这几个症状来看，小柴胡汤里面哪一个是客观的？大部分恐怕都是病人的主观感觉，都是通过问诊得来的。因此，为什么要重视问诊？就是问诊的资料最全。

　　第三个是信息最早。最早是什么意思？感觉，这种自我的功能感觉，往往在形体结构的改变之前出现，检查结构上、形体上、组织上没有明显的改变，但是病人已经出现感觉了，有不舒服的感觉了，像我们前面讲的亚健康状态了，这个时候，这些症状通过问诊可以收集。比如气滞的表现，肚子胀、闷，情绪闷闷不乐，这些症状，要去检查，可能没有什么明显的改变，他的组织结构、细胞病理都没有发生变化，这个时候可以出现症状。有湿，南方、江南水乡特别潮湿，感到闷，应该说是有客观表现，空气里面的湿度很高，但是湿到了人身上怎么去检查？人身上的湿度高不高？除了中医讲的舌苔腻、脉滑以外，西医用什么办法来检查有湿？有湿会出现胸闷、头重、身重、困倦，这是湿的表现，凭的是什么？凭的是自我感觉，可能在形态、结构没有发生改变之前，就已经有了症状。眩晕、阳痿、痞满、头痛、麻木、困倦、沉重、心烦等，都是一种感觉，这些感觉可能就出现在形态改变之前。由于感觉有最真、最多、最早这样的特点，所以要重视问诊。

　　第二点，可以提供查询的范围。为什么要这么重视问诊？问诊的意义，除了能够掌握病情，广泛地收集信息以外，还能够提供检查、询问的范围。不通过问，病人来了，首先开了30张检验单，甚至50张，你先做检查，病人花了几百块钱、一千块钱、两千块钱，检查单子来了，最后病人还没有讲过一句话，所以说无目的地、大范围地去检查是不可取的。应该强调的是要根据询问的结果，有目的地去进行检查，问诊就是直接的第一手资料，可以提供检查的范围。

第三点，可以了解病人的思想状况。在和病人交谈的时候，在"生物 – 心理 – 社会 – 自然"医学模式里面，就有心理的因素。很多病人，就有心理因素在里面，他不相信你，不把真实状况告诉你，或者对你开的处方不信任，效果是不好的。为什么老医生治病效果好？心理因素往往起了很大的作用。过去我们搞医疗队，医疗队的队长是一个行政干部，但是头发白了，带着年轻的医生，农民一看，这位是个老医生，年轻的医生不行，非要找那老医生看病，"老医生"实际上不懂中医、不懂医，为什么？他首先就有一个心理上接不接受你的问题，他心理上接受了，药还没有吃下去就已经见效几分了。问诊可以了解患者的思想状况，现在很多病人出现病情不明、小病大作，怀疑自己得病的问题，哪个地方有点痛、胀，就怀疑是不是得了癌症？很害怕。我曾经看到有一个病人，是岳阳的，说胃痛，当地检查怀疑他有胃癌，这一下不得了，一个礼拜没有吃一点东西，吓得要命，最后到了长沙一检查，不是胃癌，听了这个消息以后，上午看完病，中午马上就吃了两大碗面。像这种情况，不了解情况不行，病人的思想负担很重，所以要及时地了解病情。讲一个病例，这个病人叫夏远洋，名字我还记得，是在七十年代的时候，那时我在门诊看病，到上午十点多钟，病人还是比较多，我看到门外有个人，走来走去，不知道什么意思，总是在外面走过去、走过来，最后这个病人进来了。这个病人有几十年没有看到我了，虽然是我的老乡，是我们那个乡土改时候的农会主席，我们喊他夏主席。土改的时候，五十年代初，到了七十年代，二十多年了，土改时我还是个小孩，他知道我在长沙当医生，但是又不敢认我，所以他就在旁边打听，这位医生是不是姓朱，一位护士告诉他是姓朱，他这才敢进来认我，就说找到了老乡，看病来了。我也好像看过这个人，好像是我们的夏主席。他这个时候说，是特地到长沙来看病，得的什么病，不得了，得了冠心病。我说你别急，现在病人比较多，你休息一下，等我下班以后，中午到我家里去，我仔细给你看，到我家去吃饭。这样，下班以后我就把他带到家里，问他的病是怎么回事。我刚才讲他是农会主席，土改的时候，分了地主的房子，一个地主一大片庄园、一片房子，贫下中农住了几十户，结果他爱人不小心失火，把整个庄园的房子都烧掉了。他当时在县供销社工作，当供销社主任，晚上打电话来了："夏主任，你家里面失火，把整个村子都烧光了。"这一下，他就吓坏了，烧了自己一家还可以，把整个几十户人家都烧了，怎么得了。他就骑着单车，往家里面赶，从县城到家里有四十多里路，骑着单车赶，结果到中途的时候，就昏倒在路边上了。到底怎么昏过去的，不知道，昏过去了以后，晚上有车开过去的时候，发现路边倒了一个人，就把他背到汽车上，拉到县里面，县里面给他一检查，就诊断他有冠心病。不得了！得了冠心病！家里面又失火，自己又得了冠心病，并且这冠心病一发作就很厉害，每次发作以后，就要输氧、输液。我通过问，原因搞清楚了，他这个病是怎么样得的就搞清楚了。又问，你什么情况下严重？他说我一想到这事就厉害，我心里就很难过，心里面就慌，就跳得厉害，就心痛。"我一想到这事就着急"，这也是可能的。我问，什么情况下好一点？他说有时候也不发。我问怎么才不发？他说：我也想，有共产党领导，饿不死人，我也不是有意点火，我也不怕，这么一想想，病又不发了，又好了。他说：实在不行的时候，疼受不了的时候，我就到厕所去解大便，用力这么一蹲、一用劲，不发了！根据这些表现，我就怀疑，是不是真的是冠心病？或者说主要矛盾是不是冠心病？诊病的时候他已经过了 60 岁，我问他凭什么诊断你是冠心病？他说：照了片，是主动脉弓有点突出，血脂还有点高，心电图也有点不正常，所以诊断是冠心病。我说：你这个冠心病值得怀疑，60 来岁了，有没有冠心病？不能说你没有一点冠心病。但是你这个病，现在这种发作，每次发了要输液、输氧，这样的发作，肯定不是冠心病在起作用，不是主要矛盾。哪有冠心病要发作的时候，还能够到厕所里面用劲解大便，用劲反而不发了的道理，是不是？没有这个道理。60 来岁了，主动脉弓有点突出、血脂高一点，这些问题都应该是正常现象。我把病情、道理讲清楚了以后，给他开了个处方，开的是《金匮要略》里面的奔豚汤，他说发病的时候，好像有一股气从肚子里冲上来，像个小猪在里面往上冲，"奔豚气"，就用奔豚汤加减治疗，回去以后，道理也清楚了，慢慢调养就好了，后来又活了十多年才去世。这个病情，显然是通过询问来的，如果没有这样的详细询问，就在门诊问哪儿不舒服？我胸闷、心悸什么的，冠心病吧！给他开几服药就走了！只有通过仔细的询问，才能够了解真实的病情。问诊的意义在于能够了解病人的思想状况，有利于病情的诊断，所以在《素问·征四失论》里面就讲："诊病不问其始，忧患饮食之失节，起居之过度，或伤于毒，不先言此，卒持寸口，何病能中。"不问起病的原因是什么；有什么忧患；是不是饮食不正常；"起居之过度"，起居、生活作息是不是违反了常规？是不是有毒邪伤害；不了解这些情况，匆促地去按脉，怎么能把病诊断清楚呢？《素问·疏五过论》在批评医生过失的时候又讲到："凡欲诊病者，必问饮食居处，暴乐暴苦。"要问病人的生活史。《素问·三部九候论》里面还强调："必审问其所始病，与今之所方病，而后切循其脉。"一定要了解既往患病的情况、现病史。《灵枢·师传》篇还说："入国问俗，入家问讳，上堂问礼，临病人问所便。"所有这些论述都是强调问诊的意义，一定要详细询问。

二、问诊的方法

问诊的方法，《难经·六十一难》里面讲，"问而知之谓之工"，实际上这个"工"字，似乎是种贬义，"望而知之谓之神，闻而知之谓之圣"，神啊、圣啊，问诊仅仅是一个工，并不神圣，其实不然。"工"是种技巧，是种功夫、技能。比如有的人可以把一部著作、一篇文章都雕刻在鸡蛋壳上，难道那不是一种技巧吗？谦虚地讲是"雕虫小技"，其实这种技巧不是一般的技术，是种巧妙的艺术。因此说"问而知之谓之工"，是一种细致的功夫，要熟练才能掌握。《灵枢·经别》篇里面讲，"学之所始，工之所止也"，作为学生，你开始学习中医，就要学习问诊。"工之所止也"，这个工，不是讲一般的功夫，是讲的上工，上工的功夫也是在问诊的技巧上，"工之所止也"。"粗之所易，上之所难也"，开始学医的时候，认为问诊还不简单，有嘴就能问，实际上不然，很多高超的技术都在问诊里面，人人可以问，但是不等于人人都能够问好，不等于一问就中的，不等于问出来的问题正好是矛盾的关键所在。所以，要掌握问诊的内容，要掌握问诊的理论，要有一定的临床经验，临床经验丰富的，根据病人的表现，讲两个问题，我就能够知道是什么情况，下一步马上就可以问到要害的地方。要心想、口问、手记结合起来，口、脑、手并用。同学们开始临床、接触病人的时候，许多人就不会问，实习的时候，要同学"你问一问，你先问"，学生就不知道从何开口，不知道问什么，"哪儿不舒服呀"，第一个问题问得好，想了，他说"头晕"。"你头晕啊？""我头晕"，他反复在那里跟你"头晕呀？""你哪地方晕呀？"已经讲了是头晕，不知道往下再问什么了。说明他缺乏问诊的技巧，一个头晕，可以问好多的问题呀。什么情况下严重？什么情况下减轻？是一种什么样的晕？其他还有什么不舒服？有很多问题可问，但他不会问。在临床上，来了一个病人以后，手忙脚乱，不知道问什么好，所谓"粗之所易，上之所难也"，就在这个地方。《医学入门》里面列了60个问题，并且强调"医者，必须委曲请问"，就是要委婉、曲折、刨根锉底，找它的缘由、原委，这叫作"委曲"，要"委曲"求问，"决无一诊而能悉知其病情也"，绝没有通过一诊的方法就能够知道病人的病情的，"初学宜另抄问法一纸，常出以问病"，他说初学的人确实可能就不知道问什么，那么你最好抄一张纸，《医学入门》不是列了60个问题吗，把要问的问题写在一张纸上，不记得的时候就看一看，这是告诉初学者，问诊要反复地练习。对于问诊，《内经》里面没有专门谈问诊的专篇，当然也没有闻诊、脉诊的专篇，后来我发现，早一点的，有一个王宗殿，安徽中医学院的，在我们的师资班学习以后，他根据我讲课的内容写了一本书，叫作《中医问诊》，最近我又看到有一本比较大本的《中医问诊大全》，有了单独的专著了。对问诊的内容，问诊的方法，我编了一本《中医症状鉴别诊疗学》，对症状怎么样进行询问？根据症状进行鉴别做了较详细的论述。

1. 环境适宜安静

问诊方法，第一点，注意环境要安静适宜。环境要安静适宜，实际上就是强调要没有干扰的意思，环境要非常安静，所以《素问·移精变气论》里面就讲到"闭户塞牖，系之病者，数问其情，以从其意"。要把门关起来、窗户闭起来，不要受到干扰。联系病人的实际情况，数问其情，仔细询问病情。

2. 态度严肃和蔼

医生的态度要严肃和蔼。首先要关心体贴病人，对病人细心耐心，把握住病人的情绪，倾听病人对痛苦的陈述，理解病人的痛苦，有的病人不太愿意讲，有的病人则滔滔不绝，病人讲的时候，医生满不在乎，根本不想听，这都不行，态度要严肃和蔼。《医门法律》里面讲到，在问病的时候，要"问者不觉烦，病者不觉厌，庶可详求其本末，而治无误也"。询问时要医生不觉得厌烦，病人也不觉得讨厌。如果像刚才那样，"你头晕啊？""我头晕"，"你哪儿头晕啦？""就是头晕"，他觉得你这医生水平太低了，是不是？需要医患紧密地配合才能够找到病源。有些医生的态度很不严肃，嬉笑玩乐，一边看病，一边在搞其他的事，一手切着脉，一手拿着手机，对病人很不负责任，病人也很反感，一定要注意这些问题，态度要严肃和蔼。

3. 不用医学术语

不要使用医学术语。医学术语，病人听不懂，你讲医学术语不行，比如说，我们曾经发现一位上海的学生，他问病人"侬吃玩好伐？"上海话是什么意思啊——"你吃饭好吗"？碰到一个皖南病人，安徽的一个病人，他就听不懂，他回答什么东西呢？说"ABCD"！回答的是皖南话，"ABCD"是讲"我不晓得"，医生用地方方言、土话去问，病人又回答一个方言。实际上，上海话的意思是问他"你吃饭好吗"，他说"ABCD"，我听不懂。本来就听不懂，医生又问："纳呆吗？"又来了一个"纳呆吗"，病人就更不知道什么是"纳呆"了，只好摇摇头，这医生就认为病人没有纳呆！医生不是用病人听得懂的语言、通俗易懂的语言，这不行，询问要通俗易懂。比如你问"是不是晚上出盗汗呀"，什么叫作"盗汗"呀，病人从来没听说过，"是不是经常嗳气呀"，这些话都不能够用。

4. 避免资料片面失真

要避免资料的片面失真。要全面收集有关资料，避免病情的遗漏，病情要真实，片面、失真都不行。经常发现有的医生，病情没有搞清楚，三言两语的，就给病人打包票，说这病没问题，我保证能给你治好！在病人叙述病情不准确、不完整的时候，可以进行询问，但是不能套问，也不能暗示，特别是像神经官能症的那种病人，你要跟他套问、暗示下来，一天都问不完。"你头晕吗？""头晕、头晕得好厉害。""你头痛吗？""头痛。""晚上睡得好吗？""睡不好，多梦、失眠。"什么症状他都有，所以问诊的时候一定不能问具体的"你头晕吗""你呕吐吗、恶心吗""你心悸吗"，这不仅是一个医学术语问题，不能用直接的症状去启发他，只能问："你还有哪儿不舒服吗？""你有怕冷发烧的感觉吗？""吃饭吃得好吗？""大便怎么样啊？""小便怎么样啊？"只能用这样的话去问："你小便好不好啊，解得好不好啊？""我小便好，正常。"你要问他："你小便多吗？""小便多。""晚上要起来解小便吗？""我晚上要起来解小便。"什么症状他都有，所以询问的时候，不能够暗示。如果医生认为这个病人可能是肝阳上亢，或者是肝火上炎，"你感到头上发热吗？""头上感到发热。""脾气大吗？""脾气大，容易发脾气。"不能够这样问，不能套问。问诊的时候可能有假象，病人讲的情况可能有不完全准确的地方。病人的感觉带有主观性，有的病人，对自己的病情不关心，或者是他的忍耐性很强，像关公"刮骨疗毒"都不感到痛，有的病人，感觉很敏感，什么病痛都有，感觉的程度、关心的程度、病人的心理状况，包括他的文化素质水平不一样，对症状的感受可能不完全一样，因此要避免病情失真。

5. 重视主诉的询问

要重视对主诉的询问，因为主诉常常是疾病的症结所在、关键所在，所以要善于围绕主诉进行深入的询问，等一下还要详细讲，要围绕主诉全面地了解，找出重点。

6. 危重病人先抢救

危重病人要抢救为先。医生对于问诊，一般来说可能还是比较重视的，但是在忙的时候、病情很严重的时候，或者医生心里已经有数的时候，就不重视了。这个病还不简单，就是什么病，已经下结论了，还有什么症状呢、什么表现呢？都不问了。经常就发现有这样的情况，特别是现在的学生，有的同学说："老师，我家里，我父亲啊、我伯伯啊，什么人生病了。"我说："什么问题呀？""他高血压。"我说："他高血压有什么表现呀？""那我没问。""为什么不问呢？""他是高血压啦。"他认为已经知道他是高血压，就不要再问了，可以不问了，这不符合中医诊断的原理、原则，中医要辨证，要考察机体的整体反应状况，病人的全身反应状况一定要清楚，不然只一个高血压怎么辨证？"老师您给我开个处方"，我怎么给他开处方？没办法给他开处方。我问他为什么不问呢？他说忘了，老师讲课的时候已经讲清楚了，但是到了病人面前，他就不知道问了。忙的时候、心中有数的时候、病情重的时候，就不知道问病情了，或者西医已经有了结论就不问了，不注意运用问诊的方法，说明问诊的方法并没有真正学会。真正危重病人就诊的时候，我们要简单地问、重点地查，等病情缓解以后进行补问，而不能机械。不然，来了个病人你反复在那儿问，真正要问清楚一个病情恐怕要半个小时，你搞了半个小时还没给他开药，没去做处理，也不行。这是问诊的方法，我们强调了这么六点。

第四讲
问诊（二）

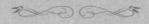

第二节　问诊的内容

问诊，要询问的内容很多。主要包括以下这些。

一、一般情况

一般情况，在病历的首页上一般有登记，包括姓名、性别、年龄、婚否、民族、职业、籍贯、工作单位、现在住址、就诊时间等。现在病历首页上一般都有这些资料，可能不会遗漏，病历首页上面有这一项，不填，那当然不对。

为什么要填这些资料？目的有两个：一个是便于联系或随访。对病人的诊疗负责，便于及时联系病人，今后随访病情。第二个是获得有关疾病的资料，为诊断提供依据，通过单位、职业、年龄、婚否等情况，可以从中获得有关病情的资料。比如患者是个青壮年，一般来说多实证，实证比较多，当然也一不定，有的虽然年纪轻轻，但是身体很瘦弱，也不一定是实证，但常规说青壮年多实证，老年人多虚证。癌症、胸痹、中风，或者冠心病、高血压这一类的病，老年人比较多见一些，当然癌症现在也有年轻化的趋势，冠心病也有年轻化的趋势，但是毕竟老年人多一些，这就是年龄为诊断提供的依据。再比如，水痘、麻疹、顿咳，顿咳就是百日咳，这些病小孩子得的比较多，妇女有月经、带下、妊娠、产育的疾病，男子有遗精、阳痿、早泄之类的疾病，这都和性别、年龄有关系。经常从事水中作业的，比如渔民、船夫，恐怕风湿病、关节痛这一类的病变比较多见。有一些矿工，易得矽肺、铅中毒、汞中毒等，都和他们的职业有关系。比如高山病、地方性甲状腺肿，中医称为瘿瘤、蛊虫病（就是血吸虫病）、食道癌，河南有一个地方，红旗渠那个地方，经常吃发酵了的、霉变了的玉米，经常吃粗糙干粮，食道癌的发病率就比较高。我们湖南过去有这么几句话，叫作"船到郴州止，马到郴州死，人到郴州打摆子"，打摆子知道吗？打摆子就是疟疾。"船到郴州止"，什么意思？郴州是在湘江的最南边，是源头，实际上湘江是从广西过来的，是广西分过来的，但郴州那个地方没有船过得去，没有河流，所以"船到郴州止"；"马到郴州死"，郴州这地方山很高，马要爬那个山呀，爬山的马都爬死了，当然现在有汽车、有火车了；"人到郴州打摆子"，什么意思呀？那地方靠近岭南嘛，广东的地方病主要是什么病呀？就是疟疾——打摆子，说明这个地方有疟疾这种地方病。湖南洞庭湖流域、长江的中下游，原来血吸虫病很多，后来降低了，但是现在发病率又很高了、回升了，这是地方病，有地域性。了解职业、籍贯、工作单位、婚否、年龄、性别有什么意义？可以提供与病情有关的资料。当然不是每个病人都一定能够提供出来、每一项都能够提供。但是这里面确实可以提供一些病情资料。

二、主诉

主诉，这是问诊中一项最重要的内容。什么叫主诉？把它特别强调一下，是"病人就诊时最感痛苦的症状、体征及其持续时间"。强调了三点：一个是"病人就诊时"，病人现在看病的时候，现在进行时，不是讲一个月之前、三年之前，是病人这次来看病的时间——就诊时。第二个是"最痛苦的症状和体征"，症状、体征可能有 8 个、10 个、20 个，其中最痛苦的是什么？强调主要症状、体征。第三个是"持续时间"，症状后面一定带了一个持续时间，如果主诉是头痛，不能头痛就完了，一定有一个时间。强调三点：第一个是就诊时，第二个最痛苦的症状、体征，第三个持续时间。这是什么叫主诉。

举个例子，发热、咳嗽 3 天，发烧又咳嗽有 3 天了，加重 1 天。发热、咳嗽是就诊时最痛苦的症状，并且时间写得很清楚，"3 天，加重 1 天"。上腹部阵发性绞痛 1 天半，时间非常明确，一定要有时间。四肢关节游走性疼痛 1 个月。就举这几个例子，可以举很多的例子，一定是就诊时最痛苦的症状及其持续时间。主诉，一定要问好、记录好。

为什么要强调主诉？因为主诉是主要矛盾，是病人最主要的痛苦、最想解决的问题。抓住这个最痛苦的、最主要的矛盾以后，就能够估计疾病的范围和它的类别、轻重缓急，为检查、询问提供线索。最痛苦的症状、体征，可以确定病变的范围。比如四肢游走疼痛 1 个月，只要最痛苦的真的是这个症状，医生心里面应该有点数了吧，这个病大概不会太严重吧，1 个月了，只是四肢关节游走性的疼痛，应该说比较清楚；如果是以发热、咳嗽为主诉，最痛苦的就是发热和咳嗽，这个病的病位一般应该在肺；再比如一个病人，昏迷半天，或者昏迷 2 小时，或者抽筋抽了几次，应该知道这个病人的病情很严重吧；咳嗽反复发作 1 年，应该说这个病情不太紧急，是个慢性病，是个久病。所以，通过询问主诉，可以做到心中有数，能够找到病变的范围、类别、病情的轻重缓急，为检查、询问提供线索。这是主诉的意义。

对主诉的询问，有这样几个要求。

1. 要抓准主诉

主诉是不是抓准了？不等于病人讲的第一个症状就是主诉，主诉最痛苦的只有 1 ～ 3 个，主诉只能写 1 ～ 3 个，1 个、2 个，1 个是绝对有的，2 个是经常的，3 个就不太常见了，最多只能写 3 个。不能发热、咳嗽、吐痰、胸闷、头晕、食少、大便秘结，来七八个主诉，五六个主诉，多了就抓不到主要矛盾，所以一定是最主要的，只能够 1 ～ 3 个。主诉并不都是病人讲的第一个症状，就是说："你哪儿不舒服呀？""我没有劲呀。"没劲就是疲乏，疲乏是不是主诉？病人讲的第一个症状就是疲乏、疲倦，不能说第一个症状就等于主诉，可能是，也可能不是。因此，主诉要通过整理分析，不等于病人讲的第一个症状。"哪儿不舒服呀？""头晕。"虽然他讲到了头晕，但可能只是次要症状，还有其他很多症状，睡觉很不好，长期地睡不好觉，失眠，由于晚上没有睡好觉，早上有点头晕，那是自然现象，可能头晕就不是主要问题，可能失眠是主要问题，因此要通过整理以后才能够确定，不等于病人讲的第一个，甚至不等于病人讲的就是主诉。"哪儿不舒服呀？""我得了糖尿病。"他讲的第一个病情是"得了糖尿病"，把糖尿病作主诉行不行？不行，所以主诉要经过整理、分析以后才能确定。比如有个病人，他说有头晕、容易出汗，还有心悸，还有胸部有些痛、疲倦乏力这样一些表现，这么多，到底其中哪一个是主诉？就要问他最感痛苦的是什么。这次来诊病主要想解决什么问题，自己感到最不舒服的是什么。假设病人是以心悸和胸痛为主，就可以推知病位可以定在心，是不是啊？重点就从这方面去考虑，病人说他是以头晕为主，有时候也有点心跳，以头晕为主，如果血压也高，那要从晕眩、阳亢等方面来考虑。主诉一定要经过整理分析以后才能确定。

2. 症状询问四要点

哪四个要点呢？部位、性质、程度、时间。"部位"，症状的准确部位在什么地方，比如头痛，是头顶，是整个头部，是一边，还是前额、后面等，部位要问清楚；胸痛，胸痛的具体部位在哪个地方？是胸骨后、整个胸部、左乳下、左或右胸部等。"性质"，是又痛又胀，还是像针刺样的痛，能不能忍受；吐清水，呕酸水，呕酸馊食物；泻出来的大便像水一样吗？"程度"，程度怎么样？腹泻，1 天泻多少次？2 次、8 次，甚至泻 20 多次，这有个程度问题。"时间"，什么情况下出现？持续多长时间？主诉症状务必问深、问透、问准、问清，一定要围绕主诉详细问清楚，不要简单写"头痛"，"头痛"两个字就再没有话问了。头痛发生在什么部位？什么时候痛？痛的程度怎么样？是一个什么样的痛法？什么情况下缓解？什么情况下加重？全身还有什么其他的症状？等等。要问深、问全、问准、问透。

3. 不用诊断术语

主诉，写病历的时候不能够用诊断术语。如果是用的诊断术语，这个主诉就是错误的。比如病人现在是恶寒发热、头痛、身痛、不出汗、打喷嚏，你写的主诉是"风寒犯肺"，这是不对的吧；一个病人咳嗽、出气不赢、接气不上，你跟他来一个"肺气虚"，这是不对的吧。不能够用诊断术语，病人来诊病，"有什么毛病呀？""哎呀，我检查发现是癌症"，癌症，得了肝癌、胃癌，你把胃癌老老实实写上去，不行！不能用诊断术语。肝炎、高血压等，出现这种情况的时候，同学们一定要改过来。我要布置个作业，出几个

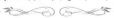

错误的主诉，你将它改正过来，或者指明某个主诉错在什么地方。有的没有记时间，有的没有记部位，有的不是主要的痛苦，有的是用的病名，有的是证名诊断等。

4. 写准持续时间

前面已经讲到了，症状询问四要点有一个时间，必须要有时间，经常发现的就是不记时间，心惊、胸痛，完了，不记时间。记了时间的，还要注意记是反复、经常发作、加重、阵发之类情况，要写清楚。比如说"痫病3年"，一个是用了病名，一个是3年持续发痫病，不得了吧！头晕10年，这头晕10年，没有停一下，天天都晕、时时都晕，不得了啊！所以应该是头晕反复发作，或者是阵发性地、间常性地发作。痫病应该是间常发作吧，"痫"本来应该是"痫"，为什么叫作痫呢？间者间常也，间断、间隔，不是经常发作。年、月、日、时，有的要到分，大量的出血、抽搐等，甚至要到多少分钟。这是对主诉的要求。

5. 简明扼要

主诉最多只能3个，主诉只能3个。主诉的文字要简明、词要精炼，重点要突出，不是写过程，整个主诉写下来一般不超过20个字。

对主诉，这些要求非常重要，是最重要的地方，同学一定要掌握的地方。通过主诉，当然是写病历，实际上就是要同学归纳病人最主要的痛苦，要找准，围绕这个最主要的痛苦去进行诊查。

三、现病史

第三个内容，现病史。现病史是讲的从起病到此次就诊时，疾病发生、发展及诊治的经过。这个话好像很容易理解，从起病到就诊的时候，疾病发生、发展、诊治的经过，好像很清楚。实际上并不很清楚，为什么不是很清楚呢？比如一个人头晕，头晕经常发作，今天上午突然跌倒了，神志昏迷，喉中痰鸣，请问现病史怎么记呀？从起病，从什么时候起呀？从哪天哪月开始记起？"就诊时"，就诊是要求解决什么病情，从起病到此次就诊时，就是指主诉讲的那个就诊时。比如刚才讲的那个病人，如果是"头晕反复发作10年，神志昏迷半天"，那么他的起病要从什么时候开始记起？现病是从什么时候开始算呀？10年之前怎么得的？从那个时候开始记。如果主诉是讲的今天上午，因为生气以后，和别人吵了一架，突然昏倒了，神志不清楚了，那么这个现病是从什么时候算起呀？就是从今天上午开始。如果说主诉是头晕反复发作、间常性地发作，头晕10年，现病史只从今天上午写起，那是错误的。所以，现病史是围绕主诉来定的，主诉不是有个持续时间吗？主诉讲的持续时间是5年，你就必须从5年之前那个地方讲起；主诉写的是3天，就只能讲近3天的情况，就不要讲5年之前还得过什么病。主诉说的是3个月，就要围绕3个月来讲，从3个月之前怎么开始患病的时候写起，"从起病"是讲的这个起病，主诉所说的那个起病。所以现病史的时间，是围绕主诉所讲的那个时间。

1. 发病情况

第一是发病情况。现病史的具体内容，首先是发病情况：一是记录发病的时间，具体时间要能够记准确，比如说今天上午9点10分起的病，发病时间要记清楚，10年之前，那就是1993年冬季，具体哪天哪月记不清了，或者冬季什么的，从那个时候开始。二是当时起病的缓急，是突然起病、慢慢地起病，或者经过检查发现血压升高、脖子上有个肿块……把起病情况的缓急、原因或者是诱因说清楚，又如上午和某人吵了架、情绪激动，或者是昨天受了寒，或者到别人家里去喝酒、饮食不慎等，能够找到，或者病人能够觉得当时是什么原因、为什么会发病的，能够找到的原因，有的是原因，有的可能是诱因，不一定是真正的原因，但是他认为是和这个原因有关系。三是最初的病情表现是什么？怕冷呀、咳嗽呀、肚子呀痛、想呕呀……这就是发病的情况。这里还特别强调一下，小孩子容易患的疾病要注意一下，因为原来的教材里面，问诊内容有一个问小儿，问小儿实际上是问小儿的病史。所以现在教材里面提到，对于小孩子容易患病的原因，要注意询问是不是受了惊恐？是不是饮食不慎？是不是受了风寒？特别容易出现的这些原因要注意询问。

2. 病变过程

第二是病变过程。现在这个病发生了，起病以后做过些什么检查。有目的、按时间、有顺序地询问，10年之前当时检查有什么问题，发现有什么症状，诊断是什么病证？什么时候吃了什么药？治疗以后哪些症状缓解了？哪些症状又加重了？后来又出现了什么新的情况等。注意发病过程中有什么规律没有？有的病了 10 年，甚至是 20 年，如果 1 年里面记上 10 句话，恐怕也难记呀，10 年就要记 100 句话，那也够记呀。所以要有目的，发现一些有规律性的、对病情转变有关的事，比如前 5 年病情比较稳定，没有什么新的变化，到第 6 年开始出现了什么问题，把这些规律性的东西，病变的过程写清楚。起病急、时间短的多实证，病久、反复发作的多虚证、虚实夹杂证，了解这些情况的目的在这里。

3. 诊治经过

第三是诊治经过。了解之前经过了哪些诊断和治疗，效果怎么样，原来对病、证是否已经明确诊断，病、证是否发生了变化，吃什么药有效或者有反应等，这些对于整个病情的了解、对于当前病证的诊断均有意义。

4. 现在症状

第四是现在症状。这是一个非常重点的内容，现在症状记在哪项内容里面？记在现病史里面。就是把前面那些问题都弄清楚了，这个病起病的情况怎么样，病变的大致过程，什么时候出现了什么变化，做过什么诊断、治疗，然后再问病人现在有哪些痛苦。现在症状本来也是病变过程，到现在的病变过程。中医辨证是要辨当前阶段的病位和病性，主要是根据现阶段、当前阶段的全部痛苦，因此要把当前阶段的症状仔细问清楚，这是问诊的重点，也是中医最具特色的内容，西医没有这一项，中医最注重现在症的全面询问、全面收集。

四、既往史

既往史，或者叫作过去病史。

1. 既往健康状况

既往健康状况，就是要问病人平素怎么样，"平时身体怎么样呀"，"平时身体很结实"，"平时经常生病"，"平常体质就很虚弱"，要把素体情况弄清楚。问素体有什么好处呢？有的素体和他的病情有关系，素体健壮的人，生病时通常多实证，素体虚弱的人，容易得虚证，或者虚实夹杂证。比如"我这个人素体就是有点火旺"，有的病人自己知道"我是个火体"，"我这个人呀偏寒，特别怕冷"，素体阳虚的人，容易感寒，容易患寒湿之类的病证；素体阴虚的病人，容易得热证，温燥之邪容易侵犯。了解既往的健康情况，有助辨证。

2. 既往患病情况

要了解既往患病的情况。得过一些什么病？比如痢疾、疟疾、白喉、麻疹、痹病等，因为这些病可能有的就和现在的病有关系。既往史和现病史怎样区别？现病史是讲主诉所说、主诉所指的这个病，比如刚才讲到，病人跌倒昏迷以后出现半身不遂，是1天，或者是半天、1个月，那么现病史就只讲这1天、半天或者1个月的情况。1个月之前，原来就经常头晕，有高血压，那些病情放到什么地方呢？就要放在既往史里面，原来就有晕眩，就有血压高，现在出现了昏倒、昏迷、半身不遂，那么这个既往史和现病史就有关系吧。今天上午突然心绞痛、四肢厥冷，含了硝酸甘油才缓解，如果主诉只讲了今天上午开始，或者昨天开始，这是主诉症状的持续时间，病人原来有没有这个毛病？原来有胸闷，也有心悸、心痛这些表现，那都属于既往史，这些既往史可能和现患疾病有关系。原来有以关节疼痛为主要表现的肢体痹病，就有发展成为心痹的可能；原来得过风水、急性肾炎之类的病，反复发作，现在可能变成肾水、慢性肾炎了；原来有肝瘴，肝瘴是种病呀！肝瘴或者称为肝热病，就是急性肝炎，由急性的肝瘴到慢性的肝着，后来到了肝积、肝硬化，这是疾病的发展演变过程。了解这些既往患病情况，对现在的诊断有帮助。这里我还要再次强调，如果主诉把既往史的情况都包括进去了，比如主诉是胁胀痛，持续时间是5年，这个病人胁胀痛5年，那就已经把急性肝炎、慢性肝炎、肝硬化的过程都包括进去了，还要写这个病的既往史吗？5年之前的才是既往史，5年之内的都是现病史了，就不能当作既往史写了。主诉和现病史的时间是绝对一致的，主诉以前的，超过这个时间的属于既往史。

第二点，既往史里面，要询问和记录传染病和预防接种的情况。得过什么传染病，做过什么预防接种。要把这些情况了解清楚，特别是小孩子，做过哪些预防接种，这些情况要了解清楚。

第三点，有没有药物、食物或者其他物品的过敏史。有的人不能接触漆，接触了以后生漆疮；有的不能吃虾子、不能接触异性蛋白，吃了以后过敏，出现皮肤瘙痒之类症状。有的不能够用青霉素等抗生素，对这种药物、食物或者其他物品有过敏的历史，要记录下来。

第四点，有没有外伤手术史。是不是有过外伤？动过手术没有？等等。

这些情况都属于既往史，和现病史不相同的是，凡是主诉所指病症及其规定时间以前的病情，都在既往史范围之内。主诉讲的是四肢关节疼痛，以这个作主诉的话，那么曾经患过痢疾，头部受过外伤，或者做过阑尾炎手术等，统统都属于既往史。

五、个人生活史

1. 生活经历

生活经历包括患者的出生地、居住地和经历地，三个地。一个出生在什么地方，他的籍贯，长期居住在什么地方，到过什么地方，实际上也就是要了解地方病、传染病的流行情况。SARS 的时候，如果从广东来的就特别要注意，从北京回来的、从疫区来的，就要特别严密观察，要隔离多少天，所以要了解生活经历。到过血吸虫病流行疫区，并且下过疫水，就要考虑到患血吸虫病的可能。

2. 精神情志

个人生活史还包括精神情志。他的精神情志情况怎么样？性格特征？有的人自己知道，但是有的人不知道，《内经》里面有阴阳五态人格，有金木水火土五型人格、阴阳二十五人——五行再分为二十五人，还有肥人、脂人、膏人、瘦人等。人格怎么分呢？我们做了这方面的研究，制定了一个气质量表，可以测试，评述几十个问题，看看属于什么型，是太阳之人、少阴之人、阴阳和平之人，还是金行之人、木行之人、土行之人？木行之人有什么特征？金行之人有什么特征？太阳之人是什么表现？阴阳和平之人是什么表现？这些情况和疾病有一定的关系，所以要了解性格特征。过去不太重视这个问题，个人史里面还要注意精神情志因素，有的人平常就容易烦躁发脾气、容易激动，有的人则平时有什么思想情绪不愿意暴露出来，一般闷在心里面，这些与形成某种"证"往往有关，所以要注意询问。

3. 饮食起居

饮食上有什么特点、嗜好、习惯，喝酒，饮酒一斗，半斤八两也不醉，天天喝酒，以酒当食，不吃饭，专门喝酒，这是酒癖，容易形成酒精性肝硬化。习惯，有的习惯吃肥甘、吃辛辣、吃生冷，好逸恶劳，夜间不睡等。了解他的饮食习惯、起居习惯可能跟病、证有一定的关系。

4. 婚姻生育

结婚没有，结婚年龄，配偶健康情况，育龄妇女的月经情况，已婚女性的怀孕和生产情况等。

5. 小儿出生前后情况

如果是小孩的话，个人生活史中要特别注意询问出生前后的情况。这一点原来也没有放在个人生活史里面，而是放在现病史里面，现在把它放在个人生活史里面了。小孩出生前后情况、出生的情况，不是现在病的问题嘛，应该属于个人生活史。他母亲怀他的时候营养状况怎么样？患过什么病、吃过什么药？小孩子出生时候的喂养情况，生长发育情况等，要注意询问。

六、家族史

家族史，这个家族是讲直系亲属，直系亲属间可能有的患有遗传病。比如湘雅医学院的姚开泰教授，他就找到个家族性耳聋的病人，发现一个基因，这个家族，他的父亲、祖父、姑祖母什么的，都有这种遗传性的耳聋，家族性的，就和这个基因有关系。了解家族史有什么意义？就是注意患者的父亲、母亲、祖父母有没有类似的疾病，这种病是不是有遗传。现在发现好多疾病是有血缘关系的，精神病、癫病，确实有好多代有这个问题；高血压，现在冠心病也发现有遗传性，也有家族性；色盲、肝癌，肝癌的病人也发现有家族性、遗传性。除了直系亲属以外，还有长期生活相处的人，同学里面，6个同学、4个同学住一个宿舍，某个同学得了什么病，长期经常和他在一起，就有传染的可能性，这些都属于家族史的内容。

问诊的内容包括问这么6个方面：第一个，一般情况；第二个，主诉；第三个，现病史；第四个，既往史；第五个，个人生活史；第六个，家族史。其中特别要重视的是主诉，现病史里面的现在症内容最多，是重点。

第五讲
问诊（三）

第三节　问现在症

　　问现在症的内容很多，也很重要。"现在症"记在病历的哪个地方？记在现病史里面，现病史包括发病情况、病情经过、诊疗经过，再就是现在症状。

一、现在症的定义

　　什么叫现在症？好像很简单，教材里现在症是这样下的定义："病人就诊时所感受到的痛苦和不适，以及与病情相关的全身情况。"这段话可以仔细琢磨一下：①"就诊时"，什么叫就诊时？就是病人来看病的这个时候。对这个就诊时，就要辩证地看。为什么要辩证地看呢？什么是现阶段、就诊的时候？比如说她月经提前8天。月经提前8天，并不是指就诊的这个时候的前8天吧，是月经的周期提前了8天，并不是按某月某日就诊的这个时间来计算的，病人现在没有来月经啊！怎么办？所以这个就诊时要辩证地看。又比如盗汗，就是晚上出汗，他白天来看病、看门诊的时候，并没有出汗，更不是在出盗汗。所以这个就诊时，是讲就诊的这个时间范围，相对来说是这个时间段，这个时间段就不能机械地看，就诊时不等于病人坐在诊桌旁边的时候，不能这样来理解这个问题，否则"腹泻"非要病人正在诊桌旁边拉肚子才算？②"全部的痛苦和不适"，全部的痛苦，包括口渴不渴，有没有出汗、恶寒、头晕、胸闷、不想吃饭等，凡是这些都属于全部痛苦。请大家特别注意，这个全部痛苦，不仅是"现病史"讲的那些痛苦，只要是病人现在存在的痛苦、症状，都应包括，不受"现病史"的局限，比如病人主诉是胃脘痛，但过去有关节痛的病史，现在膝关节仍然疼痛，那么现在症中要写膝痛。③"病情相关的全身情况"，就是说有一些情况，可能并不是症状，病人没有这个痛苦，但是也要询问，甚至要记下来，比如说口渴或口不渴，问病人想不想喝水？不想喝水。不想喝水按道理说这是个阴性结果，口不渴，但有时候为了要诊断病情、辨证，要把它记下来。出汗不出汗？病人没有说我出汗不出汗，尤其是病人一般不会说我不出汗。但是对于一个表证的病人，就必须要了解出汗不出汗、出了多少汗。这种无汗、口不渴、不恶寒、大便调，好像都不是阳性的症状，但是对于诊断、辨证是有意义的，能提示是不是有表证、津液有没有损伤等情况。所以要辩证地看现在症，实际上有的并不是痛苦、不是现在症，口不渴、大便正常，不是现在症状，但是与病情有关，可以反映整体状况，是全身情况的一部分。

二、现在症的意义

问现在症有什么意义？中医特别独到、有特色的地方，就是问现在症。中医对现在症问得很细，问得很全面、很精，是为了获取重要的病情资料。西医可能对许多现在症都不在乎，认为对疾病的诊断意义不大、没有关系，可以不要询问。比如说，西医在寒和热的问题上，只重视热，只有发热，发热也不是问病人你感到发不发烧，而是凭测量体温，因此，热不热是凭温度计，寒则是不必问的。在寒和热这个问题上，中医对寒热要分很多种情况，有几十种寒热，西医对这一大块是不在乎的，不计较这些问题。出不出汗，西医也是不问的，出汗吗？晚上睡了出汗吗？根本不问这个问题，所以有些问题西医就难以解释，体温并不高，但是病人感到很热、手脚心热，西医没有这个症状，所以西医不能解释体温并不高，病人为什么感到发热。没有失水为什么还口渴？口渴不渴，西医也是不问的。大便正不正常，如果不是消化系统的病，根本就不管大便怎么样。不是泌尿系统的病，根本就不问小便怎么样。这些问题，寒热、汗、疼痛、大便、小便、饮食、口味等，是中医辨证必不可少的内容，而西医对这些问题不很重视，它要找到是什么病原体、抗体、抗原？什么细菌？只要找到了这些问题，就可以诊断了，只要找到冠状病毒，就可以诊断为SARS病，其余的恶寒、发热、头痛、心痛什么，一切都可以不管，不管你有什么症状，只要找到了SARS病毒，这个抗原是阳性，就知道这是个SARS病。所以，中、西医学在诊断原理上有很大的不同，问现在症，是中医最大的特点。中医诊断有什么优越的地方？中医诊断无痛苦、无损伤，对病人不会造成痛苦、损害，中医的望、闻、问、切，全靠医生用口去问，用眼睛去望，用鼻子去嗅，用耳朵去听，最多是用手去按一按。按诊对病人来说，一般不会有很大的痛苦，按的部位有没有压痛、有没有肿块，可能按的时候病人有点痛，但是总的来说是病人没有痛苦，对于病人可以说是没有损害，也不要花什么经费，全凭医生的感觉，客观的东西比较少，用到的"金指标"比较少，不要特殊的仪器设备，不会消耗病人很多资源。但是从各个方面收集病情资料，尤其重视病人自己感觉到的痛苦，将可以得到的信息综合起来进行分析判断。问现在症是中医一个最大的特点，独到、有特色的地方，它的意义在于全面获取病情资料。清朝徐灵胎的《医学源流论》里面，讲到"临病人问所便论"，"病人之爱恶苦乐"，病人喜爱什么、厌恶什么、对什么不感兴趣、痛苦的是什么，"即病情虚实寒热之征"，病人的的爱恶苦乐，能够反映病情的虚实寒热，中医辨证的重点就是要辨虚实寒热，"医者望色切脉而知之，不如其自言之为尤真也"。医生通过望色、按脉、察舌，目的是为了辨寒热虚实、气血阴阳，现在病人能够自己描述出来，更精确，当然不能丢。这并不是说望色、切脉、察舌可以不要，但是病人自己感觉到的痛苦是重要的病情资料。

　　问现在症的意义，还在于有利于全面辨别病情。疾病的性质，气虚、血虚、阴虚、阳虚、气滞、血瘀、痰、饮、风、寒、暑、湿、燥、火等，这些性质是凭什么辨别出来的呢？哪一个指标说明是气虚呢？如果中医不问现在症了，只要找一个指标，某个基因、某个化学成分有了改变，有的人讲一氧化氮减少这是气虚的表现，有的人说哪个淋巴细胞、免疫机能，哪一个指标降低了这是气虚，如果说今后不必进行问诊，不要问现在症，只要有某个指标就能诊断出气虚来的话，这种可能性有多大？阴虚、阳虚只要凭一个17-

羟皮质酮，测定其含量是增高还是降低，就能够知道这个病人是肾阴虚、肾阳虚，那是不行的！中医辨证不是凭某一个指标，而是凭借大量的、模糊的信息。怕不怕冷、出不出汗、精神好不好、吃饭怎么样、大便怎么样、小便怎么样，这些信息好像对诊断没有意义，起不了多大的作用，实际上把这些症状综合起来，就可以对病人的整体做出一个判断。寒和热，热量、能量的问题可以反映出来吧，饮食可以反映消化功能，大便也可以反映消化功能，小便反映泌尿功能，睡眠、情绪等反映精神情志状况，等等。把所有这些功能、状况都综合起来，是不是可以对疾病中机体的整体反应状况做出判断？是可以的。在西医眼里，如果不是这个系统的病，就根本上不考虑这方面的问题。病人现在得的是痢疾，至于有无神疲乏力、口渴不渴、咳嗽不咳嗽、出不出汗、晚上睡觉好不好、小便黄不黄，对于诊断痢疾来说没有多大意义。而中医要判断寒、热、阴虚、阳虚、气虚、气滞，就离不开这些表现。因此，现在症，有利于综合判断。这些症状好像比较模糊，口渴，渴到什么程度？而凭借体温计测发热不发热，就可以是37℃、38℃、39℃、40℃、40.5℃，很具体，而口渴是渴到什么程度？中医过去说饮水一斗、小便亦一斗，口大渴、大渴引饮，大渴引饮是饮多少？饮5磅还是10磅？不够精确，但是病人有发热的感觉，恶热，口渴，小便黄，面色红，脉又数，舌又红，苔又黄等，这个热证就辨出来了，虽然是一些比较模糊的信息，但是模糊里面有精确，精确中有模糊，虽然某一点很精确，但是它的周围是模糊的，从整体上来说它是模糊的，如果不了解整体状况，就是只见树木不见森林。中医诊断好像是模糊的，许多症状似乎模模糊糊，面色有点白、少神、气短、乏力、不想吃饭，都是一些模糊的概念，但是把所有的症状综合起来，对整体状况就有一个比较准确的判断，模糊中有精确。如果要说精确的话，计算机应该算得很精确吧，但是如果要机器人去找人就很难。如果你到火车站接人，只要知道他从哪个地方来、多大年纪、男的女的、大约身高是多少、穿什么衣服、身材面貌有什么特征，可能很快就能把他认出来，如果要机器人去接，那就必须很精确，身材是一米七，就必须每个人都要测量，高1公分、矮1公分都不行，头发有点白，或者头发有点脱落、秃顶，秃到什么程度？白了多少根？脱了多少根？这样能找得出来吗？过于精确反而变成了模糊。中医辨证好像是模糊的、是不精确的，但是把所有的模糊信息综合起来，就可以形成一个总体印象。所以中医强调总体的综合，对模糊信息的综合判断。

　　问现在症的第三个意义，是能够反映当前的主要矛盾。各方面的资料都收集到了，疼痛、冷热、大便、小便、饮食、睡眠、精神、情志等，各方面的情况，包括他的生活习惯、居处环境都收集到了，但是病变当前最主要的问题是什么呢？病变是处于一个动态的变化过程，昨天是恶寒发热、头痛身痛、不出汗，今天没有恶寒了，但发热了，面赤、汗出、口渴，病情不一样了。现在症就是讲现在的表现，昨天是恶寒甚、发热轻，今天但发热不恶寒，突出了当前的主要矛盾，体现了动态的过程。有些病证的诊断治疗，用固定不变的办法处理不行，为什么？比如说，对于冠心病，全国曾经有一个冠心病的诊断、疗效标准，诊疗标准分几个型，心血瘀阻、痰浊阻心、心阴虚、心阳虚，实际上某个病人阴也有点虚，阳也有点虚，又有痰，又有瘀，什么东西都有一点，给他用固定的处方，服血府逐瘀汤，规定要吃 1 个月，做科研嘛，有的病人吃了 10 天、8 天以后就受不了了，因为他除了有血瘀以外，还有气虚，又还有阴虚什么的，病情复杂，好多问题夹在一起，不是那么个简单的证型，或者经过治疗以后病情又出现了小的变化，用固定的处方服一两个月不行。中医重视现在症，就是要抓当前的主要矛盾，现阶段的病位和病性，是根据当前的症状做出的判断，因此现在症有利于体现个体化的差异，因时、因地、因人制宜，体现了一个动态的过程。

　　问现在症的第四个意义，问现在症是诊断的过程。问现在症的过程，实际上不是简单的问一问，怕不怕冷啊，有没有怕冷发烧的感觉。病人说现在每天到下午四五点钟就开始有些发烧，听到四五点钟的时候发烧，医生头脑中马上就在考虑，四五点钟发烧属于日晡潮热，是什么问题呢？已经就在思考了。出汗有没有不正常啊？病人说晚上睡着了出汗。晚上出汗就考虑是盗汗，盗汗可能是什么问题？所以临床上是一边问，一边就在分析思考。病人有怕冷发烧的感觉，就要问寒多少、热多少，发冷厉害还是发烧厉害？等等。病人说早晨天亮之前肚子痛，要解大便，解出来的大便是稀的、清冷的，中医一听，哦，这是一个五更泄，五更泄很可能是肾阳虚之类的问题，医生就在考虑这些问题。因此，问主诉、问现在症的过程，实际上就是在辨证，在思考。

三、现在症的内容

问现在症，问些什么呢？对于症状，张景岳在《景岳全书·十问篇》里面列出了十问，十项内容，这十项内容在陈修园的《医学实在易》里编成了《十问歌》，这个《十问歌》，陈修园说并不是他自己编的，是根据张心在的编辑而进行修改了的。《十问歌》是什么内容呢？大家还不太清楚，就是："一问寒热二问汗，三问头身四问便，五问饮食六胸腹，七聋八渴俱当辨，九问旧病十问因，再兼服药参机变。妇女尤必问经期，迟速闭崩皆可见。再添片语告儿科，天花麻疹全占验。"全部都问到了，这是《十问歌》。我们现在仔细分析一下《十问歌》，实际上"十问"内容还有点不太完美的地方，为什么说有不太完美的地方？一方面，十问的内容并不完全，并没有包括要问的全部内容，现在症的内容未问完整。前面的"一问寒热二问汗"，这是必须问的，"三问头身四问便，五问饮食六胸腹，七聋八渴俱当辨"，这几个都是必须要的。但是还不够完整，特别是疼痛，这是最常见的一大类症状，差不多每个病人都有这方面的症状，疼痛是第几问呢？不知道放在什么地方了，所以不太完整。另一方面，其中好几问又不属于问现在症，"九问旧病十问因"，九问旧病，旧病应该属于既往史，不属于现病史；"再兼服药参机变"，是讲服药以后的效果，属于现病史里面的诊治情况；"妇女尤必问经期"，一般来说，问经期属于个人生活史里面的个人史；"再添片语告儿科"，教材已经把它放在个人史里面了，所以这些不属于问现在症的内容。

根据这种情况，我对《十问歌》做了适当修改，改成："一问寒热二问汗，三问疼痛四睡眠，五问头身不适感，六问耳目七咳喘，八问饮食九问便，十问精性经带变。"解释一下，"一问寒热二问汗"，这个保留；"三问疼痛四睡眠"，"三问疼痛"，寒热、汗、疼痛，这是很常见的症状，把疼痛突出来，就是原来的三问头身，头身包括些什么东西呢？应该是包括了头身的疼痛，我现在把疼痛单独拿出来，四问睡眠；"五问头身不适感"；除了睡眠以外，头身还有很多不适的感觉，头晕、胸闷、心悸、腹胀等不适感；"六问耳目七咳喘"，从头部、从上面问起，问耳目，再就是呼吸系统。"一问寒热二问汗，三问疼痛"，这是全身的；"四问睡眠"，应该说主要是头上，睡觉好不好；"五问头身"，"六问耳目"，从头上到了呼吸系统；"七咳喘"，当然第七的咳喘，有些是通过听、望进行诊察，咳嗽应该属于闻诊，痰色应该属于望诊，但咳、痰、喘往往也是问诊的内容；"八问饮食九问便"，指问饮食、大便、小便；"十问精性经带变"，就是男子的精液，女子的月经，以及性欲、性生活等，白带有没有什么变化，生殖系统的这些问题。这样是不是把问诊、问现在症的内容总结得比较全一些？要求同学们掌握，问诊的内容有哪些？可能有时候一下讲不清，如果这几句话大家都记住了，就比较全了。但是熟记以后，也有不好的地方，就是同学问诊的时候，怎么问呢？不能按照"一问寒热二问汗"的顺序不变，你怕冷吗，发烧吗？没有。出汗吗？疼痛吗？睡眠好不好？哪能机械地按照这个顺序背下来、问下去！实际上病人来了以后，不可能是按这个顺序，不管张三李四，任何人来了都是问怕冷发烧吗，出汗吗？不可能这样问的。

四、问现在症的方法

怎样问现在症？我又把它归纳为几句话："抓准主诉问深全，主症有关紧相连，全身其他十问参，再做检查病情辨。"

"抓准主诉问深全"。前面已经强调过，主诉是至关重要的，是病情的症结所在，主诉是病人的主要矛盾，最痛苦的症状和体征，所以一定要把主诉抓住。也就是说，病人来了，怎么询问啊？首先问病人感到最不舒服的地方、最痛苦的是什么，今天来看病是哪儿不舒服，要把最主要的问题问清楚，我用的是"抓准"，什么意思？一是主诉抓不抓得出来，病人讲了许多，主诉要医生去分辨、去"抓"；二是抓到的主诉是不是准确，确实是最主要的痛苦，是症结、关键所在。并且不单是要确定主诉，还要问深、问全，时间、性质、程度，这些问题要问清楚吧。比如说发烧，病人是以发烧作为主诉的话，要问发烧的程度？有没有怕冷？什么时候发烧？体温高不高？是全身发烧还是局部发烧？等等，要问深问全，把主诉问清楚，抓准主诉。

问了主诉以后怎么办？第二句，围绕主诉，"主症有关紧相连"，问完了主诉，就要想到和主诉，也就是主症密切相关的是什么？咳嗽，病人的主诉是咳嗽，和咳嗽密切相关的是什么？咳－痰－喘，所以就要问感觉呼吸怎样？吐不吐痰？如果吐痰，吐的是什么样的痰？如果病人说大便不正常，1天拉四五次，拉出来的都是一些没有消化的食物，主诉是腹泻，和腹泻密切相关的是什么？肯定要问肚子痛不痛啊？肚子胀不胀啊？能不能够吃饭啊？这些与腹泻密切相关。比如失眠，睡不好觉，和睡不好觉密切相关的是什么？睡不好觉，要问精神怎么样啊？睡觉的时候做不做梦？什么原因睡不好觉？紧跟着问和主诉密切相关的这些症状。

密切相关的也问到了，第三句就是要"全身其他十问参"。主诉是咳嗽，咳嗽的具体情况问清楚了，与咳嗽密切相关的气喘、吐痰、吐什么样的痰、咽喉干燥什么的，也都问到了，再问什么呢？同学可能不知道问了。告诉同学们，应该问病人还没有讲到的全身其他症状，什么是病人没有讲到的？那你就记一记"十问歌"吧，这时可以参考"十问"了。比如寒和热还没有讲，就问有没有怕冷发烧的感觉？可能回答说手脚心有点发烧，或者说没有怕冷、发烧的感觉。当然如果主诉是发热，那就不要再问怕冷发烧吗？再问就重复了。问完寒热以后，可以问出汗，有没有出汗的症状？稍微动一下就出汗，这不就汗也问到了嘛，然后就问有哪个地方痛吗？是种什么样的痛法？没有痛，再问头上、身上还有哪些地方有不舒服的感觉啊？有时候有点头晕啊，耳朵还有点嗡嗡地叫啊。把这些情况都问到，这时可以参考"十问"的内容、"十问"的顺序了。

第四句，"再做检查病情辨"，问诊的内容全部问清楚了，再做检查。

问诊的方法，好像是很简单，但对于同学来说不那么简单，来了病人就不知道怎么问，同学们记住我归纳的这几句话，"抓准主诉问深全，主症有关紧相连，全身其他十问参，再做检查病情辨"，按这个方法去问，就可能有条不紊地问准、问好。

问现在症，不只是简单的询问，作为"问诊"，问和诊，还有这么几个要求：第一个是"问详细"，十问的内容、全身的情况，都要问到，不要遗漏。第二个是"有主次"，主要的是什么，次要的是什么，要问清楚，也就是症状的轻重程度。口渴，口渴是喝得很多，口渴引饮，还是稍微有点渴，夜尿是一晚上解几次小便，1次、2次、3次，要有主次。第三个是"知名意"，什么叫"知名意"？就是病人讲的那种表现，在写病历的时候，就不能照病人的原话记，"晚上睡着了就出汗"，不能这样写吧，要将它变成医学术语——盗汗。"哎呀，医生，我就是动不得，稍微动一下身上就出汗了"，不能写稍微动一下身上就出汗，要把它转变成医学名词。这种表现叫什么症状，写病历的时候要准确使用医学术语，要知它的语意，这个症状是一个什么意思，要表达清楚。第四个"辨位性"，能够知道这个症状、描述这个症状还不够，还要能够分析这个症状反映的病理本质是什么，属于什么位置、什么性质。比如病人说天亮之前就腹痛，要解大便，解完以后就舒服了，你不能这样原话写吧，要能够定义为五更泄，五更泄的病位、病性是什么？要心中有数、能够辨别。第五个，要能够"释病机"，能够解释症状的机制，这个症状为什么会出现？这要根据中医学理论，为什么会肾阳虚、五更泄？肾阳虚为什么会在这个时候泄？要从理论上能够解释。如果这五点——问详细、有主次、知名意、辨位性、释病机，都达到了，那就非常非常高明了。

现在把问诊的内容简单复习一下。

第一节是讲问诊的意义和方法。问诊的意义。为什么强调问诊？主要是问诊对病人病情的了解是最准确、最全面、最早；第二，问诊能够为检查、诊查提供范围；第三，问诊可以了解病人的思想状况。问诊的方法，提到了这样几点：第一环境要安静适宜；第二医生的态度要严肃和蔼；第三要使用通俗易懂的语言；第四要避免问诊的失真和片面；第五要重视主诉的询问；第六遇到危重病人应该抢救为先。

第二节是讲问诊的内容。问诊的内容讲了这样几点：第一点，一般资料、一般的情况，就是病人的姓名、性别、年龄等，询问一般资料的目的有两点，一是可以对病人的诊疗负责，进行追访；二是可以提示对病情诊断有关的资料，地域、年龄等不同，与发病有关。问诊内容的第二点，也是最主要的一点，是问主诉。对主诉有一个严格的定义，指的是"病人就诊时最感痛苦的症状、体征及其持续时间"，就诊时最感痛苦的症状和体征及其持续时间，这个定义必须牢牢地掌握。为什么要强调主诉？主诉的意义在于，可以对整个病情有一个总的了解，主诉是病情中最痛苦的表现，是主要矛盾所在，对病变的性质、范围、轻重缓急，有个总印象，有利于病种、病位、病性的辨别。对主诉的要求提到了：一是主诉要抓准，主诉要选得准确，主诉的数量只有1到3个，整个文字一般不超过20个汉字；二是强调主诉的时间、性质、程度、发作特点等，应当问清楚。第三点，现病史。现病是说主诉所指的，也就是现在所患的病症，从发病到就诊时整个这一段时间的病情经过，从发病到就诊的时间界限是以主诉所定的时间为准，主诉是 3 年，那就要讲 3 年，主诉讲 1 个月就是 1 个月，主诉讲只有 3 天、1 天，你就只讲 3 天、1 天，从发病到就诊时这个时间范围内，包括发病情况、病情经过、诊治情况和现在症，中医特别突出现在症，就是现病史里面包括有现在症。第四点，既往史。既往史也就是过去史、过去病史。既往史要了解既往的健康状况，既往一般的情况怎么样？素体健康、素体虚弱、素体多病什么的；第二是患病的情况，得过一些什么病？特别是传染病和预防接种的情况；第三是有什么过敏史没有？药物、食物、其他物质的过敏情况；第四是有没有外伤和手术的病史，这些都属于既往史。既往史和现病史的时间有区别，是以主诉所定的时间为界限。第五点，个人生活史。包括患者的生活经历，出生地、经历地、旅游过的地方、所到过的地方，患者的精神情志，饮食起居，婚姻生育，小儿出生前后的情况，这些都属于个人生活史的范围。第六点，家族史。家族史主要是询问直系亲属及密切接触的人的健康状况，看是不是有遗传病，或者是传染病的存在，这是问诊的内容。

第三节特别讲了问现在症。这是中医最有特色的地方，也是内容特别丰富、具有经验的地方，现在症是辨证最主要的资料。现在症的定义：一是"就诊时"，对这个就诊时应当辩证地理解，是"现在"这个时间段、现在进行时，不等于病人就坐在诊桌旁边，或者躺在病床上的这个时间；二是就诊时的"全部痛苦和不适"，不仅是现病史所指的病症，包括病人现在的所有痛苦和不适；三是"与病情相关的全身情况"，全身其他方面即使不是痛苦、没有症状，也应当了解，甚至记录。这个定义规定了应该询问什么？怎么样认识现在症？哪些是现在症？哪些不是现在症？现在症的时间界限是什么？现在症的意义在于，它是诊断的重要资料，对于分辨病情的性质特别重要，能够抓住病变当前的主要矛盾，问现在症也是诊断思维的过程。问现在症的内容。过去张景岳把它归纳为十问，陈修园编了《十问歌》，十问歌的内容可能有一些不是很准确，对十问的内容应该要掌握，我对《十问歌》做了一定的修改，叫作"一问寒热二问汗，三问疼痛四睡眠，五问头身不适感，六问耳目七咳喘，八问饮食九问便，十问精性经带变"。这样的十问，应该说内容比原来的要全面、准确一些了，原来有一些内容不属于现在症，而属于既往史、个人生活史，也放在"十问"里面了。"十问"是对的，但是我们把它作为问现在症就不恰当了，所以我把它做了修改。询问病情的时候，同学们要熟悉询问的方法。主要是"抓准主诉问深全"，紧跟着是"主症有关紧相联"，把主症问深、问透以后，再问主症密切相关的是些什么症状？问了密切相关的症状以外，然后再参考"十问"的内容，"全身其他十问参"，全身其他的症状，主诉和密切相关的症状还没有谈到的全身情况，可以参考十问的顺序，不要忘掉了、遗漏了，然后"再做检查病情辨"。对于现在症的询问，作为"问诊"，我还提了15个字，5点15个字，就是"问详细、有主次、知名义、辨位性、释病机"，如果这15个字真正都能够掌握的话，问诊的功夫就到家了，就掌握得很好了。有些可能就是问得不详细；有些可能就是抓不住主次，分不清轻重缓急；病人描述的病情表现不知道是个什么症状，不知道怎样记录，使用的医学术语不恰当；或者某个症状出现的时候，它的原因、病机弄不清楚，病位、病性不会分辨。如果能够实现这15个字，就达到了问诊的最高标准。

第六讲
问诊（四）

今天开始具体讲问现在症。

一、问寒热

（一）寒热的概念

什么叫作问寒热？就是询问病人有没有怕冷和发热的感觉。强调的是病人自己的感觉，问诊主要是问病人的自觉症状、自我感觉。因此，问寒热主要是病人自己有没有怕冷或者发热的感觉，而不单以测量的体温作为唯一的标准。

问寒热，有寒和热两个方面。"寒"是讲自觉怕冷，自己有寒冷的感觉，怕冷是种自我感觉，属于问诊的内容。但医生可以用触诊、按诊来摸一摸病人额头、四肢、胸腹部的温度，有时可以用体温计来测量一下，触、测体温也属于病情资料，但是不属于问诊，问诊是讲病人自己的感觉。寒是讲病人自己有怕冷的感觉，怕冷的感觉又分为三种：一种是恶风，是指遇风觉冷，避之可缓。到外面吹风就感到冷，或者把电风扇一打开就感到冷。有的人再热的天也不能吹电风扇，为什么？一吹电风扇就感到冷，这就是遇风觉冷，避风可缓的恶风。第二种叫作恶寒，是说自觉怕冷，加衣被或者是近火取暖都不能够缓解，病人说怕冷，怕冷就多穿件衣服吧，或者盖一床被子吧，或者烤烤火吧，这个时候他还是觉得冷，穿了衣服、盖了被子他还感到冷，这种情况叫作恶寒。第三种叫作畏寒，也叫作畏冷。病人自觉怕冷，但是加衣被或者是取暖以后，能够得到缓解，自己感到冷，多穿件衣服就不冷了，或者盖上被子就不冷了、缓解了。恶寒怕冷可以分成这么三种，三种里面后面这两种——"恶寒"和"畏寒"，这是现在人为的规定，实际上都是说怕冷，有的叫作恶寒，或是叫作畏冷、畏寒，词意本来是相通的，为了使病情、术语有助于辨证，人为把它分成一个叫恶寒、一个叫畏寒。区分有什么意义呢？恶寒所指的多半是新感的、新起的；畏寒所指的多半是经常的、病久了的。目的是有利于辨证，如果是经常怕冷，加衣被或取暖以后能够缓解，在写症状、描述病情的时候，不要写这么长一段话，只要提畏寒、畏冷就行了，就知道这是加衣被以后能够缓解，是经常的、长期的怕冷，就应该用"畏寒"这个术语。突然起的，昨天还好好的，今天早晨起来，感到怕冷，新起的，加了一件衣服还是感到怕冷，这种情况，在描述病情、写病历的时候，没有必要写这么大一段，而又能使诊断更明确，就简称为"恶寒"。如果把恶寒写成畏寒错了没有？不能说错了，把畏寒写成了恶寒也没错。这是现在人为的规定，就是有利于知道所谓恶寒是讲的新起的，多属外感病，所谓畏寒是讲经常的、久病，多属阳虚。

"热"是指的什么意思？指自觉全身或者某局部的发热，属于病人的自我感觉。全身发热，或者某一个局部，比如手心、脚心，或者某一个地方生疮、生疖子，某地方有烧灼样的感觉，喉咙里面像火烧一样，鼻子里面有种烧灼的感觉、发热的感觉，局部的发热。如果测量体温，或者用手去按一按，也有热的感觉，这也属于发热。

（二）寒热的机理

为什么病人会出现怕冷和发热的感觉，机理是什么？怕冷或者是发烧，产生的机理有两个方面：一个方面是病邪的性质，可以反映病邪的性质，属于什么邪气致病？另一方面是反映机体的阴阳盛衰，人体内部阴阳的多少，从寒和热这个症状上可以反映出来。寒热主要可以反映病邪的性质和机体的阴阳盛衰。由于人体内部的阴阳到底有多少？没有办法用秤去称一称，阴是不是5？阳也是不是5？没有办法测量。所以张景岳说，"阴阳不可见，寒热见之"，阴阳看不到，人体内部的阴和阳，阴多了还是阳多了？阴少了还是阳少了？看不到。但是从寒和热上面可以看得出来，寒热能够反映机体阴阳的盛衰。由于寒为阴邪，所以寒邪致病往往出现怕冷的表现，有恶寒的表现；热为阳邪，所以容易导致发热。因此，发热为主的病，一般来说是热证，怕冷为主的病，一般来说是寒证。从邪气的角度说，寒邪致病一般导致寒证，热邪致病一般导致热证。从阴阳盛衰的角度说，体内阴阳发生了变化的时候，也可以出现怕冷或者发热的感觉。寒热的机制，就是《内经》里面提到的，"阳盛则热，阴盛则寒"，"阴虚则热，阳虚则寒"。阳太旺盛，由于阴阳都是人体内部的正气，不是邪气，所以只能说偏旺、偏盛，用的是这个"盛"字，体内的阳气太旺盛了，阳气充盛以后，会有发热的感觉；体内阴气太盛，会有怕冷的感觉；阳气不足、亏虚的时候，会出现畏寒；阴气、阴液不足的时候，可以出现发热。为什么会产生恶寒和发热？其机理可从邪气性质和阴阳盛衰两个方面进行推论。

（三）问寒热的方法

问寒热怎么问？同学们开始可能不会问，"一问寒热"，于是就问有没有怕冷发烧啊？病人回答有或者没有，然后就不知道再怎么问下去了。作为问诊来说，主要是要问病人的主观感觉，重视病人的主观感觉。有的病人体温很高，但是病人自己的感觉还是怕冷，不感到发烧；有的病人体温并不高，但是他自己感觉到发烧。主要是以主观感觉为主，当然也应该进行客观的检查。在询问的时候，要注意询问怕冷和发热的有和无，有没有怕冷？有没有发烧？是同时存在还是单独存在？只有怕冷不发烧就是但恶寒，或者只发烧不感到怕冷就是但发热，有的病人是怕冷和发烧同时存在。还要问恶寒或发热的新久，有多久时间了？是新起的还是经常是这样的？程度，怕冷得很厉害，还是稍微有一点，吹风的时候就有点冷，不吹风在房子里面就不冷，那就属于恶风，是不是啊？要把这些情况问清楚。持续时间？有什么时间特点没有，有的在特殊时间发烧、夜晚发烧，甚至子午时发烧。部位特点，比如《金匮要略·痰饮咳嗽病脉证并治》有句话叫作"其人背寒冷如掌大"，有寒饮内伏的时候，背部有手掌那么大一块地方有怕冷的感觉，背寒冷如掌大，这就有部位特点了，在背部，有的是某个关节冷，有的是手心发热、足心发热，属于寒热的部位特点。主客观的关系怎么样？测量体温，一量是38℃，或者39℃，病人自己的感觉是怕冷还是发烧，主观和客观之间的关系是不是一致，头身肢末的关系又怎么样？头部和胸腹部、四肢末端的温度，这是触诊的内容了，和触诊结合在一起，摸一摸头部，头部烫、手脚凉，或者胸腹部是灼热、烫手，要比较这三个部位之间的关系，有没有轻重区别。寒热增长和缓解的条件是什么？怕冷或发热有什么条件没有，在什么情况下发烧。有的病人讲心里一烦躁就感到发烧，心里一烦就好像一阵火冲上来了，就要脱衣服，就冒汗、觉得热，这就是和心理因素有关系。问在什么情况下能够缓解？比如多穿衣服怕冷会好一些。再就是要问有什么兼症？首先是和恶寒发热紧密相关的症状有哪些？这样问下来，有关寒热问诊的内容就很多，可以有十来问吧！可以提出十来个问题。因此，同学要注意询问的方法，不要病人说了个发烧，你就再也没有问题可问了。

（四）寒热的类型

寒热的类型分为这么四种。

1. 恶寒发热

一种是恶寒发热。什么叫恶寒发热？就是恶寒和发热同时存在，病人既感到怕冷，又感到发热。恶寒、发热应该是两个症状，一个怕冷，一个发热，两个症状同时在一个人身上出现，自己感觉到有这两种症状。恶寒和发热同时存在，这是表证的特征性症状，一讲到恶寒发热，既怕冷又发烧，就会想到属于表证。怕冷和发热是两极症状，作为阴阳来说，一个属阳，一个属阴，按道理说是不能同时存在的，又怕冷又发烧，这个病有点怪了！实际上确实存在。分析这种怕冷发烧，临床上是种什么情况呢？大约归纳起来有这么几种情况：一个是既感觉到怕冷又感到发烧，问他"你怕不怕冷啊"？他说怕冷，那就不发烧啰，哎呀，又好像发烧，又好像冷又好像烧。第二种情况是有时候感到怕冷，有时候感到发热，冷了一下以后他又感到热起来了，热了以后，过一阵子又感到冷起来了，时时恶寒、时时发热。第三种是去衣则寒，加衣则热。感到怕冷，就多穿件衣服吧，穿件衣服又感到热起来了，又要脱掉，脱掉了以后又感到冷，这也是恶寒发热。第四种，有人说是自觉怕冷，客观是发热，自己说怕冷，但是一量体温是发热，严格地说这一种不属于恶寒发热并见，我们说的恶寒发热，是讲病人自己既感到怕冷又感到发烧，而不是说自己感觉怕冷，测量体温则升高了，不是指这种，但有人认为这也是恶寒发热的一种表现形式。

为什么恶寒与发热会同时存在？其机理就是由于外邪侵袭了体表，正气和邪气相争，这个相争的部位应该说也是在体表，在体表发生了正邪相争，恶寒发热是卫气失宣的一种表现。正邪相争，就是说已经打起仗来了吧！打起仗来了肯定就会有发热，但是卫气失于宣畅，卫气具有对毛窍的开阖功能，这个时候卫气的功能不健全，失于宣化，出现了恶寒发热，这是种抗邪的反映。恶寒也好、发热也好，怎样理解这些症状？既要看到这是一种病理表现，又要看到这是人体正气抗邪的一种反应，恶寒、发热，都是正气抗击邪气的一种能动反应。《素问·风论》说："腠理开则洒然寒，闭则热而闷。"为什么会怕冷呢？敌人来了！把毛窍闭合起来，不让阳气发散出去，聚集能量。为什么会发热呢？正气抗邪，能量增加。所以，怕冷、发烧、疼痛、打喷嚏等，按道理说出现这些症状并不是好现象，但要看到这都是邪正相争的反映，是正气抗邪的反映。为什么会打喷嚏？感受风寒以后往往要打个喷嚏，打个喷嚏以后，好一些，为什么？打喷嚏就是为了把邪气向外排出。

第三点，对于恶寒发热，要进行分类。问寒热的第一大类，就是恶寒发热同时存在。同时存在的时候，要进一步分恶寒发热的轻重，就是怕冷厉害还是发烧厉害？根据寒热的轻重而区别邪气的性质，也就是辨别证候的性质。

（1）恶寒重而发热轻　病人既怕冷、又发烧，要问是怕冷厉害还是发烧厉害？如果是怕冷厉害，发烧有一点，但不太明显，自己感到很冷，这是风寒表证。机理很清楚，因为寒性凝滞收引，寒邪侵袭肤表以后，皮肤腠理处于一种闭合的状态，卫阳郁闭在里面，而体表的阳气不足，因此感到怕冷严重。

（2）发热轻而恶风　发热轻就是有一点发烧，这个地方用的是恶风了，什么叫恶风？就是遇风觉冷、避之可缓，遇到吹风的时候就感到有点冷，没有风吹的时候就不感到冷，这就是发热轻而恶风，是伤风表证。伤风，实际上就是发热也不重、恶寒也不重。恶风相对于恶寒来说是轻一点，没有风吹、没有受到外界气温影响的时候，就不感到怕冷，所以，恶风是恶寒的一种轻微表现，发热比较轻微，恶寒也比较轻微，恶寒发热都比较轻，是风邪，没有明显的偏寒和偏热，所以认为是伤风表证。由于风性是开泄的，腠理是疏松的，肤表没有处于闭合的状态，邪正相争不很剧烈，所以是一种恶风和发热都比较轻的表现。

（3）发热重而恶寒轻　病人既感到怕冷，又感到发热，但是发热重一些，恶寒轻一些，问病人哪儿不舒服？主诉是发烧，怕不怕冷呢？有一点点，有一点怕冷，但是发烧很明显，主要感到是热，但又有一点怕冷的感觉，这是风热表证。由于风热为阳邪，阳盛则以发热为主要表现。由于风热侵袭，腠理是开泄的，所以还有轻微的恶寒。

恶寒发热同时存在，根据其轻重关系分为三种，三种都有风邪，都属于表证。第一种是偏于寒，风寒表证；第二种是寒和热均不明显，伤风表证；第三种是偏于热，风热表证。

对于恶寒发热，要进行分析，需认识这样几个问题。

①恶寒发热的邪正关系：恶寒发热同时存在，属于表证的特征性症状。其机理涉及邪和正两个方面，产生恶寒发热关系到邪和正两个方面，并能提示病邪属于什么性质，感受的是寒邪还是热邪；以及感邪的轻重，比如恶风，恶风的感邪就比较轻，发热重恶寒轻是风热之邪，热邪比较重；关系到机体的阳气，正气旺不旺盛，邪正状况，邪气和正气处于一个什么状态。总结来说就是这么四点：感邪的性质、感邪程度的轻重、阳气的盛和衰、邪正处于什么状态。由于有这么几个因素存在，一般表现为：感邪轻的时候，恶寒发热都比较轻，比如恶风、伤风，那就是邪气比较轻；感邪比较重的时候，比如说烧伤，在热天、阳光之下、高温之下劳动，或者气温骤降，身处严寒、酷冷的环境，感邪重的时候，恶寒或者发热就重，和感邪的程度有关系；邪正俱盛的时候，寒热俱重，邪气很盛，正气也很强，这个时候恶寒发热症状一般来说比较明显；邪盛正衰，邪气很强大而正气虚弱，这个时候往往是恶寒重而发热轻。所以，恶寒发热症状的存在，这里面不仅仅是一个感受邪气的问题，还和正气密切相关。比如经常看到有这种情况，体质虚弱的人，感受了外邪，但发热并不明显，体温上不去，西医讲病人有感染、细菌感染，检查里面有什么绿脓杆菌，或者其他什么菌，这个细菌很厉害，但病人体温不高、白细胞也不高，为什么？阳气不足，机体的抵抗力不强、体质弱。小孩子生病以后，往往就发烧，并且一烧就到39℃多、40℃，超过40℃，为什么？小儿是纯阳之体，感受外邪以后，容易很快就发烧。素体阴虚的人，感

受邪气以后，容易热化；素体阳气不足的人，感受邪气以后，容易从寒化。比如大家处于同样一个气候环境，据说明天开始天气就要变冷了，假设不知道明天的天气，同样的衣服穿少了，第二天有的人感冒了，有的人发烧烧得厉害，有的人根本不发烧，就出现怕冷，只恶寒，有的人恶寒发热都不明显，应该说外界环境是一样的，为什么有的人生病，有的人不病，有的人发热，有的人但恶寒，有的是恶寒重，有的是发热重，就和患者的体质有关系，和他的素体有关系，邪气是从阳化还是从阴化，就有这样的区别。要知道恶寒发热涉及邪正双方，要从邪和正双方来理解。

②寒热并见：是表证的重要依据：恶寒发热是诊断表证的一个非常重要的依据，并且是必有恶寒。要诊断表证，如果病人说一点怕冷的感觉都没有，那就是一点表证也没有了，诊断表证一定要有恶寒，或者是恶寒发热同时存在，这在《伤寒论·太阳病篇》第3条里面就明确地说了，"太阳病，或已发热，或未发热，必恶寒"。太阳病实际上是讲的表证，恶寒是必须有的，发热是可以有、也可以没有，或者是单纯的恶寒，或者是恶寒和发热同时存在，病人有发热的感觉了。所以后人又这样体会说，"有一分恶寒，就有一分表证"，病人还有一点怕冷的话，就有表证的存在，一点恶寒的症状都没有了，应该说就不存在表证了。有两句话请大家记一下，《医碥·问证》里面，有这样两句话："外感则寒热齐作而无间，内伤则寒热间作而不齐。"这是辨别是不是外感的一个很重要的依据。什么意思呢？如果是外感的话，"则寒热齐作而无间"，什么叫"齐作而无间"呢？就是怕冷发热同时存在，恶寒发热不是间隔开了的，不是怕冷就只怕冷、发热就只发热，或者先发热然后再恶寒、恶寒以后然后又发热，而是寒热同时存在，不是分开的，"外感则寒热齐作而无间"。"内伤则寒热间作而不齐"，是指内伤病，不是指外感病，不属于外感病可不可以出现怕冷发烧的感觉呢？是可以的，内伤病，很多内脏器官的病，阳盛则热、阴虚则热、阳虚则寒、阴盛则寒，都可以出现怕冷或者发烧的感觉，但是这种不属于外感病，它的恶寒发热是怎么样的呢？"寒热是间作不齐"，要么就只发热、不怕冷，要么就只怕冷、不发热，是间开的，"而不齐"，而不会同时存在，这个"齐"是讲同时存在的意思。外感表证是寒热同时存在而"无间"，内伤则是寒热间作而不同时存在，就这个意思。因此，这两句话是辨别外感和内伤、是不是有表证的重要依据。刚才讲到，问诊是

以主观感觉为主，有这种情况，经常病人自己感到怕冷、要盖被子，甚至寒战，一摸额头，或者一量体温，体温已经高了，这个时候还是应该叫作恶寒、恶寒重，或者说恶寒发热，而不能只叫作发热，因为病人自己感觉恶寒很厉害。但是恶寒往往是发热的前奏，有表证，感受了外邪——风寒暑湿燥火之邪，有表证存在的时候，只要阳气不虚，就必然会发热，这是一种能动的反应，恶寒是为了聚集能量、聚集阳气。如果人体的阳气本来就不虚，现在有外邪侵袭，为了不消耗阳气，而是要把阳气聚集起来，与邪相争，就必然会出现发热，发热是迟早的问题，所以《伤寒论》张仲景说"或已发热，或未发热"，未发热不等于不发热，是不是啊？迟早是会发热的，因此恶寒往往是发热的一个前奏。对于恶寒和发热，在主观和客观的问题上，要重视主观为主。

③某些里热证可以寒热并见：恶寒与发热同时存在，应该是表证。"内伤则寒热间作而不齐"，但是也有特殊的，有些里热证，单纯的里热证，也可以恶寒与发热同时存在的。见于一些什么情况？比如肌肤的疮疡，生疮、生疔，特别是疔疮，还有瘟疫，体温很高，病人发热，但是突然之间又感到怕冷，甚至寒战，这种情况往往说明是邪毒内陷，脓、毒跑到血液里去了，西医讲的脓毒血症，比如面部疔疮，以为成脓了，用手一挤，突然出现恶寒，又烧得很厉害，病人感到很怕冷，甚至出现寒战，这也是邪正相争的一种反应，这是一种很不好的表现，邪毒内陷、疔毒走黄的一种表现。恶寒发热同时存在，为什么突然出现了表证呢？是不是又感受了风寒之邪？不是这个意思，不那么简单，因为恶寒发热同时存在的阶段已经过去了，已经是但发热不恶寒了，成了里热证，发烧，痛得很厉害，红肿热痛，已经没有恶寒的感觉啦，现在突然之间又感到怕冷，甚至寒战，不是由于新感外邪，而是病情加重，是火毒内蕴、脓毒内陷，是正邪剧烈相争、营卫不调的一种表现，这是一种特殊情况。一般情况下，新起恶寒是表证，恶寒发热同时存在也是表证。但有一个特殊的情况，就是已经发热、不恶寒了，突然又出现恶寒，甚至出现寒战，而体温又很高，这种情况很可能是热毒内陷的表现，是一种里热证，这个时候就不要认为一定是表证了。

2. 但寒不热

但寒不热就是只有怕冷的感觉，没有发热的感觉。恶寒发热是既怕冷又发热，是表证的特征性症状。但寒不热，病人只感到寒冷而没有发热的感觉。如果病人只感到怕冷，而不感到发烧，是寒证的特征，没有说是表证，也没有说是表寒证或者是里寒证，只说是寒证的特征症。为什么出现这种情况？一种是由于寒邪致病，感受了阴寒之邪，身处冰天雪地、穿少了衣服等，这种情况下，感受了阴寒之邪；另一种是阳气不足而阴寒内生，就是说没有感受外来的寒邪，而是机体内部的阳气不足，阳虚生内寒。

（1）新病恶寒　新病恶寒，就是突然感到恶寒，不是经常性的，突然感到怕冷。突然怕冷，如果是兼有表证的其他症状，当然就是风寒表证。突然起的，比如说昨天用冷水洗澡了，或者早晨起来穿少了衣服，突然出现怕冷的感觉，并且还有头痛、身痛、喷嚏、流清涕等表证的其他症状存在，辨证属于风寒表证。突然怕冷，这种怕冷是聚积阳气以抗邪的一种反应，由于是为了聚积阳气，虽然可能很快就会要发烧，但是新起但恶寒应该是一个表证、寒证，是表寒证。为什么会怕冷？西医认为怕冷和发热的感觉主要是皮肤里面的温度感受器。在皮肤内的末梢神经里面，存在着一种温度感受器，恶寒的产生，是由于皮肤上毛细血管收缩、热能不多，皮肤温度感受器接受的热量不多，因而出现冷的感觉。皮肤上末梢神经的温度感受器，相当于中医讲的卫气、肤表。因此这种怕冷说明是有表证的存在。如果新近恶风，没有发热，只吹风、吹电风扇时才感到有点怕冷，那也属于风寒表证，属于《伤寒论》里面讲的太阳中风证。如果突然感到怕冷而且有里证存在，前面讲的是有表证存在，突然怕冷有表证存在的时候，是风寒表证，突然怕冷而兼并的症状是里证，应该属于里实寒证，都是新起的。比如新近感受了寒邪，吃很多冰、很多凉的东西，或者是腹部受了寒，感到很怕冷，并且出现了呕吐、腹泻、拉肚子、脘腹部冷痛、咳嗽、气喘等这些里证的症状，脉象沉紧，这是一个里实寒证，不是表实寒证，不是表证。为什么不是表实寒证呢？他没有头痛、身痛、脉浮这些表现。如果病人不是里面的症状为主，没有腹痛，又不咳嗽，又不呕吐，又不腹泻等，没有这些症状，而是头痛、身痛、流清涕、脉浮紧，以这些症状为主，当然是表实寒证。如果是新起的病，既有呕吐、腹痛、腹泻清稀，又有头痛、身痛、鼻塞、流清涕，既有表证、又有里证，当然是表里同病，并且表里都是寒，表里实寒证。

对于新起的恶寒，这里只强调属于寒证，没有强调它的表或里，病位在表或在里要结合其他症状来辨。比如我自己就曾经有过这么一次经历，那是1989年国庆节，我一个同学去世了，为了安慰他父母亲，国庆节那天大家都有空，就到他家去看看，吃了午饭以后我们回来，一出来天气突然变化了，在郊区那个地方等汽车，因为上午比较热，天气变化之前温度比较高、很热，我穿的衣服很单薄，站在那个风头上等汽车。气温骤降，又刮大风，马上就要下大雨了，等了1个多小时等不到公交车，大家说干脆走吧，就从那个地方走回来。8里多路走回来以后，当天晚上突然腰痛得很厉害，我怀疑是肾绞痛，但是又没有小便的那些改变，痛了一整晚，第二天赶快去照个片子吧，看看是不是肾绞痛？一照片没有问题，说骨质有一点增生，看来就是这个骨质增生在作怪，这骨质增生明显属于受寒引起来的，但是我没有恶寒发热的症状，没有头痛身痛的表现，所以不是表寒证。腰痛，有些怕冷，怕冷还是有一点，但并不是很明显，突然起的这种腰痛，应该是个里寒证。确实就好像一把刀刺在腰脊部的边上、骨质增生这个地方，痛得很厉害，说起来也奇怪，这个骨质增生，绝对不是国庆节那天受寒以后才突然增生的吧，要增生恐怕早就增生了，可偏偏就那一天发痛了，明显是感受寒邪，所以中医辨证应该是个里寒证。怎么办呢？到医院去做理疗，用那种温热烫一烫，感到舒服一些，要我做一个月，哪有时间啦，每天到那里做理疗，要等，一个小时还做不下来，我做了一个礼拜，再没法坚持下去了。怎么办？我自己想了一个办法，不管骨质增生不增生，中医认为反正是寒邪作怪、寒邪入骨，要以热胜寒，就睡电褥子，每天晚上用电褥子烤，烤得很舒服、不痛，烤了一个冬天，烤好了，骨质增生恐怕仍然存在，但是从1989年到现在14年了，再没痛过。像这种情况，明显的是感受寒邪、阴寒之邪，形成一个里实寒证，这不是表实寒证。

（2）久病畏寒　对这几个术语，恶风、恶寒、畏寒、畏冷这些名称，大家可能不太习惯做明确区分，我讲过这是为了辨证而人为定的。畏冷指的是长期的、经常性的怕冷。你要说久病恶寒也可以，新病畏寒也可以，恶寒也可以，无非是人为的这样区分一下，久病的叫作畏寒，不要叫久病恶寒。这种畏寒，经常怕冷，得温可缓的，属于里虚寒证，是里面的虚寒证。《伤寒论·太阳病篇》第7条讲，"无热恶寒者，发于阴也"，只有怕冷不发烧，长期的不发烧，"发于阴也"，属于阴寒证。这种病人经常感到怕冷，一般不会发烧，即使感受了外邪，往往也不是发热为主要表现，当然感受外邪的时候他可以出现发热，但是一般来说发热也不是很明显的，阳气不足，内在的阳气不足，烧不起来。

这就是但寒不热，有新久之分。提示的是寒证，而没有明确里或表。表寒和里寒的区别，在于兼并的症状是里证还是表证。长期的怕冷，不发热，那就是阳虚，里虚寒证。

第七讲
问诊（五）

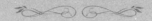

3. 但热不寒

但热不寒的含义，指只发烧不怕冷，只有发热的感觉，是自己感觉发热。如果病人确认自己没有感到发热，而体温升高了，算不算发热？当然也算发热，但是这个时候病人是一点恶寒的感觉都没有。如果还有一点恶寒的感觉，那是属于恶寒发热。或者是病人只感到怕冷，而不感到发热，虽然测体温升高了，那仍然叫恶寒，是但寒不热。如果体温升高，病人自己没有怕冷的感觉，也没有发热的感觉，当然也应该称为发热。总的一个原则是不怕冷，自己只感到发热，或者自己还没有感到发热，但是体温升高了，那也算作发热。

（1）发热的机理　为什么会出现发热？一个是阳盛，另外一个是阴虚，阳盛、阴虚，一般属于里热证。阳盛、阴虚如果兼有表证的时候，可以是表里同病，或者就是单纯的表证，表虚热证也是可以的。还有一种特殊情况是虚阳浮越，虚阳浮越证。病人虽然感到发热，但不是实热证、里热证，并且不是热证，而是一种阳虚证。所以，一般来说，但发热是个里热证，阳气亢盛或者阴液亏虚所出现的这种发热，一般属于里热证。

（2）发热的分类　但发热、但热不寒，根据发热的时间、发热的轻重、发热的部位、发热的特点、发热的伴随症状、发热的性质等不同，而有各种不同的名称，发热可以分为好多类。西医也分很多热型，有弛张热、稽留热等。中医将发热分为下面几种。

①壮热：第一种是壮热。壮热是指体温升高，自己感到发烧很厉害、热得很厉害，被子、衣服都要解开、揭掉，感到发热，量体温多半在39℃以

上，这种是壮热。37.2℃、37.8℃、38.1℃，像这种情况恐怕不应该叫壮热。量体温热度很高，自己感到热得厉害，并且是两个条件，一个是体温高，第二个是持续不退，壮热持续不退，起码是半天、1天以上，3天、5天、1个礼拜都不退烧，这才叫作壮热，高烧不退这才叫壮热。烧了一下以后马上退烧了，那就不是壮热了。虽然发热，但已经退烧了，退烧了就不是发热为主了，就不能再叫发热了。

壮热属于里实热证，阳气很亢盛，抵抗力很强，属于里实热证。壮热形容为"邪热鸱张"，什么叫作鸱？鸱张是什么意思？鸱是讲的老鹰，坐山雕那种雕，翅膀张开有一米多长，啄小鸡、啄兔子的时候是很凶猛的。邪热鸱张，形容壮热的热势很厉害。如果是壮热，发热的时候可能会表现出"热深厥深"的现象，热深厥深就是发热很厉害，壮热，而手脚是凉的，手足厥冷。这里我附带讲一下，对这种壮热的处理问题，可以采用冷敷。发烧很厉害，但是手脚又是凉的，这叫作热深厥亦深，这个时候倒是可以用冷敷，把冰放在病人的腋下、头部，放在这些地方都可以的。但是如果是表证的发热，切忌不能够用冷敷，受寒了，还在流清鼻涕、打喷嚏，病人还感到怕冷，但体温可能有40℃，这个时候西医往往是一到40℃，赶快用冰敷。按中医的道理是不行的，表证阶段切忌不能用冰敷，哪怕发烧很高也不能用冰敷。比如有这样一个病例，这个病例是我们湖南省科委一个干部的女儿，在美国，热天生了小孩，生小孩以后出现产后发热，在美国治，治不好，已经1个多星期了，发烧10来天，烧得很厉害。很着急，怎么办！打电话回来，问中医有没有办法？按道理说，产后发热并不是很难治的病啊，应该是可以治的，但是我们不能去，病人又不能回来，只听说量体温很高，白细胞又怎么样啊，这项检查、那项检查，没有见到病人，具体是什么情况不清楚，怎么办呢？只能在电话里问"病人怕冷吗？"她妈妈说"怕冷"，"病人自己不感到发烧吗？""有一点"，"家里开空调了吗？""开着的"，"病人出过汗吗？""没有"，"头疼不疼，身上疼不疼？""疼，疼得厉害，喉咙也疼"。心中有数了吧，还是个表证嘛，并且是表寒证。这产后发热是怎么回事呢？一问才知道，外国人和中国人的习惯大不一样，我们中国女人生小孩以后，产假期间的保护是非常重要的，不能吹风，头上还要用毛巾包着，不能够到外面去吹风，把窗子都要关起来，不能受风寒。这些外国人，大家可能都知道，西洋人吃牛肉吃得很多，热量多得很，从来就不喝开水，都是喝冰水，凉水里面还必须放冰，是不是啊。你想喝茶，没有茶，也没有开水，都是自来水，自来水里面还要放冰。"加冰不？"问你加不加冰，一般都加冰。生小孩以后，外国人给她送礼，都是送些冰凉的东西，一发烧给她用冰敷，一烧上去了就用冰，手啊、脚啊到处都冰上。问她，病人还有怕冷的感觉，自己就感到怕冷，体温又很高，还是一个表证阶段，搞了 10 来天还是表证阶段。这就和生活习惯有关系，外国人说，生了个小孩，为什么要躲在房子里面？为什么要把头包起来？他不理解这个问题。他就是觉得是热，热了就要用凉，就直接用寒了，就治不好。中医辨证认为是表证，就应该用解表的办法进行治疗。说明什么问题？对于恶寒发热，一定要看到这是一种什么状态；地域环境、生活习性不同，中医辨证论治具有科学性。怎么看待这个病例，应该说学中医的是很容易理解的，表证恶寒发热，是正气抗邪外出的一种能动反应，如果外面用冰敷，则与正气抗邪外出的目的相反，就会压伏病机。道理很简单，但对于国外西医来说恐怕就不可理解了，发高烧，怎么不用抗生素？可是什么抗生素都用上了，烧就是退不下来。一个表证，没有细菌感染，并不是细菌感染，用那么多抗生素起什么作用呢？不起作用。

②潮热：什么叫潮热？是指按时发热，或者按时就发热加重、热势加重，如潮汐一样有定时，按时发热，发热有一定的时间规律。潮热，有好多不同的名称，从时间上区分，有日晡潮热，有午后潮热，有夜间发热，甚至有子午发热——子午时，子时和午时，子时就是半夜 12 点，午时是中午 12 点，这个时候发热，都是潮热，这是按时间分，有这样一些名称。按照发热的表现、潮热的症状，又有骨蒸发热——发热好像是从骨头里面蒸发出来的，这么一种感觉。为什么会出现潮热呢？从原因上区分的话，有阳明发热、阴虚发热、湿温发热等。编教材，潮热下面怎么分呢？把这 7 个、8 个名称都用上，平列出来，还是按其他什么来分，这是值得研究的问题。我们现在是以时间为主来分的。

日晡潮热：日晡潮热过去一般又叫作阳明潮热。阳明潮热发于什么时候？发于日晡，日晡是指的申酉时，申酉时是指什么时候呢？15 点到 19 点，就是下午 3 点到 7 点这个时间。下午 3 到 5 点是申时，5 点到 7 点是酉时，申酉时发热叫作日晡发热，就是说太阳偏西、快要下山的这样一个时候，这个时候发热很明显、比较高，这叫作日晡潮热。日晡潮热为什么又叫阳明潮热呢？阳明潮热是根据病机来的，就是说日晡潮热的主要原因是阳明腑实、里实热证，实热结聚在里面了，热邪和实邪搏结在内，实热内结的阳明腑实证，经常讲的是日晡潮热。对日晡潮热怎么解释，为什么说阳明腑实证会出现日晡潮热呢？有一种说法叫作"阳明经气旺于申酉时"，这个说法有点问题，为什么呢？阳明，手阳明大肠、足阳明胃，大肠和胃按照十二时辰、五脏六腑的区分，"肺寅大卯胃辰弓"，肺是寅时、大肠是卯时、胃是辰时，卯时是快要天亮的时候，辰时是天亮这个时候，这个时候是阳明，按照时间是这样区分的。申酉时是"膀申肾酉心包戌"，膀胱属于申时、酉时属于肾，是这样配属的。因此，如果说阳明经气当旺的话，按理阳明经气应该是旺于快天亮到辰时这个时间。所以，这个说法、这种解释值得商讨。日晡发热就是太阳偏西、快要下山的时候发热明显，这个时候的发热多半是阳明病。当然是不是阳明病，也要根据病人的全身表现，不是单独凭一个日晡发热，实际上临床上的发热，一般来说都是下午厉害一些，因此不等于每一个病人都是阳明病、阳明腑证。

午后发热或夜间发热：午后，午后的范围很广，12点以后都可以叫午后、1点以后都可以叫午后啊，午后的范围太广了，后到什么时候？是后到5点，还是后到6点，还是7点、8点，这也叫作午后啊，起码下午1点到7点这个时间之内都叫作午后。因此，午后的时间是不太准确的。有的叫夜间潮热、午后潮热，日晡潮热也属于午后潮热，从时间上区分应该可以这样来概括。夜间发热、夜间潮热，或者有的书上叫作身热夜甚，甚至有的是夜热早凉，晚上发热，到天亮的时候烧退了，夜热早凉。午后发热或夜间发热是什么问题呢？热入营分，或者是阴虚火旺。

为什么会出现潮热？发热出现在一定的时间，到这个时候发热就明显，应该和子午流注有关，刚才我讲的——"肺寅大卯胃辰弓，脾巳心午小未中，膀申肾酉心包戌，亥三子胆丑肝通"，与十二时辰、子午流注有关，与人体的生物钟有关，密切相关。潮热的机理：为什么午后发热？《素问·生气通天论》就说人体的生命之气和天空自然界的气是相通的，讲："阳气者，一日而主外，平旦人气生，日中而阳气隆。"平旦就是太阳刚出山、从地平线上升起来的时候，"平旦人气生"，人体的阳气开始发生了；"日中而阳气隆"，到了中午的时候，阳气很隆盛、很茂盛了；"日西而阳气已虚"，到太阳偏西的时候，阳气就开始虚了，"气门乃闭"，这个时候的气门、玄府，就是讲的毛窍、汗孔就闭伏了。这是讲随着自然界的变化、气候的变化、日夜的变化，人体的阳气处于一个什么状态。怎么认识这个状态，为什么午后发热明显一些呢？就是中午的时候应该是正阳，阳气最隆盛的时候，但是这个时候人体内的阳气是不是最多的时候？还没有达到最多的程度。我的理解，太阳慢慢升上来，升到最高的时候，已经到了最高点，但这时是不是最热呢？大家可能有这个体会，下午 1 点、2 点的温度与 12 点的温度谁高？恐怕一两点的温度比 12 点的温度要高一些，12 点虽然阳气已经日照当空了，到了顶上了，但是它有个逐渐聚热的过程。人体内部也是这样，应该说到了 12 点的时候，阳气很隆，但是往往要午后热能才聚集得更多，所以午后外界的气温最高，体内的阳气也一样，此时最隆、最盛。太阳偏西的时候、到了日晡的时候，"气门乃闭"，按照《素问·生气通天论》里面讲的，这时毛窍又闭伏了，毛窍闭伏了以后，汗就不能排泄，或者说排泄减少，阳气发散的就少了，而聚集的热能又最多，排泄的热能又减少，因此热甚。阳气的旺盛，内热加上阳亢，阴液又消耗，这几个原因加在一起，所以就出现了午后发热明显，我是这样来理解的。下午发烧比上午明显、厉害。为什么到了晚间发烧又不那么厉害了呢？因为热的产生慢慢地减少了，产热少了，热能聚集已经到了最多，生成就慢慢少了，加上外界的气温降低，到夜间以后，外界气温降下去了，所以这个时候发烧不明显了，应该是这样一个过程。由于夜间卫阳行于内，人体的阳气跑到里面去了，体内外的温差比较大，下午"气门乃闭"，不出汗了，热能都聚集在里面，又加上阳气到了夜间以后跑到里面去了，日行于外，夜行于内，里面聚集了阳气，体表又没有得到排泄，热能没有辐射、放射出来，而这时外面的温度又很低了，里面的温度没有发散掉，里面热外面凉，于是感到发热明显。就像电压的两端一样，那些带电作业的人，两边都是高压，他自己没有电压的感觉，在电压有差别的时候就能感到，就触电。温度也是，为什么病人感到发烧，就是阳气聚集在里面，没有发散掉，而外面的气温又降低了，这时候由于里面有热，因此感到发热，所以午后发热一般比较明显。对于潮热、发热的时间，我有这样一个概念、这么一个看法，就是"邪愈深发热愈晚"。邪在表的时候没有明显的时间界限；邪气愈深，到了营分、到了阴分、到了血分的时候，发热的时间就越来越晚了。表证阶段没有时间界限，早晨起来可能就感到有恶寒发热；到了阳明经证、气分证的时候，发热也没有明显的区别，甚至在上午发热也很明显，没有明显的下午就发热厉害；到了阳明腑证、营分证、血分证、阴分，邪伏阴分的时候，发热的时间就越来越晚了。这是什么原因呢？我认为这是由于邪气距表的位置太远了，热邪不容易发散到体表来，不容易暴露出来，因此发热的时间就越晚。什么是阴分？阴是指比较深层的位置，阳是处于表的位置，阴是处于里的位置，在里面、位置比较深，就是阴分。什么是阴分发热？阴分的热是指热处于阴分、热在阴分，热处于里的位置。阴分发热、阴分的热，一个是热的位置比较深，第二个是指阴虚内热。阴分发热的时间往往旺于阴时，起码是午后，或者是夜间，甚至是天亮之前，这个时候的发热，都可以叫阴分发热。阴分发热的时间，有一种解释，认为阴分发热的机理是阴邪旺于阴时，或者是阴邪伏于阴分，阴得阴助。这样的解释按道理来说并不恰当，阴邪应该是指阴寒之邪，阴时应该是指夜间，阴邪旺于阴时，阳虚阴寒过盛，应该属于里寒证，阴邪到了阴时，得到外界气温寒冷的相助，阴得阴助，就应该表现为恶寒甚、四肢凉，更不应该出现发热。我的解释是邪气比较深，热要从里面发出来，距离体表的位置远，所以发热的时间晚，是这样一个问题。阴分发热也是存在的，今年上半年我在台湾就看到一个病人，他去年患过急性胰腺炎，手术以后半年了，半年以内都还很好，前一个礼拜开始发烧了，发烧并且有一个特点，就是晚上发烧，发烧之前也有恶寒，恶寒以后就发烧，已经搞了三四个晚上了，就是定时的恶寒、发热、汗出。到西医院看，打开急性胰腺炎动手术的刀口看，只稍微有点红，里面没有脓，也没发现什么问题，但是就是按时恶寒，阴分的时候发热，这样一个表现，怎么治疗？当然还有一些其他的症状，腹部有点胀啊、痛啊，这些表现，发热恶寒，是固定在这个时候出现，以发热为主，发热之前有一点怕冷。这个发热，典型的时间是在阴分，我用的什么方？就是用秦艽鳖甲汤，地骨皮、秦艽、鳖甲这些药，2剂药下去就不发烧了，并没有用其他的药，第一天服药以后好像发烧就不明显，第二天以后就没有发烧，没有恶寒发热这些症状了。所以，阴分的发热，什么叫阴分，就是邪气伏得比较深，发热的时间比较晚，它的机制也可能是阴虚内热、阴虚火旺这样的机制。

身热不扬：七版教材已经把身热不扬放在按诊里面去了。为什么放到按诊里面去呢？这种身热不扬书上是怎么描述的，什么叫身热不扬？就是把手放在皮肤上开始不觉得怎么热，扪久了以后就感到烫手。开始扪不太热，放久了以后就热得厉害，这明显属于什么诊法呢？属于按诊的内容。不是病人说我开始不怎么热，久了以后就热，也不是病人自己的感觉，"医生把手放在我的皮肤上，开始我自己感到没有发烧、没有热，你的手老放在这个地方，放久了以后，我就发烧了"，这是病人自己的感觉吧，这才应该属于问诊。现在是医生的感觉，医生把手放在病人的肌肤上，开始不觉得怎么热，放久了以后感到烫手了，这叫作什么？这叫作身热不扬。因此我们把身热不扬放到按诊里面去了。身热不扬一般提示属于湿温，以后再讲。

③微热：第三种是微热。壮热、潮热、微热，这是发热的分类。什么叫作微热？微热是发热不高，自己感到稍微有点发热，体温一般也是不高的，不会超过38℃，甚至是只有自己感觉发热，量体温根本不高。有的病人说，自己感到一阵阵地发热、头上发热，要出汗、冒汗，量体温有点高，也可能体温并不高，自己感到发热，这就是微热。

导致微热的原因很多，要根据它的兼症、不同的表现来进行辨证。如果这种微热是长期发热，劳累则甚，属于气虚发热。这种病人临床上有的，比如西医讲的白细胞减少的病人，中医讲的阳气不足的人，经常有这种情况，体温又不高，自己经常感到有点发烧，或者是量体温稍微高一点，37.3℃、37.4℃，不超过37.8℃，稍微有点偏高，稍微一活动就感到发热，劳累则明显，这属于气虚的表现，最典型的气虚发热。是不是气虚，一般还会有气虚的其他表现，气短、乏力、神疲、脉弱、舌淡等好多症状。这种微热怎么辨证？要根据全身兼有的表现，如果表现是低热而脸色很白、舌质淡，这属于血虚的表现；如果是午后发热、五心烦热、骨蒸发热，五心烦热，是自己感觉到的，自己感到骨头里面发烧，热好像是从骨头里面发出来的，像坐在蒸笼上一样的，体温并不怎么高，叫骨蒸发热，常兼有脉细数等一些阴虚的表现，那当然属于阴虚发热。如果是因为情志不舒，或者是受情绪影响引起来的发热，也往往是一种自我感觉，心情烦躁的时候发热，心情一紧张就发热，我们年轻老师，有时候因为后面来了几个人听课，心里一紧张，一下发起热来了，感到发热，体温可能也没有高吧，这种情况属于气郁发热。还有小孩，一两岁的小孩，他们的体温调节中枢不太好，在夏季出现发热，多半属于气阴两虚，当然是不是属于气阴两虚，要结合全身情况。微热的原因、类型有这么几种，这是常见的，有这样一些原因，到底是不是这个原因，不是单纯凭一个发热不高就能够辨得出来的，要结合其他的表现。

4.寒热往来

寒热往来，或者叫往来寒热。什么是寒热往来？所谓往来寒热，是恶寒与发热交替出现，界线分明。怕冷的时候并不发烧，发烧的时候就不怕冷，界线非常明显。寒热往来和恶寒发热的区别在什么地方？恶寒发热是没有明显的时间界线、没有交替，交替的症状不明显，既怕冷又发烧，同时存在，或者说怕冷一下，等一下又发热，发热一下又怕冷，中间的时间界线、症状界线不是很明显。寒热往来，是恶寒的时候一点发热的感觉都没有，发热的时候一点怕冷的感觉都没有，时间上非常明显、症状表现上非常明显。

（1）寒热往来无定时　寒热往来可以分两类，一种是寒热往来无定时。寒热往来无定时，就是没有固定的时间，不是恶寒1个小时，再发热1个小时，然后又恶寒1个小时，寒和热出现的时间、长短不一定，只是寒和热的症状是界限分明的。

寒热往来，为半表半里证，是半表半里证最主要的表现。其病机是邪正相争，邪正互为进退。什么叫互为进退？就是邪气和正气两个相斗争的时候，要么向里进一点，要么向表退一点，邪正互相在这里进退，处于这么一个状态。因为病位是在半表半里，要么邪气盛一点，向里推进来一点；要么又向外出来一点，所以就出现了恶寒发热交替出现。邪在半表半里，邪气一般来说不会太盛，正气也没有衰，相争于表里之间这么一个阶段，就是说既有一部分在表，又有一部分在里，正气胜邪则发热，邪气胜的时候就怕冷。一胜一负所以就出现了往来寒热。邪正、表里、胜负处于相持出入这么一个状态，所以往来寒热。古代是这样解释的，以后讲少阳证的时候再讲这个问题。

（2）寒热往来有定时　寒热往来有定时，最典型的是疟疾。实际上应该也不单纯就是疟疾。比如前面举的那个病例，也是寒热往来有定时，明显地晚上9点多钟、10点钟开始怕冷，然后发烧，到凌晨三四点钟才慢慢退下去，是明显的寒热往来有定时，但是并不是疟疾，是胰腺炎手术以后，邪热伏于阴分。古代有一个证叫妇女热入血室，热入血室有的也可以表现为寒热往来有定时。热入血室实际上也是讲邪热伏于血分、阴分，血热、阴虚内热，热入血室也不是疟疾。

　　古代认为疟疾是疟邪伏于半表半里的膜原，病位还是在半表半里，也是阴阳邪正在这里纷争的一种表现。为什么会出现寒热往来？往往是先怕冷后发烧，为什么会出现先寒后热？按照西医的说法，就是由于疟原体跑到了血细胞里面去了以后，破裂就出现了怕冷，产生了很多的裂质体，裂质体是种过敏原，就出现了发热。中医的解释是疟邪处于膜原，也就是半表半里，邪正相争的这么一种局面。为什么会按时发热？《素问》专门有"疟论"这一篇，看来在两千年之前中国的疟疾就很多了。"疟论"解释为什么会按时怕冷发热的原因，是由于邪气"舍于皮肤之内，与卫气并居。卫气者，昼日行于阳，夜行于阴，此气得阳而外出，得阴而内薄，内外相薄，是以日作"。就是邪气和卫气两个结合在一起了，邪气随卫气运行，卫气是五十周而复大会，"营卫生会"篇讲人体的气血阴阳是 24 小时转 50 个圈，五十周而复大会，卫气要在全身走一圈，走到疟邪停聚的地方，邪正相争，恶寒发热就出现了，定时恶寒发热，古代是这样讲的。为什么有的是间日疟、三日疟？《素问·疟论》里面都有解释，叫作："其气深、其道远、其行迟。"邪气藏在边远山区，离车站的位置很远，不容易赶上火车，或者说两天才开一班飞机，要两天才能够赶上一班，或者出发晚了一点、迟到了一点，没有赶上班机，所以是"其行迟、其道远、其气深"，就是这样来解释的。这都是古代的解释，到底怎么解释，为什么会两天发一次，为什么每天到时候按时发作，现在用什么道理去解释，我还没想到很好的道理，大家可以研究，古代是这样解释的。

　　问寒热就讲完了。问寒热，我要提出些问题，请同学进行复习思考。比如说临床常见的寒热类型有哪几种？答曰有四种——恶寒发热、但寒不热、但热不寒、寒热往来，就是这么四类。寒与热的产生，主要取决于哪两方面的情况、因素？为什么会出现怕冷发烧这种症状？寒热产生的机理是什么？主要有两个方面：一个是邪气的性质，感受阴邪容易出现寒证；感受的是热邪、阳邪，容易表现为发热的症状，容易出现热证。再一个就是机体的阴阳盛衰，取决于阴阳盛衰，阳盛则热，阴盛则寒，阳虚则寒，阴虚则热，反映人体的阴阳盛衰。什么叫恶风？什么叫恶寒、畏寒？壮热、潮热各有什么意义？只要复习一下就可以知道了。"恶风"是遇风则冷，避之可缓。恶寒是特指那种新起的、突然的怕冷，是讲新起的怕冷，加衣被、取暖都不能缓解的，现在人为地称其为"恶寒"，当然你要把它说成"畏冷"，也不能说你答错了，"恶寒"是规范的提法。"畏寒"是指长期、经常地怕冷，加衣被可以得到缓解，多半属于阳气亏虚。"壮热"，指高热持续不退。"潮热"，指按时发热或按时热势加重。各有什么意义，它们的辨证意义？恶寒发热是表证的特征；但寒不热是寒证的特征；但热不寒一般是里实热证或者是阴虚证；寒热往来是邪在半表半里，这是主要意义。表证恶寒为什么得温不解？感受了风寒为什么会出现发热？感受了风热为什么会有怕冷的感觉？这些都要从邪正相争、正气抗邪、邪气束表的状况来理解。邪正相争，为什么会恶寒？为什么得温而不解？都要从正气抗邪，一种能动的反应、抗邪的反应来看。肌表是处于一种闭塞还是一种开放的状态？卫气和邪气相争的部位等，从这些方面来考虑。什么是微热？低烧，自己感到稍微有点发热，有哪些原因？列举了有气虚、有血虚、有阴虚、有气阴两虚、有气郁等，再次强调，微热到底是什么原因，必须结合全身的症状进行辨证，不是单纯凭一个发热不高，自己觉得有一点发热，就说是什么性质的疾病，要结合其他症状。什么叫寒热往来？寒和热的症状交替出现，时间交替出现，界限分明。分寒热往来有定时和无定时两种情况，属半表半里证，或见于疟疾。

第八讲
问诊（六）

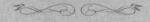

二、问汗

汗是中医辨证的重要资料，也要做详细的讲解。

（一）汗的含义

首先要复习一下什么是汗。汗是阳气蒸化津液，经过玄府而达于体表的一种物质。津液属于阴，阳气属于阳，阳气蒸化津液，通过毛窍、玄府而达于体表的这样一种液体，这就是"汗"。汗是阳气蒸化的津液，所以《素问·阴阳别论》强调"阳加于阴谓之汗"。"阳加于阴"，"阳"是讲的阳气，"加于"是讲的蒸化，"阴"是讲的津液，阳气蒸化津液，出于体表，这就叫作汗。这句话非常精辟，同学要记住。"汗"是津液的一种转化物质，是以津液为物质基础，阴液是汗的资源。阳气是出汗的动力和关卡，阳气在这里有两个作用：一是蒸化，就像烧开水一样，要有热能，要有火、要有电，才能够把水烧开，蒸化出来，同时要经过玄府、毛窍达于体表，而毛窍的开阖是由阳气主管的，阳气具有司毛窍开阖、关卡的作用。所以《景岳全书》在"汗证"里面讲，"汗发于阴而出于阳"。汗是由阴液变成的，出于体表，"此其根本则由阴中之营气，而其启闭则由阳中之卫气"，说明阴液、津液、营气是汗的物质基础；出不出汗、毛窍是开还是阖，取决于"阳中之卫气"，是由卫气来主管的。吴鞠通《温病条辨》"汗证"里面也讲，"汗者也，合阳气阴精蒸化而出者也"。出汗的机制是什么？阳气阴精和汗密切相关，"盖汗之为物，以阳气为动用，以阴精为材料"。阳气为动力、为运用，阴精为物质基础。都强调了汗的形成，是"阳加于阴谓之汗"。

（二）汗的意义

出汗有什么作用呢？从生理上说，汗能够调和营卫，对阴精和阳气能够起到协调作用，发烧的时候，只要出身汗，烧就退下去了；不出汗，说明热能还会蓄积。所以汗能够起到调和阴阳气血的作用。出汗可以滋养皮肤，调节体温，排泄废物，汗具有生理意义。从病理上说，疾病中，汗也是邪出之路，是一种排出邪气的道路。邪随汗解，现在恐怕还检查不出来，现在对汗的检查，只看里面钠离子多少、氢离子多少、氯离子多少，只能测汗的这些成分，最多是在液相色谱上、气相色谱上找到里面含了一个什么什么物质的峰。是不是有邪气通过汗排出来了？测不到。西医讲什么病毒、细菌，难道汗里面有很多的细菌、病毒，通过出汗把它排出来了？没有这个道理。但是中医确实认为，邪是否排得出来，邪气出来了没有，出汗是个很重要的指征。对于表证，外邪侵袭肤表，正气要把邪气排出来，一定要通过出汗。湿邪往往也是如此，水肿的时候，所谓"开鬼门"，鬼门就是汗孔，很微细，肉眼看不见，所以叫鬼门，开鬼门就是出汗，通过出汗可以达到消除水肿的目的。还有尿毒症，肾功能不好了，尿不能从肾排出去，但是也可通过体表排毒。我就发现过这么一个病人，通过体表出的汗排毒，皮肤上面就像尿桶上面的那种白霜结晶、尿素一样，在皮肤上铺了一层，他的肾功能不好，尿排泄不出来，而从体表排泄出来了。还有，出汗也是气化通畅的表现，我在临床上有这种体会，有时治病，根本没有用发汗的药，没有让病人出汗的想法，但是通过治疗，调理气机，或者行气活血，或者调理阴阳以后，病人出了一身汗，其他的症状也好了。他原来头晕、头痛、胸闷、腹胀什么的，出了汗以后好了。通过调理内部的气机，病人出汗了，说明气机通畅了、营卫协调了、卫气开阖灵活了，才有出汗的表现。所以汗的一个重要意义，是一种邪出之路，是阴阳气血调达的一种表现。

（三）汗的生理、病理区分

出汗本来是一种正常的生理现象，人不可能一辈子不出汗。所以，汗既可以是生理的，也可以是病理的。那么，要知道是生理性的汗还是病理性的汗，区分并不容易，问汗就很难了。比如说发热，正常人不应该感到发烧，发热总是一种病理。但是出汗，就不能说出汗肯定有问题，也不能说不出汗肯定有问题。生理性的汗和病理性的汗怎么区别？比如活动的时候、吃了辛辣食物的时候、天气炎热的时候、衣被过厚的时候、情绪激动的时候，出了一些汗，应该说这是正常现象，属于生理性的。天气炎热，外界气温39℃，怎么老冒汗呀？是不是有病呀？一般不认为是有病，属于生理现象。那么，病理现象是指什么呢？当汗出而不汗出，不当汗出而汗出，或者某些局部的特殊出汗，都是病理性的，应当出汗的时候反而不出汗，不应该出汗的时候偏偏又出汗，这倒是有病了。所以，辨生理和病理性出汗，病人说出汗了、容易出汗，要问出汗的原因，为什么容易出汗？在高温下劳动难道不出汗？到西北严寒地区、昆仑山卡拉哨所，不出汗，能说他有病吗？本来就不应该出汗。怎么样区别生理和病理性的汗？就是常态下的异常，就是在生理情况下，应当出汗而不出汗，不应当出汗而反出汗，是这样区别的。

（四）问汗的意义

问汗有什么意义？第一，判断病邪性质。通过汗可以判断病邪的性质，不是通过化验、不是找什么病原体来确定是什么病邪，而是通过汗可以分析邪是什么性质、属于什么邪气？当然这邪气肯定是从中医角度讲的，风寒暑湿燥火之类的邪气。第二，判断机体的阴阳盛衰。"阳加于阴谓之汗"，体内阳太盛或者不足、阴的不足或者太盛，都可以出现汗的异常情况，所以从汗可以了解阴阳的盛衰。第三，了解邪气是否有出路、有没有排出的道路，并且可以确定预后。比如肢厥汗凉、汗出如珠如油，那是预后不良。

重点讨论一下怎么从汗判断阴阳的盛衰？阳气亢盛，可以逼迫津液外泄，从而出现多汗；阳气不足或者卫表不固，卫气不能够固护肤表，可以出现不当出汗的时候出汗；阳气不足，蒸化无力、动力不足的时候，亦可以出现无汗。这就是和阳气有关系嘛。阳气过盛可以出现多汗；阳气虚、卫表不固的时候也可以出现多汗。腠理固密、汗孔闭塞，一般无汗；腠理疏松，汗孔开启的时候，容易出汗。从汗可以了解机体的状况，腠理、毛窍，毛窍太小了、玄府太玄妙了，到底玄府是开着的还是闭着的，毛是伏着的还是伸张的？看不清。怎么知道？可以通过出不出汗来判断。不出汗、怕冷，毛窍肯定是闭伏着的；病人发烧不怕冷，冒汗，毛窍肯定是张着的。阳气既可以导致多汗、有汗，也可以导致无汗。阳气不足的人，既可以不出汗，也可以多汗。为什么多汗？毛窍不能够关闭，卫表不固，可以多汗。阳气不足的时候，不能蒸化，也可以无汗；阳气太过、太多了，蒸化津液外泄，又可以出现多汗。阴液不足，一般来说只有一种情况，就是阴液不足则汗的资源不足，出现少汗。而阳气，既可以出现多汗，也可以出现无汗，都可能出现。

（五）问汗的方法

首先问汗的有无，有没有出汗。要询问病人出不出汗，生病以后出不出汗？如果是有汗出，就要问出汗的时间、多少、部位？病人一般不会说汗出的是稀的还是稠的、黏手还是不黏手，病人一般感觉不到，如果病人说出的汗是凉的，出的汗很黏手，不去洗一洗就很不舒服，很黏手。这是汗的质等，这些都可以问。汗的兼症，特别是不出汗的病人，不要简单地放过，要看看有没有其他兼症，要注意问。

1. 有汗无汗

（1）无汗

①表证无汗：患了表证，前提肯定是个表证，就是有恶寒发热、头痛身痛、脉浮这一类表现。询问的时候，如果病人说不出汗、没有出过汗，属于风寒表证。为什么？因为寒导致毛窍闭合、寒性收引。在风、寒、暑、湿、燥、火六淫里面，寒是不出汗。怎样判断邪气的性质？通过问汗可以辨别病邪的性质，寒邪，不出汗；风邪、暑邪、热邪应当是有汗，风性开泄，热属于阳邪，能够迫津外泄，暑与热同属一类，所以是有汗的，这几种邪气应当是有汗；湿邪可以出现有汗，也可以无汗，湿性黏滞所以不出汗，但湿往往又和热合在一起，又可以有汗；燥邪，是少汗或者无汗，燥邪致病，少汗或无汗。所以从汗的有无，可以判断出邪气的性质。表证是个前提，属于什么性质，是哪一种邪气侵袭引起来的表证，通过汗可以帮助判断表邪的性质。

②里证无汗：前提是个里证，不是表证，是内脏有病、长期的病，腹泻、心悸、咳嗽、胸闷、腰痛、气短、不欲食等，主要症状表现是个里证。里证的前提下，病人就是不出汗，很少很少出汗，甚至从来不出汗，那是什么问题呢？一种是津血亏虚，缺乏物质基础，化汗无源；另一种是阳气亏虚，阳气不足，不能起蒸化作用。

（2）有汗

①表证有汗：在表证的前提之下并且有汗，肯定是有表证——恶寒发热、头痛身痛、脉浮、鼻塞、流清涕、喷嚏这些表证的情况之下，如果有汗，属于风邪犯表，或者是风热表证，单纯的风邪或者是风热之邪的表证。

②里证有汗：前提是已经诊断为里证，里证确定了，又出现有汗的话，多半是里热证。亡阳证是不是里证？亡阳可不可以出现有汗？可以有汗，那就不是里热证了，所以说"一般是里热证"，在一般情况下，里证有汗，多属里热证。但是也有里证有汗不属热证者。里虚证，里面亏虚，反而出现了汗。里虚证出汗有两种情况，一是阳气亏虚，卫表不固，亡阳也是属于这种情况；另一种是阴虚内热，蒸化津液外泄，比如盗汗，一般就属于这种情况。

特别要注意的是，表证的病人必须要问汗、一定要问汗，有恶寒、发热、头痛、身痛这些症状，可基本确定属于表证，问还有哪儿不舒服啦？病人一般不会说"我不出汗"或者"有点出汗"，因为出不出汗一般不是痛苦，病人不可能意识到这是一个症状。所以，凡是表证的病人，一定要询问出不出汗，出过汗没有，一定要问这个问题。目的就是能够帮助辨别邪气的性质，能够预测预后，出汗没出汗，是一个很重要的体征。表寒证的病人，如果出了汗有可能病情会好转。表寒证的病人，没有出汗，怕冷、发热，治疗一定要用发表的药、发汗的药。如果病人说怕冷、有点发烧，刚才出了汗、出了一点点汗，这个病还给他用猛烈发汗的药吗？不行的，可能要发生变化了。

2.特殊汗出

所谓特殊汗出，不是指一般的有汗、出汗，而是指出汗的时间、汗质或汗量或汗色、伴随症等方面具有特殊性。常见的有七种。

（1）自汗　所谓自汗，就是"醒时经常出汗，活动尤甚"，清醒的时候出汗，活动时尤其明显。有的书上讲自汗指白天出汗，盗汗指夜间出汗。但是，白天有时候要睡午觉，有的人夜间到十二点还没睡觉。所以不如改成清醒的时候出汗或睡着了的时候出汗，睡着了出的汗才叫盗汗，醒的时候出汗才叫自汗。自汗这个名词，书上有多种说法：《伤寒论》太阳中风就有"汗自出"的说法，这个"汗自出"不等于我们现在讲的自汗，也不等于风温病人的自汗；热盛的病人，迫津外泄，也在出汗，这也不能叫自汗；恐吓，汗都吓出来了，也不能称自汗吧。所以，这里讲的自汗，是有特定含义的自汗，是讲在清醒的情况之下出汗，稍微活动就出汗，甚至不活动都在冒汗，大家都不出汗，他一个人出汗，是讲的这种特殊出汗，而不是指太阳中风、风温，或者发高烧、热盛的那种出汗，所以这个自汗有特定含义。

自汗的常见原因是气虚和阳虚，阳气亏虚，卫表不固。为什么活动以后明显呢？动则气耗，所以活动则汗出加重。个别也有说阴虚的，据报道也有阴虚的，实际上是气阴两虚。为什么自汗？侯灿，广州中山医科大学的侯灿，20 世纪 60 年代研究八纲时，他认为自汗的机制是由于大脑皮层的兴奋机能减退、下降。兴奋和抑制，按照阴阳学说是什么问题？兴奋属于阴还是属于阳？阳。兴奋是阳，兴奋机能减退、下降，就属于阳气虚了。由于阳气虚，大脑皮层兴奋机能减退以后，皮层下各级排汗中枢脱抑制，就是上级指挥不灵，下面不听指挥了，皮层下的排汗机能脱抑制，汗是从什么地方排出来的呢？是体表、卫分、玄府吧。脱掉了大脑皮层的抑制，是不是不固呀？这就相当于中医讲的阳虚以后，卫表不固的意思，可以这样理解吧。所以在一定的刺激条件下、平常不出汗的那种条件之下，病人容易出汗。为什么睡着了就不出汗呢？因为睡着了以后，大脑处于广泛的抑制状态，抑制状态属于阴，是阴盛的状态，阴盛当然不出汗，没有说阴盛出汗的。侯灿的解释和中医的道理比较一致，就是阳虚，卫气不固，他说是大脑皮层兴奋机能下降，皮层下各级排汗中枢脱抑制，所以容易出现自汗。

（2）盗汗 盗汗是指睡的时候就出汗，醒则汗止。不称夜间出汗、白天不出汗，是叫作睡着了就出汗，一醒过来汗就止了，不出汗了。不能说晚上出汗就是盗汗，如果被子盖得很厚，特别是有些年轻人，盖了很多被子，睡得很熟，不知道热，一觉醒来，出了好大一身汗，不能说这是盗汗。小孩子，纯阳之体，睡着了容易出汗，也不能说是盗汗。

盗汗的原因主要是阴虚内热，但也有报道可见于实热证的，实热证也可出现盗汗，比如刚才讲的，盖很厚的被子，睡着了出汗，能说是阴虚吗？可能真的属于实热，当然不是体内有实热，而是外面的实热，外面的气温、被子里面的温度太高了，属于实热。或者有湿热，也可以出现这种情况的。为什么睡着了就出汗？盗汗的机制怎么解释。由于阴虚阳亢，产生了内热，病人本来阴液不足，阳气就偏亢，阴少了阳热就偏多。阳气、卫气日行于阳，夜行于阴。白天、清醒的时候，卫气行于阳。入睡以后、睡觉的时候，阳气入于里，跑到里面去了，行于阴。卫阳入里，就像站岗的哨兵，大家都睡觉了，那站岗的也不站岗了，他也跑到里面去睡觉了，外面的卫气、卫表、玄府怎么样呀？就空虚了吧，而内热就增加了。本身阴虚就生内热，里面的阳气多，卫气又往里面跑，里面有两个阳了吧？一个是卫阳，一个是内热，两个阳加在一起，就蒸化津液，就偷偷摸摸地跑出来了，卫表不固了嘛，里面的热太多了吧，就蒸化着津液，通过没有设岗的卫表跑到了体外，因此盗汗。为什么醒过来以后不出汗、汗就止了呢？因为醒过来以后，阳气马上回到体表来了，有人开小差了！哨兵赶快跑到岗亭上来了，醒过来以后，卫阳由里出于表，内热得到减轻，卫表得到固密，所以汗就止了。为了解释盗汗为什么睡着就出汗，醒过来汗就止？我找了很多的书，找到一个比较好的说法，清朝的吴仪洛在《成方切用·理血门》里面有这么一段话："阴虚有火，睡去则卫外之阳乘虚陷入阴中，表液失其固卫，故濈濈然而汗出。及觉则阳用事，卫气复出于表，表实而汗即止。""阴虚有火"，就是阴虚内热吧。睡着了则"卫外之阳"，在体表的卫阳就"乘虚陷入阴中"，当然不能说是乘虚陷入阴，实际上是因为睡觉以后，卫阳入于阴，夜行于阴了。"表液失其固卫"，卫表、体表的这种液体，没有得到控制，"故濈濈然而汗出"，这个时候就出汗了，这和我们讲的道理是一样的吧。"及觉则阳用事"，一旦醒过来的时候，卫阳又跑到体表来了，又起作用了，"卫气复出于表，表实而汗即止"，表又实了，汗就止住了。这和我们前面讲的是同一个意思吧。所以，清朝吴仪洛的这一段话，解释得非常好。侯灿对盗汗是怎么解释的呢？他说盗汗是皮层抑制减退，自汗是大脑皮层的兴奋机能减退，盗汗是大脑皮层的抑制机能下降，兴奋属于阳，抑制属于阴，抑制机能减退、降低，是属于阴的什么问题呢？属于阴虚。大脑皮层的兴奋机能增强，相当于阳亢，抑制机能减弱，兴奋机能增强，就相当于中医讲的阴虚阳亢，是不是这个意思呀。睡着了以后，由于抑制机能减退，抑制不深、抑制不广，所以西医讲的外毒素、内毒素这些东西、这些内热原等的作用之下，皮层下就脱掉抑制，不能够抑制了，所以卫表就不固，出现出汗了。醒过来以后，兴奋机能就强了，卫表是固密的了，所以汗就止了。侯灿对盗汗是这样解释的。

（3）绝汗　绝汗，或者叫作脱汗，指病情危重，突然大汗不止。前提条件是病情危重的情况之下，不是一般的出汗。大汗，暑天或者在高温下作业，40℃、39℃的温度下面，也会大汗淋漓，但那不属于绝汗，也不叫脱汗，因为不是病情危急、危重。病情危重的前提下，出现大汗不止，才叫绝汗。

绝汗是阴阳离决的表现。阴阳离决又分两种情况：①一种情况是冷汗淋漓如水，出的汗是冷的，淋沥不断，像水一样地流出来，"溃溃乎若坏都"，好像水库溃堤了一样，这水呀，"汩汩乎不可止"，大汗不止，并且是冷汗。汗是冷的还是热的怎么测？怎么知道是冷的还是热的？取一点汗测量一下，是35℃、36℃，冷汗！不是这样。实际上是病人的皮肤是凉的，手、脚、胸部皮肤是凉的，出很多汗，医生一摸，摸上去觉得汗是冷的，应该说摸到的是皮肤的凉，而不一定汗是冷的，当然汗应该也是冷的，但是不容易判断汗的冷还热，实际摸到的是皮肤上的冷和热，由于身体是凉的，所以摸上去汗也是一种凉的感觉。冷汗是亡阳汗出的一种表示。亡阳汗出，是阳气亡脱，津液外泄。②如果是汗热而黏如油，黏如油、热的，同样是这样，怎么知道这汗是热的？实际上病人的肌肤肯定是在发烧，身上是热的，甚至是高烧，大汗，身热，所以摸上去汗也感到是热的；由于体内的阳气盛、热很多，因此是个热证，由于阴液减少，所以汗的浓度可能比较高，应该是黏手的这么一种感觉；如油，形容汗出如油，这是内热逼迫着很少了的阴液外泄，所以叫作亡阴之汗。亡阴的汗是汗热黏手，亡阳的汗是汗冷清稀如水。

（4）战汗　战汗也是有前提、有条件的。战汗是指病情深重、病势深重，先恶寒战栗而后汗出，先怕冷，甚至颤抖起来了，战栗，然后出汗。是在病势深重的前提之下，因而与一般外感表证的情况不一样，外感表证虽然也经常表现为怕冷、发烧、出汗，但病情比较轻，出了汗就好了。

为什么会出现战汗呢？战汗是邪气伏藏于内，埋伏在里面，正气奋起抗邪，正气发动了最后的追剿，动员全部正气和邪气相斗争。为什么寒战、战栗？就是要把阳气聚集起来、动员起来，由于邪气伏在内部，不是在体表，把阳气聚集到里面去，都到内部去了以后，外面的阳气减少了，所以外面就感到恶寒。为什么会战栗呀？战栗是横纹肌收缩的表现，收缩产生热能，聚集阳气和邪气相斗争，想把邪气排出去。邪气排出去了没有？所以接着就要看出汗以后的情况。这是一个观察过程，不是问一下就了事，问了以后还要继续观察。观察什么呢？如果出汗以后，神志清楚了，烧也退了，脉搏也不是洪数了，体温也不高了，这是邪去正复的表现，是种好现象。聚集能量，最后和邪气相争，出了汗，出汗以后，仍然发烧不退，仍然神志不清，或者烦躁不宁，脉搏仍然滑数、疾数、弦数，说明邪气并没有被赶走，最后的阳气、津液却被消耗完了，所以是邪盛正衰，是一种恶化的表现。

（5）冷汗　这里讲的不是病情危重，阳气欲亡的冷汗淋漓。这种冷汗，是病人说容易出汗，出的汗好像是冷的，属于阳气不足，实际上是身凉，摸上去汗也是冷的感觉。还有的是在恐吓、惊吓以后，出冷汗的，也有这种情况。

（6）热汗　热汗，出的汗有热的感觉，当然属于热证，是里热熏蒸。

（7）黄汗　黄汗一般不是肉眼见到出的汗呈黄色，而往往是汗出黏在衣服上，呈黄色，色如柏汁，叫作黄汗。黄汗在《金匮要略》里面是一个病名，多半属于湿热交蒸。出的汗一般看不出是黄色还是白色，黏在衣服上就看到了，但是病人的皮肤、眼睛、小便并不黄，所以不是黄疸，而是黄汗。

3. 局部汗出

就是某局部容易汗出，有的是不出汗。

（1）头汗　头部出汗，古代叫作"但头汗出"，只有头上出汗，"齐颈而还"，脖子以上出汗，脖子以下就不出汗了。头部出汗的原因较多，最常见的原因就是湿热向上蒸腾，就像蒸饭、蒸食物一样，蒸笼的上面冒热气、出汗，所以多半属上焦湿热或者是中焦湿热，热在下熏蒸，蒸发着湿向上，故常见头部经常出汗。也有属于元气将脱，虚阳上越的，亡阳的表现，头上冒大汗，冷汗不止，这是一种情况。再如常见吃辛辣食物、饮酒以后，由于阳气旺盛，阳气向上，经常看到头上出大汗。"但头汗出"的原因，举了三个方面：一个是湿热，一个是虚阳上越，一个是食物、饮食等的刺激。

（2）半身汗　半身汗，只有身体的一半出汗，或者是左半身，或者是右半身，或者是下半身，或者是上半身出汗。半身汗的病位在哪里？一般说有汗出的那一半是正常的，不出汗的那一半是不正常的，所以严格地说，半身汗应该是指半身无汗、半身不出汗。比如瘫痪病人、截瘫病人，常常是下半身不出汗，无汗、没有出汗的半身是病位的所在，多半是病变半身的经络阻痹、经气不利、气血不畅所引起的，所以不出汗的那半身是病变位置之所在。常见的有痿病、中风、半身不遂，半身不遂的那半边往往不出汗，截瘫病人、风寒湿痹、痹病等，由于风痰、瘀痰、风湿阻滞了经络，所以不容易出汗，只有半身出汗。

（3）手足心汗　手足心出汗的原因，①与阴虚内热而手足心发烧的原因相同，属于阴虚内热、郁热所致。②阳明燥热，手足濈然汗出，这就是《伤寒论》里面讲的阳明腑实证，燥屎内结的时候，出现手足心出汗。③还有一种说法，叫作脾虚津液旁达于四肢，脾虚了，不能为胃行其津液，而从四肢跑掉了。发现有这样一种病理，脾虚了，为什么只手足心出汗，手足心并不是脾所主的部位，也不是其经络所循行的部位，为什么手足心出汗？具体机制现在还不好怎么解释。④实际上手足心出汗，有一些是属于习惯性的，有的人一写字、一拿笔，手心出汗了，可能是形成了习惯，不见得有什么明显的病，若说是脾虚，证据不足，或者是肠中有燥屎、阴虚内热，都没有明显的症状。⑤中医说的营卫不和，西医说的植物神经功能紊乱，有的可表现为手足心出汗，但没有全身的证候表现。也有人认为，手足心容易出汗属正常现象。

（4）心胸汗　心下、剑突这个地方容易出汗，叫作心胸汗。心胸出汗，也可以是正常现象，热的时候、出汗的时候，哪个地方汗出的最多？背部、腋窝这些地方容易出汗，还有一个出汗的地方，就是剑突这一片比较容易出汗。为什么？心胸是阳气最旺盛的地方，通过汗把热能散发掉。但也可见于心脾两虚、心肾不交、心神阴虚阳亢的病人，临床常见的情况有这么一些。

（5）阴汗　阴汗，不是讲夜晚属阴，而是讲的阴部出汗。外阴部出汗，比较常见的、多半是下焦湿热证，湿热下注，下焦有湿热的一种表现。

　　问汗的重点，要掌握《素问·经脉别论》讲的"阳加于阴谓之汗"。要理解汗出正常不正常，是生理性的汗还是病理性的汗，出汗的机制是什么，要从"阳加于阴谓之汗"的机制上进行理解，汗和阳气、阴津，玄府的开阖、卫气正不正常密切相关。问诊时，要注意问有汗还是无汗，表证、里证，在确定表证、里证的前提之下，一定要注意通过问汗来确定病理性质、阳气多少。特殊汗出主要有自汗、盗汗、绝汗和战汗这四种。半身汗出的实际病位是在不出汗的那半身，往往是由于经络阻痹所致。

第九讲
问诊（七）

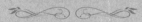

三、问疼痛

第三问，问疼痛。疼和痛有什么不一样？什么是疼？什么是痛？据有人考察，可能是由于地方发音的不同，有的地方可能叫作疼，有的地方可能叫作痛，疼就是痛，痛就是疼，没有本质的区别。疼痛这个症状，人人都感受到过，但是疼痛怎么描述，什么叫疼痛？疼痛就是疼痛，没办法描述，大家怎么描述疼痛？用文字没有办法解释，就是这么一个症状。疼痛是一种极其复杂的痛苦体验。其实各种刺激到了极点的时候，都会感到疼痛，但又不见得所有疼痛都是痛苦到了极点，刺激没有到极点的时候也会有疼痛的感觉。所以疼痛这个症状人人都有体验，但是没有办法描述，反正就是疼痛。问病人哪个地方痛？头痛、心痛……疼痛是一种什么样的表现？用文字很难描述清楚。疼痛的部位，可以说每个地方、全身任何地方都可以出现疼痛。疼痛的原因，任何原因也都可以导致疼痛，所以疼痛是临床上最常见的一大类症状。也经常是病人作为主诉来就诊的原因，哪儿不舒服？头痛、肚子痛、腰痛、关节痛，经常是以疼痛作为主诉出现的，因此，这个症状很常见，也很重要。

问疼痛时，要注意问疼痛的部位、性质。主要问清楚哪个具体部位的疼痛，说胸痛、心痛，病人讲的心痛是不是真正的心痛？经常碰到说"我心窝子痛"，心窝子痛实际上并不等于心脏、心尖那个地方痛，而是讲剑突下痛。

如果是肚子痛，是腹壁的表面痛还是肚子里面痛？是剑突下还是偏左偏右，是在小腹部还是少腹部，所以一定要把疼痛的部位弄清楚。疼痛的性质，是一种什么样的性质，冷痛还是热痛、胀痛还是刺痛？等等。疼痛的时间，什么时候出现痛？在什么条件下出现痛？痛的时候，喜欢什么？不喜欢什么？喜欢按还是不喜欢按？是喜欢冷的还是喜欢热的？等等。休作的条件，什么情况下疼痛缓解一点，什么情况下疼痛会加重？比如有的把注意力分散以后，不觉得痛，而注意力集中到患病地方，就感到痛得很厉害。还有疼痛伴随症状等，都要进行询问。

（一）问疼痛的性质

1. 疼痛的原因

大体可以分为两大类。

一类是因实致痛。由于各种实邪导致的疼痛，各种实邪停留于体内都可以导致疼痛，比如说感受了风、寒、暑、湿、燥、火之邪，气滞、血瘀、痰饮、食积、虫积、结石等，这是邪气停留在体内，影响气血的运行，气血运行不畅，经常讲的一句话叫作"不通则痛，痛则不通"，为什么会疼痛？常规解释就是由于不通了，什么东西不通了？气血运行不畅。这种疼痛是由于实邪所导致的，因实致痛总的特点是：突然起的痛，不是长期的隐隐痛，新起的疼痛；疼痛的程度比较剧烈，痛得比较厉害；疼痛呈持续性，不是痛一阵以后就不痛了、痛一下就缓解了，是持续性的痛；疼痛的时候拒按，特别是全身体质还比较好的病人。通过这些疼痛的特点，一般判断，多半属于实证，是由于实邪所导致的。所以不通则痛，痛这个时候就出现了，痛的原因是什么？是不通。怎么处理？通则不痛，给它弄通了，就不痛了。"不通则痛，痛则不通，通则不痛"，这三句话，是紧密连在一起的。不通就导致了疼痛，疼痛的原因就是因为不通，想解除这个痛苦，通则不痛，通了疼痛才能缓解。

另一类是因虚则痛。是不是所有的疼痛都是痛则不通，都是由于不通所导致的呢？也不是，也有因虚致痛的，虚弱了，也可以导致疼痛，不一定都是实邪。最常见的原因，比如阳气亏虚，阳气不能够温煦，精血不足，不能充实，脏腑经脉失掉了阳气精血的充养，因虚而作痛的机理叫作"不荣则痛"。因实所导致的，叫作不通则痛，是实痛的病机；因为虚损导致疼痛的病机，是不荣则痛，不能荣养了、不能够得到荣润了。因虚致痛的特点，与实证的疼痛相对来说，它的特点表现为：痛的时间比较久；痛的程度比较轻，不是痛得很厉害，因为它是得不到荣养，不是阻塞不通；是连绵不休和时痛时止，有的是隐隐痛、长期的隐隐痛，也有的是痛一阵以后，慢慢又缓解，缓解以后、隔那么几天以后，又痛起来了；特别是一般来说是喜按，喜按多虚，拒按多实；全身的情况比较差、体质比较虚，这是疼痛的特点。实性疼痛要通则不痛，这种虚性疼痛的治疗，就要补虚才能够止痛，阳气不足就温补阳气，阴血、精髓不足，就要滋阴、填精补髓，通过这种方法来进行治疗。问疼痛的性质，首先要大体知道，有这么两大类——虚和实。

2. 问疼痛的性质

病人疼痛是种什么样的痛法、有什么特点？是一种什么性质的疼痛？

（1）胀痛　什么是胀痛？就是痛的时候，还有胀的感觉，又胀又痛，胀和痛共同存在，所以形成了胀痛。胀痛，经常是在胸胁脘腹部出现，胸、胁、脘、腹这些部位出现了胀痛，多半是气滞，胀痛属于气滞。但是有些特殊地方的胀痛，头部、眼睛胀痛，是不是头部的气滞、眼睛的气滞，一般不这样说，多半是什么问题？头为什么会胀痛呢？多半是气血上壅，为什么会气血上壅呢？肝火、肝阳迫血妄行，肝阳上亢、肝火上炎，往往出现头目胀痛，所以头目胀痛就不要认为是气滞，多半是阳热上扰、气血壅滞，有的还有痰饮，或者称水饮、水湿。比如说青光眼，眼球内的液体运行不畅了，房水阻塞、眼压增高，可以出现头目胀痛，这就不一定是肝火、肝阳，有的可能是肝火，也可能是肝阳，也可能是痰饮水湿，这是头部或眼睛的胀痛。如果是胸腹脘胁这些地方，多半是气滞，头上的多半是肝火、肝阳、痰湿这些性质。

（2）刺痛　刺痛是种什么样的痛？有的人形容，像针扎一样的痛，像鸡在啄米一样的痛。实际上很多情况是什么原因？血管在那里跳动，脉搏跳动一下，它感到痛一下，像针扎了一下，严重的、很厉害时，有的描述像刀割一样地痛，痛得厉害，这种痛都叫刺痛。刺痛多半是瘀血阻滞。刺痛是血瘀，胀痛是气滞，当然气滞要看具体的部位，但是刺痛不管在任何部位，一般来说都是血瘀。

（3）冷痛　所谓冷痛，是除了有痛的感觉，并且兼有寒冷的感觉，这种又冷又痛，就形成冷痛。冷痛当然就会喜温，遇到温热就会减轻。最常见的部位是腰脊、脘腹、四肢、关节等处。之所以出现冷痛，要么是阳气亏虚了，阳虚，要么就是有寒，寒邪凝滞，这是最常见的原因。阳虚则痛，寒盛则痛，这是冷痛，阳虚可以导致，寒盛也可以导致。

（4）灼痛　灼痛，除了痛的感觉以外，还有一个灼热的感觉。哪些情况常出现烧灼的感觉呢？生疮、生疖子的时候，往往有烧灼的感觉，烫伤以后、烧伤以后那种痛，就是种灼痛。患病部位除了痛以外，还有灼热的感觉，灼痛。最常见的原因是阴虚、热盛，阴虚可以导致灼痛，热盛、阳盛可以导致灼痛。这与《素问》所说阴虚则热，阳虚则寒，阳盛则热，阴盛则寒的机制是一样的。因为有灼热，那就是有阳热，或者是阴虚火旺。冷痛、灼痛和寒热的机制是一样的，阴虚和阳盛可以导致灼痛，阳虚和阴盛可以导致冷痛。

（5）重痛　重痛是除了疼痛以外，身体还有一种酸重的感觉，身体感到很沉重，手、脚都好像抬不起来，不想活动这样的表现。重痛多半是由于湿阻气机、湿邪阻困，阳气不运也可以导致湿阻气机。身体的重痛除了多半由于湿阻气机于外，如果是头部的重痛，头又重又痛，有这几种原因，最常见的是肝阳上亢、气血上壅，头目胀痛，气血都跑到上面去了，上面的气血壅聚，当然头既感到胀、又感到重，严重时就痛，这种病人可能是又胀又重的疼痛。也有气血不足的，不知道大家有这种感觉没有，如果劳累得太厉害了，晚上两三点钟还没有睡觉，感到头很重，头痛了，这个时候的头重、头痛，难道还是肝阳上亢、气血上冲？恐怕是气血的不足。气血不足而重痛应该是反常，气血不足应该是轻痛，但是没有头部轻痛的描述，一般的感觉可能确实是头部沉重、抬不起来，实际是精神很疲倦，那个时候的重痛、头部胀痛，多半是气血不足，不会是气血太旺盛。

（6）酸痛　酸痛除了痛的感觉以外，还有酸的感觉，酸是一种什么感觉？也讲不清，疼痛不太明显、不太严重，好像身子发酸、很不舒服，又酸又痛，难以描述，这是病人的一种体会，可能大家都有过这种体会，又酸又痛。酸痛和重痛有相似的地方，多半属于湿邪阻滞了经络、肌肉、关节，经气不利，湿邪阻困，在这一点上和重痛是相同的。出现酸痛，也有认为是由于肾虚、骨髓失养的，肾虚以后，精不能够充实骨髓，所以出现了酸痛、骨头里面酸痛这一种表现。

（7）绞痛　绞痛是痛得很厉害，和刀在里面绞动一样。为什么会出现绞痛？多半是有形的实邪阻闭了气机。最常见的原因是寒邪导致，寒凝气滞，寒则筋脉收引、筋脉挛急收引，可以出现绞痛，寒邪引起来的疼痛，一般都比较严重。比如真心痛，就是冠心病心绞痛，中医叫真心痛或者叫厥心痛，痛得很明显。肾结石、胆道结石梗阻的时候，往往出现绞痛。还有一种叫作气腹痛，肠道的气机不畅，受寒以后突然肚子绞痛，一检查不是肠梗阻，也不是肠穿孔，给他用点缓解痉挛的药、阿托品之类的药以后，不痛了，这是气腹痛，气滞、肠痉挛。所以气滞、寒凝可以导致绞痛，疼痛的性质很严重。

（8）空痛　空痛是怎么个痛法？也讲不清，反正疼痛有一种空虚的感觉，比如经常见到的，妇女月经以后小腹部有一种空痛的感觉，空虚疼痛。多半是由于气血亏虚，阴精不足，脏腑经脉失养所致。

（9）隐痛　隐隐痛，痛的程度比较轻，病人感觉不明显，有时候好像有一点点痛，就是疼痛的程度比较轻微，问哪儿痛不痛？好像肚子有一点痛，隐隐的痛，头有一点隐隐的痛。实证所导致的疼痛一般都比较严重，因此这种隐痛多半是虚证，阳气亏虚，精血不足，是经络脏腑失养的一种表现。

（10）走窜痛　疼痛的部位不固定，从这个地方转移到另外一个地方。什么原因可导致疼痛走窜不定呢？最常见的原因，是风寒湿痹里面的风痹，风有走窜的特点，所以关节疼痛，常常是这个关节痛一阵以后，变成另外一个关节痛，原来膝关节痛，现在手关节也开始痛，手关节痛了以后，脚的拇指关节又痛，游走不定，这多半是风邪偏胜的表现。另外一个是气滞，某个部位的气机未通畅，不通的时候就痛，若有嗳气或肠鸣、矢气，气机暂时通了的时候，疼痛可以缓解，随着气体的走动，疼痛部位从这个地方转移到了另外一个地方，这多半是气滞的表现。还有一个是蛔虫在里面，也可以出现走窜痛，因为蛔虫在肠子里面也是窜动的，从这个地方窜到了另外一个地方，痛的部位也就跑到另外一个地方去了。

（11）固定痛　就是疼痛部位固定不移。多半属于瘀血，瘀血阻塞、气血壅聚、热盛血瘀的时候，常表现为固定痛、刺痛，比如生疮，要化脓的时候，多半是固定不移，像针扎一样地痛。固定痛也见于寒湿阻滞、寒凝气滞、湿邪黏滞，寒湿、湿热阻痹筋骨关节，都可以导致。比如风寒湿痹里面的那个湿胜、寒胜都可以导致，湿胜叫作着痹，寒胜叫作痛痹，可以导致固定痛。

（12）掣痛　掣痛，就是牵扯、牵引作痛，扯着痛，这个地方连到另一个地方痛，扯着痛。最常见的掣痛、扯着痛，比如偏痹，什么叫偏痹？相当于西医讲的坐骨神经痛，后面从腰部连着腿上、下肢的外侧一条线疼痛，这种病西医叫坐骨神经痛，中医叫作偏痹，偏痹这个名词也是中医早就有了的，明朝就有偏痹这个名词、这个病名。偏痹多半是现在西医说的椎间盘突出，压迫了坐骨神经，沿着坐骨神经呈放射性的疼痛，显然是一种牵扯性的疼痛。为什么会疼痛呢？中医认为是经脉阻滞。另外常见的掣痛，是肝经的疼痛，比如肾结石，从小腹部、腰腹部一直向下连到阴器，甚至放射到大腿的内侧，上连胁肋，下连阴器，这种牵扯性的疼痛，也是一种扯痛。西医说的什么胆石症、胆囊炎，可以反射到右肩部疼痛，这都是牵扯性的疼痛，放射、牵扯到另外一个地方疼痛。中医讲的胸痹心痛，《金匮要略·胸痹心痛短气病脉证并治》里面讲到"心痛彻背，背痛彻心"，心胸痛的时候连到背部也痛，背部痛的时候连到前面也痛，这种胸痹的疼痛，也属于掣痛。

疼痛的性质，分了 12 种疼痛，这 12 种痛的病理性质，有各自的特点：冷痛多半是阳虚、寒盛；灼痛多半是阴虚、火热；重痛、酸痛，多为湿邪阻困，头重痛可为阳亢、气血上壅；刺痛、固定痛是血瘀，也可能是寒邪凝滞；胀痛、窜痛多半是气痛、气滞，头、目胀痛多属阳亢、火热、痰浊，关节游走痛多半是风胜的行痹；绞痛常见于寒凝、气闭、瘀阻；空痛、隐痛多属于虚证，气血、阴精不足等；掣痛多为经脉阻滞。虽然从疼痛的性质可以体现病变的性质，但要结合全身的表现，不要单凭疼痛的性质，就断定是血瘀、气滞、寒湿。比如刺痛，可能是血瘀，但寒凝可以导致血瘀，血热也可以导致血瘀，这时血瘀只是一个后果，生疖、生疮的时候，病人说像鸡啄一样的痛，这是不是血瘀？是血瘀，为什么血会瘀阻？火热燔灼、寒凝气滞都可以。疼痛的性质是可以提示病变的性质，但是也要参考全身的表现，不要单纯根据一个疼痛就做结论。

（二）问疼痛的部位

各个部位都可以引起疼痛。在问疼痛部位的时候，一方面要弄清楚疼痛的确切部位在哪个地方。病人讲胸痛，胸的范围很大，是哪个具体地方痛？是心脏这个地方痛，还是剑突这个地方痛，还是胸部左边、右边哪个地方？

腰痛是痛在腰的中间还是两边，上面一些还是下面一些。肚子痛是腹壁痛还是腹腔里面痛，上、下、左、右、中，确切部位要弄清楚。同时要了解这个部位的内脏是什么，这个疼痛反映哪一个脏器，经常和哪些脏器有关系。比如眉心痛，眉心这个地方疼痛，中医常认为是阳明经疼痛，西医讲的额窦炎可能就出现眉头这个地方疼痛，那就知道这个地方和额窦有关系。右下腹这个地方疼痛，肠痈、阑尾炎比较常见，如果是生育期的妇女，突然出现右下腹疼痛，要考虑是不是有宫外孕破裂的可能。所以，要了解疼痛的部位，了解里面是属于哪一个脏器。

1. 头痛

中医很重视头部的疼痛，根据头痛的部位分经辨证、分经论治。前额痛，连到眉棱骨的属于阳明经，阳明经循身之前，行于头面部；太阳经行于头之后，所以后头痛属于太阳，太阳经头痛；少阳经行于头的两侧，所以两侧头痛属于少阳经；足厥阴肝经上额、交巅，所以巅顶头痛属于厥阴肝经的病变。最常见的是这么几个分法。

刚才讲到，还要注意疼痛部位反映内脏的什么问题。头痛的原因很多，到底什么原因？没有办法把头打开来看，只能据症辨证。风寒暑湿燥火，外感可以导致，这是头痛最常见的原因，感冒以后、外感以后，经常都出现头痛。痨虫袭脑，痨是讲的结核，脑痨常见头痛。疟疾，疟疾病人最典型的就是开始是恶寒战栗，接着是高热、头痛，然后汗出而解，痛得很厉害，头痛欲破。还有各种中毒、外伤等，都可以导致。所以头痛的原因很多，到底是哪一种，除了要注意中医讲的太阳、阳明、少阳、厥阴这种分经以外，还要注意和耳朵、眼睛、鼻子、咽喉等这些脏器有什么关系，因为五官都在头部，头痛也可能是因为五官的病变导致的。

2. 胸痛

胸痛要明确确切的部位。胸痛常见的病变有厥心痛、真心痛、胸痹。胸痹是指一般的冠心病、心绞痛，厥心痛、真心痛是讲的心肌梗死那种情况，病情很严重，且发夕死、夕发旦死，有的甚至不一定是夕发旦死，可能半个小时、几分钟就死掉了，厥心痛的病情很厉害，所以叫作真心痛、厥心痛，那是真正心脏部位的疼痛。但俗话所说的心痛，不一定是指心脏、心尖这个部位痛，也可能是指剑突下哪个地方痛，注意突发的心绞痛也有疼痛部位是在剑突下的。肺的热性病变，肺热病也有胸痛，在《素问·热论》里面就有肺热这个病名，陈平伯的《外感温病篇》里面也提到风温肺热病，相当于西医讲的肺炎、急性肺炎。肺痈、胁肋痛相当于肋间神经痛、肺癌、胸部的外伤等，都可以导致胸痛。

问疼痛的性质，重点要了解导致疼痛的原因，如寒、热、气滞、血瘀、痰饮、阳虚、阴虚等。问疼痛的部位，重点要了解病变的位置，是什么病种，哪些病变可以导致。

3. 胁痛

胁为肝胆所居之处，所以肝胆的病变、肝胆经络的病变，都可以出现胁痛。肝脏的病、胆囊的病，西医讲的脾的病，脾在左胁，但是中医说两边都是肝胆，肝经所属的部位。最常见的原因有郁热、湿热、火旺、阴虚、饮邪停于胸胁——胸腔积液，中医称为悬饮等，都可以出现胁痛，特别是肝胆的病变，胆瘅、胆石、胆胀、肝热病、肝痈、肝积、肝着、肝癌，这些病都可以导致胁痛。

4. 胃脘痛

胃脘的部位、剑突稍微下一点，这个地方疼痛，多半是胃的病，作为病位来说，多半是定在胃。但是有的时候也不只是胃的病，胆囊的病也可以在这个地方出现疼痛。病机多半是胃气失和，气机不畅。胃脘部的疼痛，要分虚和实，主要根据喜按或者拒按、隐痛还是剧痛分虚实。最常见的疾病，比如说胃疡，就是胃溃疡，胃瘅（急性胃炎）、胃痿（萎缩性胃炎）、胃脘的穿孔、胃癌、蛔厥（胆道蛔虫）等，都可以导致，这是最常见的病。除此之外，比如饮食不慎，食积于胃，可以胃脘痛；胃部受寒、食生饮冷，可以胃脘痛；辛辣刺激、过饮烈酒，可以胃脘痛。胃脘这个部位疼痛，病位一般在胃。

5. 腹痛

"腹"的范围很广，有大腹、小腹、少腹、脐周这样一些区分。要根据疼痛的具体部位，确定内在的脏腑；根据疼痛的性质，确定病变性质。刺痛、胀痛、游走痛、走窜痛，西医还有一个转移痛等，要根据疼痛的性质，辨别病变的性质。原因很多，病种也很多，肠痈、肠痹、肠结、腹泻、气腹痛等，很多很多的病，都可以导致腹痛。

6. 背痛

背部是指大椎以下，包括肩胛，后面肋缘以上的这一大片都是背，沿着肋缘以上，大椎、肩以下这一片，都叫作背，背部是足太阳膀胱经所过的部位，中间有脊髓，督脉行于脊内，所以背部主要是膀胱经、督脉、脊髓、脊椎的部位。背部疼痛，最常见的原因是寒凝太阳经、寒湿阻滞督脉、经络的损伤等。除与膀胱经、督脉、脊髓、脊椎的病变有关外，还可以诊察内脏的病变，由于背部有内脏的腧穴所在，膀胱俞、大肠俞、胃俞、胆俞、肾俞、脾俞等腧穴都在督脉上，哪个腧穴上有明显的压痛点时，可能和相关脏器有关系。

7. 腰痛

腰痛的部位，肋缘以下、臀部以上的这一大片都是腰。腰为肾之府，带脉环绕于腰部，肾虚、带脉和经络的组织受伤、腰椎骨折等，这些情况都可以导致腰痛。这些不一定详细记忆，同学记不了这么多，但要知道腰是指什么地方，腰痛要考虑到哪个脏器、哪条经络、哪个器官的可能性。

8. 四肢痛

四肢、手脚的疼痛，仍然是经络、经脉、筋骨的不利。看疼痛是在哪一条经络循行的部位、哪一个关节的疼痛，多半是风寒湿热之邪阻滞。关节疼痛、肢体疼痛，中医认为多半是风寒湿邪侵袭。除了外伤等原因以外，很常见的原因是风寒湿邪，西医也承认，把这种病叫作风湿性关节炎、风湿性肌炎。实际上，这个名称在中医看来并不很恰当，中医认为"痹病"是由风寒湿三种邪气杂至，共同形成，《素问·痹论》里面讲"风寒湿三气杂至，合而为痹"，风寒湿三个都存在，最关键的是哪一个？我看是寒，但是西医偏偏没有提寒，风寒湿不讲寒，只讲风湿，采纳了风湿这个名称，并且后面加一个炎字——风湿性关节炎、风湿性肌炎，炎是什么，两个火，炎是两个火字，那是讲的风湿热，不是风湿寒、不是风寒湿，名称有这样一个差别，这可能是当时翻译的时候，没翻译准的问题。四肢痛的原因，一般是风寒湿所致，痰湿、瘀血阻滞也可以导致。还有一种特殊情况，就是足跟痛、胫膝酸痛，这是肾虚的一种表现，这种病人也不少见，西医说这是跟骨骨质增生。年纪大了的人、年老的人，有时候站久了，或者走远了，足跟这个地方痛，足跟痛，或者胫骨、膝关节酸痛，腰膝酸软、腰膝酸痛，中医认为多属肾虚的表现。

9.周身痛

周身痛是指全身很多地方都痛，身痛，讲不清哪儿痛，身上痛，身上哪地方痛？哪地方都感到痛，周身都感到有疼痛的表现。新病的周身痛多半是实证，感受了邪气，外感，头痛、身痛最常见的；久病，由于长期卧床，会感到周身疼痛，一个好好的人，如果没有生病，要在床上躺上七八天，不能动，也会感到周身痛的。长期卧床而周身痛，可能是虚证，仍然可能是气血不流畅的表现。

问疼痛，要注意问疼痛的性质和疼痛的部位。疼痛的性质，胀痛、刺痛、绞痛、冷痛、灼痛、重痛、酸痛、隐痛、空痛、走窜痛、固定痛、掣痛，一共讲了 12 种不同性质的疼痛，也可能还有 13 种、14 种，要根据疼痛的性质来确定病变的性质。疼痛的部位讲了 9 种，实际上何止 9 种，耳朵痛、眼睛痛、鼻子痛、牙齿痛……经常见到的，可能有几十种，主要是通过疼痛的部位，确定其病位所在，也要了解常见于哪些病。

第十讲
问诊（八）

四、问头身胸腹

问头身胸腹不适。原来的《十问歌》是"一问寒热二问汗，三问头身"，我们把疼痛这个最常见的症状从"头身"里面单独拿出来了，因此这里讲的头身，是除了疼痛以外的其他头部、胸部、身体的一些痛苦和不适的感觉。这些症状很多，不可能每个症状都讲，讲一些最常见的。

（一）头晕

头晕是头脑有一种眩晕的感觉。有的是感到自己旋转，站不稳，自己快要倒了，这是自己旋转，有的是看到周围的东西在转动，自身或者是眼前的物体在发生旋转，不能够站立。"晕"字，过去往往把头晕写成头昏的，写成这个"昏"字。我们现在把它区分一下、规范一下："晕"是指病人感觉自己或周围的物体在旋转；"昏"，昏迷的这个昏，是指迷乱糊涂，神志昏迷，不清楚了，是心神的问题，而头晕不一定是心神的问题。头晕就用这个晕，不要用这个昏，神昏、昏迷，用这个昏，不要写成神晕、晕迷。但是古代经常把晕、昏两个字混用，甚至写头运，运动的运，自己感到在运动，在旋转。

头晕的原因很多：①风阳上扰。《素问·至真要大论》说"诸风掉眩，皆属于肝"，肝阳上亢化风，或者是肝火上炎，可以引起头晕目眩，这是最常见的，比如风眩，高血压一般就是风眩，常以头晕为主要表现。②气血亏虚。除了阳亢、风火以外，气血不足，大脑失去充养，也可以引起眩晕。有的人蹲在地下，蹲久了突然站起来，感到站立不稳、眼睛发花、头晕，那就是因为突然起来以后气血没有跟上，所以平常气血亏虚的人也可以出现头晕。③痰湿内阻，清阳不升。是朱丹溪还是哪个说的，"无痰不作眩"，痰湿阻滞在上面，可以导致头晕，比如有的高血压患者，形体很胖、血脂很高，那种头晕很可能就是属于痰湿，就是痰湿在上面，痰湿挡住了清阳，乌云笼罩在天空，头部的痰湿像乌云笼罩一样，阳气不升，因此也可以出现头晕。④肾虚精亏，髓海失养，可以表现为头晕。⑤外伤瘀血阻滞脑络。脑外伤以后，颅内有瘀血，头部疼痛，长期的固定刺痛，头晕很厉害，这是由于瘀血阻塞脑络。或者是中风、脑出血以后，瘀血也可以留在脑里面，出现头晕。由六淫和饮食所导致的头晕比较少见，多半是气血阴阳这些原因导致头晕。

（二）胸闷

胸闷也是病人自己的感觉，胸闷不胸闷只有病人自己才能感觉得到。胸闷多半属于胸阳不展、胸阳不振，心肺的阳气不足，往往可以导致胸闷，胸腔阳气不足、心肺气虚、大气下陷，可以出现胸闷。另外一方面的原因是痰饮、热邪、痰热、瘀血阻塞在心肺，阻塞在胸腔、胸部，也可以出现胸闷。痰饮，肺里面有很多的痰、饮，心包积液等这些；热邪，SARS 很常见的一个症状就是胸闷，呼吸困难；痰热等这些邪气阻塞在胸肺，可以出现胸闷。第三个，肝气郁结也可以导致胸闷，肝气郁结的病人经常喜欢叹气，要长长地出一口气胸部才舒服。这是胸闷的常见原因。

（三）心悸

心悸是指病人自觉心跳不安，自己感到心脏在跳动。正常情况下并不知道自己心脏在跳动，感觉不到，但是病人自己总是感觉自己的心脏在跳动。心悸最常见的病因，除了心脏本身的病变以外，最常见的是心神病变，心脏、心动受心神的支配、影响，所以经常是心和心神的病变反映为心悸。

心悸又分为惊悸和怔忡两种。惊悸是指在受到惊恐的条件下出现心跳，稍微听到一点响声，哪个高声喧闹、吵架，就感到自己心脏在跳，或者稍微活动一下，就感到心脏跳动。多半是受到什么刺激，特别是精神方面的刺激，紧张、害怕、胆怯、惊吓、看到异物等，受惊而引起的心跳。这种心悸的病人也容易受惊，所以叫作惊悸。惊和悸，两个字都有一个竖心旁，这个竖心旁就带有心神、大脑的意思，所以惊悸经常是由于心神和情志的病变引起的，和外因的关系比较密切。惊悸和怔忡相比较，惊悸相对比较轻，多半属于精神、心理性的。怔忡是心跳剧烈，严重的时候甚至上至心胸、下至脐腹，悸动不安，整个心脏感到跳得很厉害，没有受到外界的刺激也感觉到在跳，所以怔忡多半属于内脏的病变，直接说可能就是心脏的病变，主要就是心脏本身的病变，并且多半是器质性的病变，主要不是由心神、精神因素引起，不单是心动传导阻滞的问题，所以怔忡比较重，相对来说，怔忡比惊悸要重一些。都是自己感到心跳，有的书上可能也说，怔忡多半是惊悸的发展，惊悸也可能发展成为怔忡，我们的教材上可能就有这个提法，但是不一定是惊悸发展成为怔忡，我就不主张提这句话。一般来说，心悸可分惊悸和怔忡，以辨别心悸的轻重、原因的内外，是内部的病变引起，还是外部的原因刺激所导致，病情的轻重，属于神、气的问题，还是属于脏器本身、器官的问题，一般可做这样的区分，《内科学》还会做详细讲解。

心悸的常见原因：心胆气虚，应该叫心神气虚，比如突然受到惊吓；心气、心阳亏虚；心阴、心血不足；心脉闭阻；脾肾阳虚，水气凌心。很多原因都可以导致心悸，至于是哪一种，要结合全身情况进行辨证。不要求同学能够把心悸的原因都背出来，8 种还是 7 种，不必死记，但是要知道这些原因都可以导致心悸。

（四）胁胀

胁胀肯定是肝胆的病变、肝胆经络的病变。经常见到的是肝气郁结，表现在病人身上就是胁胀，胸胁胀闷。肝胆经气不利，为什么会经气不利？最常见的原因有湿热阻滞于肝胆，肝胆湿热可以吧；饮停于胸胁，胸腔积液——悬饮的时候，可以出现胁胀。

（五）脘痞

胃脘痞胀，胃脘这个部位感到胀闷不舒。脘部痞胀，病位多半在胃，或者是在脾。常见的原因也很多，饮食不慎可以导致，脾胃气虚可以导致，胃阴不足可以导致，饮邪停留于胃——四饮里面那个狭义的痰饮，饮停留于肠胃的时候，湿邪困脾等，都可以导致脘痞。要知道脘痞的病位，胃脘这个部位痞胀，恐怕离不开胃。为什么导致胃脘痞胀？凡是能导致胃的病变的原因都可以导致，胃的各种证型都可以出现胃脘痞胀、疼痛。

（六）腹胀

腹部作胀，原因也很多，病变也很多，要注意区分。腹胀要区分虚和实。腹胀时减，时时肚子胀，等一下又好一点，不那么胀了，喜按，揉按揉按，胀会减轻一些，多半是虚证，如脾气虚弱，脾失健运。腹胀不减，一直就这么胀，里面的实邪没有消掉，所以一直腹胀，并且拒按，多半是实证，实证的原因也很多。为什么肚子胀、腹胀，最常见的有气滞，还有食积、燥屎等，原因也不要求详细掌握。

（七）身重

身体沉重，头重、身重，有种重的感觉，严重的时候出现重痛。头如裹，身如缠，腰重如带五千钱，阴下湿如牛鼻上汗，这都是湿的表现。头如裹，好像阿拉伯民族，头上裹了一块大包，一种重的感觉；身如缠，好像有绳子缠在身上一样；《金匮要略·五脏风寒积聚脉证并治》讲，"腰重如带五千钱"，什么叫腰重如带五千钱呢？过去的那种铜板，中间有一个孔，现在有钱包，纸币几千、几万都可以用个皮包放着，过去那种铜钱，100个、200个钱，没办法拿，只有用根绳子把钱串起来，捆在腰上，"腰重如带五千钱"，好像带了5000个铜钱在身上一样，这是形容身重的表现。身重多半是水湿泛滥，水湿内停，身体沉重；或者是气虚不运，热病后期气阴两虚，体质虚了，气虚、气阴不足，感到身体沉重、疲倦、没劲，所以身重。

（八）麻木

肢体麻木的感觉，麻木实际上是肌肤的感觉功能减退。轻微的是感觉自己身上麻，严重的说没有感觉了，木了、毫无知觉、感觉消退，这样的一种表现叫作麻木。麻木的常见原因，比如气血亏虚以后，经气不利可以出现。大家可能有这种体会，某个部位压迫久了以后，就感到麻了，坐久了以后站起来，脚感到麻木了，不知道动了。这种感觉是因为压迫以后，气血供应不足、气血亏虚，经气不利造成的。或者是风痰瘀血阻塞经络，或者是肝风内动。有个说法，"大拇指发麻，三年之内必有大风"。风眩、高血压的病人，如果出现了指头发麻、大拇指发麻的话，三年之内必然会中风，这话虽说得太绝对了一点，但看来这也是中风的一个警报，危险因子之一，如果出现了麻，中医讲可能是肝风内动、风痰阻络，肝阳要化风的一种表现，说明风痰瘀血阻滞在经络，肌肤不利，可以出现麻木。

（九）阳痿

阳痿是男性的一种病变。阳痿并不是一种不适，不是一个自觉症状，阳痿没有什么不舒服，但也是一种痛苦，阴茎不能勃起，是性功能障碍、性功能低下，会造成心理上的痛苦。一般认为阳痿可能是肾虚，肾虚固然是常见的原因，命门火衰可以导致，惊恐伤肾可以导致。但是很多阳痿，可能是由于心理因素，思虑伤脾，肝失疏泄，肝的疏泄功能包括对肾精、对性欲、对情欲的疏泄作用，所以可能是肝气郁结，思想有包袱、情志不欢快、心理有压力、担心自己性功能不行等，都可以导致阳痿。还有一个原因是湿热下注，湿热下注也可以导致阳痿。

（十）遗精

遗精，指没有经过性交，不在性交的时候精液自然遗出。和生理性的精满而遗不相同。正常的男性在生育年龄段，1个礼拜、半个月、1个月有遗精现象，可以是正常现象。这种遗精是讲病理性的，又分为滑精和梦遗，多半和肾有关系，和心也有关系，心肾不交，肾气不固，与这些因素有关系，今后《中医内科学》会具体讲。

对于不适的感觉，蜻蜓点水般地讲了这么10个。这10个里面，对每个症状产生的原因有哪些？它的病位、病性，辨证，是什么病种？不要求同学们都记住，但是通过学习以后要有个印象，什么是头晕，最常见的原因是什么，你要能考虑到。当出现某个症状的时候，知道有这样一些原因，才能够有利于辨证。

五、问耳目

问耳目，即问耳朵和眼睛。

（一）问耳

1. 耳鸣、耳聋、重听

耳鸣、耳聋和重听，这是 3 个症状，表现不一样。耳鸣是自觉耳内鸣响；耳聋是耳朵听不着、听力减退；重听是听不清楚，声音重复，嗡嗡嗡。3 个症状表现不一样，但是原因基本相同，病理性质基本相同，不是 3 个症状相反，3 个症状可以同时存在，或者是演变发展，有的是先出现耳鸣，耳鸣久了慢慢地耳朵也听不见了，可以由耳鸣发展成为耳聋。耳鸣、耳聋或者重听，是耳鼻喉科、耳朵疾病里面最常见的症状，如果是以耳鸣、耳聋或者重听为主症的时候，一般耳鼻喉科要进行详细询问，并且要好好检查一下。

导致耳鸣、耳聋和重听的原因很多，可能有几十种病，除了耳鼻喉科的专科疾病以外，内科疾病、其他科的疾病，病人也可以出现耳鸣、耳聋或者重听。这个时候你不能说，我不是搞耳鼻喉科的，我不看、我不会、不知道耳鸣、耳聋是什么意思、什么原因。中医应该知道这些症状的含义，还应该知道对它进行辨证。怎么辨呢？一般以耳鸣声音的大小，按之甚还是按之减轻，听力减退是突然耳聋还是长期慢慢的逐渐减退，根据这种情况来区分病情的虚和实。突然发的耳聋，或者突然发的耳鸣，声音比较大，形容耳如雷鸣，像打雷一样的隆隆响，声音很高，按之加重，越按越厉害，这种多半是实证。是什么实呢？耳朵为什么会突然鸣响起来了、听不见了呢？肝阳上亢，肝胆火盛，痰火壅结，气血瘀阻，风邪上袭，药毒损伤，好多原因都可导致。前面几个应该比较容易理解，肝阳上亢、肝胆火盛可以；气血瘀滞，头部受伤以后可以。为什么风邪上袭出现耳鸣呢？确实有这种情况，有的感冒以后，耳朵听声音不太清楚，由于咽到耳朵里面有一条管子，解剖上叫咽鼓管，上呼吸道感染、肺部有病的时候，咽鼓管这个地方充血水肿，造成通气不良，因此可以影响到耳朵。打雷的时候为什么要张着嘴啊？就是让耳膜两边的压力能够平衡，从耳朵进去的和从口腔里面进去的压力能够互相抵消。按道理耳朵属于肾，为什么风邪影响到了耳朵，出现耳鸣了呢？实际上是风邪影响到肺，肺系和耳朵有关系，这是风邪上袭。药物损伤、药毒损伤，比如链霉素中毒，突然引起的，这些情况多半是实证。虚证是长期的耳如蝉鸣，声音比较细，按着减轻一些，耳聋是慢慢形成的，多半属于虚证。说多半，就是说并不是绝对属于虚证，比如链霉素中毒、药物性的耳聋，已经聋了几十年了，是在小孩子、刚几岁的时候，打链霉素把耳朵打聋了，能不能说几十年一直是肾虚？不一定。因为肾开窍于耳，所以久聋、久鸣一般属于虚证，认为是肾精亏虚，或者脾虚清阳不升，肝肾阴血亏虚，耳失充养，这都要结合体质、全身症状等方面的情况。

2. 耳胀、耳闭

耳胀是指耳朵里面有一种胀闷的感觉，自己感到胀闷。耳闭是一种完全阻塞的感觉，听力减退。耳闭、耳胀是什么感觉？我看坐飞机的时候就可以有这种感觉，乘飞机时，飞机升空的时候和飞机快要降落的时候就感到耳朵里面有点胀吧，耳朵听东西好像听不到，要做个吞咽动作，吞咽一下，就好像通了，没有做吞咽动作的时候好像里面闷闷胀胀的，那就是耳闭、耳胀。所以飞机上的服务员要发几粒糖给你吃吃，做个吞咽动作，就可以解决这个问题。耳胀可以发展成为耳闭，二者的病因病机是相同的，多半属于风邪侵袭，经气闭塞，痰湿蕴结在耳，或者邪毒留滞，气血瘀滞。可以由耳朵的疾病导致，也可以由全身的其他情况导致。

（二）问目

1. 目痒

目痒，眼睛痒的感觉。这是眼科常见的症状，但是其他科的疾病也可以出现目痒的症状。如果是畏光流泪，还有目赤肿痛之类表现的，应该是实证，多半是肝火、风热。稍微有一点痒，比较轻、经常性的痒，多半是虚证，由于血虚，目失所养导致。

2. 目痛

眼睛痛的原因很多，眼科很多疾病都可以出现眼睛痛，全身的病也可以出现眼睛痛。病人说眼睛痛，甚至是主诉，不能都推到眼科那里去，应该知道目痛有什么原因，痛得很严重、很厉害，多半是实证；隐隐的痛，多半是虚证，这是起码应该掌握的。目痛色赤，可以因为肝火上炎、肝阳上亢、风热上袭，俗称的风火眼、火眼、红眼病等，都可以出现，阴虚火旺也可以出现目痛。头目胀痛，除肝阳、肝火以外，还有痰湿内阻，房水流通不畅，眼压增高的时候可以出现眼睛胀痛，青光眼最常见的一个表现就是眼睛胀痛。还有脑子里面有瘀血，脑子里面生瘤子，除了头痛以外，如果压迫了视神经，可以引起眼睛痛、目盲。

3. 目眩

目眩，就是眼花，视物旋转动荡，如坐舟车，或者眼前如蚊蝇飞舞，好像在冒金星，好像有蚊子、苍蝇在那飞舞一样的，这是目眩。所谓"眩晕"，严格地说是两个症状，眩是指眼睛眩，晕是讲的头晕，所以要把它分开来，头晕、目眩，而不要简单地称眩晕。为什么？有的病人只有头晕，眼睛并不花，头晕，看到房子在转动，自己站不稳，并没有看到有蚊蝇飞舞。有的是眼睛发花，但是头并不晕。虽然有头晕眼花同时存在的，但是有的只有头晕没有眼花，有的只有眼花没有头晕。所以不要笼统地称为眩晕，最好是头晕、眼花（目眩）分成两个症状。目眩与头晕的原因有相同的地方，目胀痛的那些原因也都可以，肝阳、肝火、痰湿、气血亏虚都可以导致。

4. 目昏、雀盲、歧视

目昏是指视物昏暗，模糊不清，视力下降，视力减退，或者是老年人，原来眼睛很好的，变成老花了，看东西看不清了，或者是近视等，这些都叫作目昏，看东西昏暗模糊，看不清楚。雀目，就像麻雀一样，到了天黑的时候就看不见了，也有的叫作鸡盲，鸡到天黑的时候也看不见东西。歧视是指视一物为二物，一个东西变成两个东西了，一个人站在那，变成两个，伸一个指头，看成两个指头。这3个症状有共同的地方，都是由于肝肾亏损，精血不足，目失所养所导致的。

六、问睡眠

问睡眠。睡眠在《灵枢·大惑论》有一句话，叫作"阳入于阴谓之寐"，"寐"就是睡觉、睡着了，"阳入于阴谓之寐"。我们还曾经引过一句有关"汗"的话，用阳和阴说明汗是什么，在《素问·经脉别论》里面讲到"阳加于阴谓之汗"，那句话很重要，对于理解汗的生理病理，为什么出汗不出汗至关重要。要理解睡眠的原理，就要理解《灵枢·大惑论》所谓"阳入于阴谓之寐"的这句话。"阳入于阴谓之寐"是什么意思啊？就是讲的阳气跑到里面去了，由兴奋变成抑制，可以这样讲吧？阳入于阴，兴奋是阳，抑制是阴，由兴奋转移到抑制状态，要睡觉了。睡眠，为什么人要睡眠？这和人体卫气的运行有关，日行于阳、夜行于阴，是一种生物节律，这是人类长期适应自然界昼夜变化形成的一种规律。

睡眠正不正常，与卫气的运行、阴阳的盛衰、气血的盛衰、心神的功能有密切关系。睡觉，是适应自然变化的一种表现，睡眠的时间，恐怕人生一世 40% 的时间是处于睡眠状态。如果人生下来就不睡觉、一辈子都不睡觉，那是不可能的，因为人与天地相应，天地有阴阳、日月在运行变化，卫气夜行于阴，阴气盛，人到晚上，就应该睡觉。卫气行于阳，所以就醒来，精神就好，处于兴奋状态。

问睡眠，要注意询问睡眠时间的长短，入睡的难易和程度，有无多梦等情况。有的说睡不好觉、睡不着，要问一晚上大约睡着了多久，要说一整晚都没有睡，可能是夸大其词，只可能入睡的时间不是很长。要问清睡眠的时间，睡眠的长短，入睡的程度，入睡以后有些什么情况。

（一）失眠

最常见的一个症状是失眠。失眠又叫不寐，或称不得眠、目不瞑等。目不瞑就是眼睛不闭，死不瞑目，目不瞑并不是眼睛的问题，是讲的失眠，睡不着觉。可以表现为多种情况，有的是经常不容易入睡，或者睡了容易醒，醒了以后很难复睡，或者睡眠不宁、时时惊醒，甚至说彻夜不眠，这都属于失眠。

失眠常常是由于心神的问题，神气不宁，神不守舍。为何心神不宁？一是虚，营血亏虚、阴虚阳亢、阴虚火旺、心肾不交、心神气虚，这些原因都可以导致睡不好觉，虚证。也可以是实证，思虑烦恼，精神压力很大，愤怒不平；火热炽盛，肝阳上亢，痰热内扰，食积胃脘，食积而"胃不和则卧不安"，都可以导致失眠。所以，失眠可因于虚，也可因于实。

（二）嗜睡

嗜睡是想睡觉，多寐，或者称多眠睡，精神非常疲倦，睡意很浓，经常不自主的入睡。当然，春天的时候人们经常容易睡觉，疲倦的时候容易睡觉。有的人并不是因为疲劳，也不是有很长时间没有睡了，就是特别想睡觉，时时想睡，这就是嗜睡。人为什么会睡觉呢？睡觉是卫气入于内、入于阴的一种表现，为什么睡觉之前打哈欠呢？《内经》说这是引阳入阴的一种表现，哈欠就是阳想引阳气向上、引阳到外面，阴则要把阳引到里面去，这样上下相引、阴阳互相牵引，人就哈欠不已。哈欠是疲倦的一种表现，由兴奋转向抑制，兴奋和抑制交争的时候就打哈欠。目张、醒来，则是阳出于阴的一种表现。

为什么会特别想睡觉？多半是由于痰湿内困，清阳不升。一般胖子容易入睡、想睡觉，痰湿太重；心肾阳虚，神失所养也可以导致。大病之后处于恢复期，容易睡觉、想睡觉，那是神气没有恢复的表现。还有一种特殊的，叫多眠症，多寐，特别在吃饭的时候容易入睡，吃饭时，吃着吃着就睡着了，有这种情况，那是一种特殊的病。

除了嗜睡以外，还有昏睡、昏迷这样的名称，嗜睡不等于昏睡、不等于昏迷，特别想睡觉不等于昏睡。昏睡和昏迷都存在着意识不清楚，神志不太清楚，而昏昏入睡，才能够叫作昏睡，昏睡的病情比嗜睡要严重得多。嗜睡多半只是痰湿阻困，昏睡则是痰湿已经蒙蔽心神、蒙蔽心窍了，多半是昏迷的前兆，甚至已经出现昏迷。嗜睡和昏睡、昏迷的性质略有不同，程度上有差别。

（三）多梦

多梦是神魂不宁的表现，按照心理学上说，梦常常是一种潜意识的外露。做梦，为什么做梦？心理学认为这是潜意识流露出来了，俗话说"日有所思，夜有所梦"，白天想什么，经常想哪个问题，晚上做梦就梦到这件事了。但是有的时候并没有想这件事，甚至有的人几十年没有见到过，死了几十年根本没有想到了，怎么一下梦到他了呢？没有想着他，也有这种情况。梦是睡眠中的一种特殊的心理表现，实际上每个人每天睡觉以后都会做梦，绝对是每个人都会有梦，只是有的人认为自己从来不做梦。不做梦那是做梦以后忘记了，不等于没有做梦，自己没有记住、没有意识到。根据心理学上的研究，人的睡眠里面，一晚上有一两个小时是处在做梦的状态。睡眠中什么时候容易做梦呢？梦发生的时间多半是在浅睡眠状态的时候，睡眠不深，特别是睡觉以后快要醒来的这个时候。有人讲整晚都在做梦、做了一整晚的梦，实际上没有做一整晚，多半是他快要醒过来的时候做梦，这个时候、人快要醒来的时候为什么容易做梦？这个时候中医认为是厥阴阶段，什么是厥阴？厥阴是阴气尽了，阳气要开始复升了，阴中之阳、阴尽阳升的这个阶段叫作厥阴。厥阴是肝，肝属于木，属于风阳，就像冬天过去了，春天要来了，阴极阳生，这个时候，睡了一晚，休息好了，慢慢要醒过来的时候，还没有完全醒过来的情况下，处于浅睡眠状态，已经有了一些感觉，但感觉还不太清楚，模模糊糊的时候，就出现了梦境。如果做一个脑电图的话，发现是处于一种快波睡眠状态，就是睡眠不很深，脑电波描的那个图、那个波纹老是在跳动，眼皮也开始在眨起来了，这是浅睡眠状态。如果处于深睡眠状态，睡眠很深的状态，处于太阴（阴到了极点）状态，就很少做梦。

为什么多梦？俗话说日有所思，夜有所梦，这是一个原因。做梦往往是内外因素刺激所引起来的，多半都是内外因素作用的结果，有内因，有外因，《灵枢》中专门有一篇，叫作《淫邪发梦》，里面讲了会出现梦的几十种情况。为什么会梦大火？肯定是有热，睡觉很热的时候可能会梦见起火。如果是被子没有盖好，原来睡得很深的时候感觉不到，快醒的时候感到脚凉，可能就梦涉大水，从水里面经过。可能是要解小便了，睡眠中要解小便的时候，哎呀，到处去找厕所，要解小便就找不到厕所，可能就做这样的梦吧，所以梦往往是由于内外因素刺激所导致的。做梦，一般来说没有什么问题，是个正常现象。但是有的人特别容易做梦，做梦的时间确实比较多，甚至梦一些稀奇古怪的事情，有的梦可以预示病情，有这种情况，可以从梦中得到启发。比如说有的人做梦，梦见被别人踢了一脚，胁部啊、哪个地方被踢了一下，以后一检查，果然发现肝脏啊、什么东西出现了问题。为什么会出现这种情况呢？往往是因为白天处于兴奋的状态、工作的时候，对于轻微的刺激——某个部位有一点病灶的时候，可能没有感觉到，处于深睡眠状态的时候也感觉不到，高度的抑制了，只有处于厥阴状态，阴气尽、阳气要复升的时候，内外环境都很安静，这个时候体内有一点病变、病灶存在，有一些痛、胀等感觉的时候，可能就感觉到了，感觉被别人打了一拳、踢了一脚，或者被狗咬了一下，以后一检查，果然就"梦"出一个病来了。实际上并不是梦出一个病来了，是因为已经有了病变存在，在做梦的这种情况下感觉到了，平常感觉不到。经常梦到起火、老是梦飞檐走壁这些情况，这个人可能是什么问题啊？热盛、肝阳上亢，可能是这个问题。经常做梦是衣服穿得很少或者全身被淋湿了，等等，很可能就是阳气不足。所以通过梦，可以提示病变的情况。

第十一讲
问诊（九）

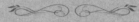

七、问饮食口味

问饮食口味，就是询问病人有没有口渴和饮水的症状，食欲与食量的情况，以及口中有没有异常气味、异常味觉。主要包括："饮"，要不要喝水、饮水的多少；"食"，食欲和食量；"口味"，有无异常气、味。口渴和饮水，主要是提示津液的盈亏，体内水分的多少；食欲与食量，主要是提示脾胃的运化功能、消化吸收功能怎么样；饮食和口味，还能够反映全身的寒热虚实状况。

（一）口渴与饮水

口渴和饮水密切相关，但不完全相等。口渴指病人自觉口里面干渴，饮水是指实际饮水量的多少。有的病人虽然口干但是不太喝水，所以口渴和饮水不完全相等，但是密切相关。

询问口渴和饮水，可以测知患者体内津液的盈亏。津液是指生理性的、有营养滋润作用的液体，津液的生成靠阳气的气化作用，所以口渴与饮水，还可以测知阳气的气化、输布情况。询问口渴和饮水，可以了解阴阳的盛衰，证候的寒热虚实、湿和燥。阳盛则热，热则必然口渴；阴盛则寒，寒则口不渴。寒证一般口不渴，热证一般口渴。阳气虚不能蒸发津液，可以口渴；阳气虚一般来说属于虚寒，所以又口不渴；阴虚一般有口渴；湿证应该口不渴；燥证口渴饮水。

问口渴与饮水，要注意询问口渴不渴、口干不干？如果口渴，要进一步询问喝水多不多？大约喝多少？同时还要问，喝水后解不解渴？喜欢喝冷的还是喝热的？喜欢喝冷的一般来说属于热证，喜欢喝热的可能是阳气不足、痰饮内停。所以要注意加以询问。

1. 口不渴饮

口不渴饮，本来是一种正常现象，没有病的时候一般并不感到口渴，除了劳动、活动剧烈以后，一般没有这个感觉。病人口不渴时，也不会有痛苦的感觉，所以口不渴饮并不是症状，是个阴性表现。但是这个阴性症状，可以反映人体津液和阳气的情况。因此，病历中有时要记"口不渴"，有利于对病情的分析思考。

口不渴说明津液未伤，说明这个病人一般不是热证、不是燥证，有可能属于寒证或湿证。因为寒不消耗水分、不消耗津液；湿本来就是一种水分、由水变成的，所以寒、湿一般不会出现口渴。因此口不渴可以排除热证、燥证，很可能是湿证和寒证。

2. 口渴欲饮

口渴想喝水。要注意询问是生病以后才口渴欲饮水，还是平常就口渴喜欢喝水。有的人有喝水、喝茶的习惯，每天要喝两瓶水，5磅、10磅，形成习惯了，不一定是病理表现，不能写"口渴多饮"。假若原来不太喝水，生病以后想喝水、特别想喝水，那肯定属于病理现象。

口渴多饮提示多属燥邪、热邪，津液受到损伤，阴液不足。也可能是阳气的气化作用减退，阳气不能蒸发水分、蒸腾津液，津液不能上潮于口，也可以出现口渴，这种口渴并不是津液的缺乏，而是由于阳气的亏虚，阳气不能够输布津液上潮，因而口渴，当然这种口渴肯定不会喝得太多，是"渴不多饮"，并且往往是"渴喜热饮"。

根据口渴的程度和特点，可以分为口微渴、口大渴、口渴引饮、渴不欲饮、渴欲饮冷，有这些症状描述。这都是提示津液的亏损，并且可以提示亏损的程度。还有一种口燥、咽干，就是经常感到咽喉干燥，有的病人说特别是晚上睡觉，一醒来口干得很厉害，咽干，但水不一定喝得多，就是感到干燥，这多半是阴虚火旺。

口渴饮水，有几种特殊情况，要引起重视，提示特殊的病。①无热而口渴多饮。一般来说口渴多饮是热证，热证口渴应该有发热的表现，口渴、舌红、苔黄、脉数，一派热证的表现，但是这种病人全身没有热的表现，不发烧，就是口渴，量体温并不高，自己也不感到发热，这种无热而口渴多饮，可能是"消渴"，这种病人往往兼有尿多。②尿崩症。小便特别多，尿清、量特别多，病人必然口渴厉害，饮水自救，这是一种比较特殊的病。③小儿夏季热。夏季热是小儿在一两岁的时候，他的生理调节机能不太正常，不能适应气候的变化，到暑天的时候，天气炎热，外面气温高，小孩子的体温也高，外面的气温降下来一点，他的体温也降下来一点。夏季热的特点是发烧很厉害、口渴很厉害，但是小便清、不出汗。天热的时候，正常人出汗多，因而小便就少。小孩子的生理功能还没有完全健全、排汗功能不健全，发热的时候不出汗，而水又喝得多，都从小便排出，因此小便并不黄，这种情况叫作夏季热。

　　提示特殊的证。①热证"口不甚渴"，或者称"口反不渴"。在《温病学》里面有这样的提法。前提是热证，发热应该口渴，发热到 39℃、40℃，却口不太渴，或者说口反不甚渴。应该口渴，反而不渴，这种情况中医认为是什么问题？是热入营分、热入营血的一种表现，热邪已经到了营分，不是在卫分、不是在气分，深入到了营分，甚至到了血分，热入营血了。请大家注意，热入营血是不是必然口反不渴呢？不一定，尤其是现在的情况大不相同了，一发烧就吊盐水，吊上 3 瓶、5 瓶，病人可能就口不渴，小便还清长。为什么啊？补充了那么多的水，已经输进去液体了，所以口不渴了。这种"口反不甚渴"的情况，是不是热邪深入到了营分、血分？不一定，因此要全面地看。如果没有其他影响，病人仍然发热，口反不甚渴了，可能是病情深一步到了营分、血分，不见得是病情减轻了。②"渴不多饮"。口渴，但又不想喝水、喝得不多，多半是湿热的表现。③"渴喜热饮"，或是"水入即吐"。口渴，要喝水，并且要喝热的，或者是口渴欲饮水，饮入即吐，喝了以后胃脘痞胀，又吐出来，这多半是痰饮、水湿内停。有水饮停在里面，按理是口不渴，但是口渴，并且要喝热的，或者喝了以后又吐出来，这是水液没有转化为津液，津不上承所以口渴，饮水之后更加重饮停，所以饮入即吐。④口燥但欲漱水不欲咽。这是《金匮要略》里面提到的，"口燥，但欲漱水不欲咽"，就是口里面干燥，用水漱一漱口，并不把水吞下去，这种情况多半提示是瘀血。

这几种口渴饮水比较特殊。一般说寒证口不渴，热证口渴，阳气亏虚不能蒸发津液也可以出现口渴，痰饮内停也可以出现口渴。前面这几种特殊情况的机制是什么？第一种解释，不是单纯的热证，还有其他的原因，营分证、血分证都是热证，痰热、瘀热、湿热，也都有热，但是除了热以外，还有痰、有湿，或者有瘀，兼有这些病性。为什么会口燥而不欲咽，或者口反不甚渴，或者口渴而不欲饮，或者渴不多饮，就是因为有湿、有痰、有瘀。血分、营分也含有津液，血液有津液，痰湿是由津液变成的，由于有热邪，热邪能够蒸发津液上潮，就像一杯开水，水温很高的时候，杯盖上面就有水蒸气，由于热邪能够蒸发水分上潮，口腔里面有津液存在，热在湿、痰、血之中，热蒸发水分上潮于口，因此口不太渴。第二种解释，为什么营分证口反不甚渴？营分证的热和气分证的热，从热势来说有所不同，举个生活例子，烧树叶、柴草、麦秆的时候，火势、火苗显得很旺，烧煤、烧木炭的时候，从火苗、火势看，好像并不怎么旺，但是温度持久。气分证和营分证、阳明经证和阳明腑证，热势不一样，气分证、阳明经证的热，就像烧柴草一样，火势很明显，壮热，"热势鸱张"，到了营分证以后，热势没有那么明显、那么张扬了，火热隐藏较深，出汗也相对减少了，所以口渴可能反而不如气分证那么明显。第三种解释，热邪进入到营分、血分以后，往往心神受到影响，神志可能有些模糊，感觉没有在气分的时候那么灵敏。气分证口渴很明显、要喝水，到了营分以后对口干不太灵敏，所以口反不甚渴。第四种解释，热入营血分以后，这种血液、营阴不是一般的水分，营阴和血液是阴液里面最珍贵的部分，所以一般喝点水不能解决问题，消耗的是营阴、阴血，喝水也无济于事，不能补充营阴的不足，所以不太喝水。为什么营分证口反不甚渴？可以用这么一些理由进行解释。痰和湿、痰和饮都是由水凝聚而形成的，本来就是水，因此体内的水分并不少，一般应该口不渴。但是有痰饮为什么还出现口渴呢？由于痰饮阻滞气机，气化不利，津液不能上潮，因而口渴。瘀血为什么口燥但又漱水不欲咽呢？也是阻滞了气机，影响阳气的输布运转，而不是水分太少、津液不足，因此一般是口不渴，或者是喝一点热水，或者是漱一漱口就把水吐掉了，主要是影响了气机。

（二）食欲与食量

食欲是指对进食的一种要求，到时就饥饿、想吃饭，进食时有欣快感，吃起来很有味、很愉快。没有食欲的人，吃饭就像吃药一样的，不是一种愉快感；食欲好的人吃饭是一种愉快感，到时候就有一种饥饿感，要求进食，并且吃起来味道很好，这就是食欲。食量是指实际一次吃多少，有的人食欲好，但是不一定吃得多；有的人食欲不好、不想吃，但是为了要使身体健康，为了生存，咬着牙也要每天吃一碗饭。所以，食欲和食量的概念并不相同，但密切相关。食欲好的一般可能食量大，食欲差的一般食量少，但是两者不完全相等。

食欲和食量主要是判断脾胃的功能。对脾胃功能的判断，我认为李东垣有一段话，写得非常之好。李东垣在《脾胃论·脾胃盛衰论》里面，对脾胃功能的盛和衰，有这样一段话，"胃中中气盛"，中气就是脾胃之气、中焦之气，胃中中气盛，就是脾胃功能旺盛，"则能食而不伤，过时而不饥"，能吃，脾胃功能好的，一顿吃3大碗，甚至吃5碗也不会伤食，脾胃功能不好的人，1碗也吃不下去，吃了以后很不舒服、容易伤食，脾胃功能好的人"能食而不伤"，吃得那么多，不会有食积的表现。"过时而不饥"，一般是隔4、5个小时要吃1顿，超过时间了，1天不吃也没有问题，1次可以吃3碗、5碗，吃了管1天也没问题。脾胃功能不好的，吃也吃不下，还没有过一阵子又饿了，一顿不吃都不行，一顿不吃都饿得慌，脾胃功能健旺的人，是"能食而不伤，过时而不饥"。"脾胃俱旺，则能食而肥"，不但是能食不伤，不感到饥饿，并且长得肥，这个肥是讲的健壮，不是讲的皮下脂肪堆积，是讲的健壮。如果是"脾胃俱虚"，脾胃功能都不好，出现什么问题啊？"则不能食而瘦"，吃不下去，吃得少当然就瘦啊，这是一种表现，或者是"少食而肥"，或者虽然吃得少，却很肥胖。"虽肥而四肢不举"，虽然吃得并不多，食少，但是身体发胖，为了减肥，就少吃一点啊，不要吃脂肪。有的人说什么都没有吃，就是要发胖，只要有水、有空气，就发胖。那是什么问题呢？虽然食得少但是还发胖，别看那么胖，有100多斤、200斤，但是感到没劲，"虽肥而四肢不举"，就是没劲、疲乏。"盖脾虚而邪气盛也"，什么原因呢？脾气亏虚，不能吸收精微，运化失常，而有湿邪，痰湿停在里面，邪气盛也，这是脾胃特别是脾的功能不好的一种表现吧。还有一种情况，"又有善食而瘦者"，虽然吃得很多，但是人却消瘦，吃那么多应该肥胖，但是有的吃得多反而消瘦，那是什么原因呢？"胃伏火邪于气分"，是由于胃有火邪、胃热，胃的消化机能很旺盛，所以能够食，热能消谷。"脾虚则肌肉消"，虽然是吃了很多，但是脾的吸收功能不行，虽然吃了那么多，但是没有很好吸收，所以脾虚而不长肌肉，肌肉瘦削。"善食而瘦"的病机可概括为"胃强脾弱"，消化功能和吸收功能不对应，胃的功能很好，吃得多，而脾的功能很差，未吸收，身体消瘦。李东垣这段话，对于饮食和脾胃功能关系，我觉得描述得非常好、非常之准确。

1. 食欲减退

食欲减退可以有好多名称，可以找出十来个名称来，不欲食、纳谷不香、纳谷不馨、食欲不振、食少、食不下、不思饮食、纳少、纳呆等，都是讲食欲下降、减退，有很多描述。对于食欲不振、不想吃饭，要特别注意，是新病还是久病？是长期不想吃饭，还是得病以后近几天不想吃饭，或者有了什么思想包袱以后才不想吃饭，要问清这些情况。

如果属于新起的病，病了3天了，前几天开始有点发烧或者咳嗽啊，并且不想吃饭。不想吃饭按道理说应该是脾胃虚弱，是不是脾胃虚弱？这种情况就不一定是脾胃虚弱，可能是正气抵抗邪气的一种保护性反应。生病以后，本来正气要去抗邪，如果吃较多的食物，要把能量都消耗到消化食物上面去，因此不想吃饭可能是一种能动的保护作用，不一定是脾胃功能的虚弱。再比如有思想包袱，整天愁眉苦脸，问他想吃饭不？肯定是默默不欲食的，不想吃饭，吃饭没味，吃饭没有欣快的感觉。那可能是肝气郁结，也不一定是脾胃虚弱，所以要注意。

但是久病的、长期的、经常不想吃饭，就是说食欲不振已经有很长的时间了，长期的不太想吃饭，多半是属于脾胃虚弱，或者是其他脏腑有病影响到了脾胃的运化功能。

2. 厌食

厌食和纳呆。什么是纳呆？可食可不食，像呆子，要他吃，他也吃，不吃也可以，没有进食的要求，对吃饭这个问题比较呆滞。纳呆多半提示属于实证，常见于食滞胃脘、湿热蕴脾、肝胆湿热，是有邪气在里面的表现，不一定是脾胃虚弱。发现经常有人把食欲不振描述成纳呆，其实食欲不振和纳呆的表现不相同，病机也不同。食欲不振，一般属于脾胃虚弱，纳呆则多半是有食积、湿热等邪气。所以，我建议把纳呆和食欲不振区分开来。

厌食是指不想吃，看到食物就讨厌，甚至恶闻食臭，闻到油烟，看到食物，他就闷得慌，就不想吃了，这就是厌食。厌食、厌恶食物，有的属于怀孕，孕妇可以出现恶阻，什么叫恶阻？厌恶饮食，胎气阻隔。厌食可以是一种病，小孩子常见，一顿饭两个小时吃不完，一口饭半天没有吞下去，到处追着就是不吃。现在还有一些年轻人，特别是女性，怕肥胖就节食，慢慢就出现厌食。厌食、纳呆和食欲不振的病情性质有所不同，应当加以区分。

3. 消谷善饥

消谷善饥，或者说是多食易饥。就是病人吃得很多，容易饥饿，吃了很多，等一下又饿了。如果是单纯的消谷善饥，一般来说是胃火旺盛。还有一种消谷便溏，吃是吃得多，善食，但是吃了以后脾的功能不好，大便拉出来的是"糖"——便溏，当然不一定是糖，或者是没有消化、没怎么消化的食物，吃了以后很快又排出去了，这种情况和李东垣讲的善食而瘦是一个意思，善食而瘦是胃强脾弱，善食而便溏也是胃强脾弱。如果善饥又多饮、多尿，形体消瘦，"三多一少"，这是最典型的糖尿病——消渴的表现，这种典型的"三多一少"现在临床上比较少见了，不是消渴、糖尿病少了，而是还没有到"三多一少"的时候就发现了。如果出现典型的吃得多，喝得多，小便也多，人又瘦，那肯定是消渴。

4. 饥不欲食

饥不欲食，是指有饥饿的感觉，但是不想吃。一种原因是胃阴亏虚、胃阴不足，胃的机能，即胃气还是可以，但是胃的阴液少，难以腐熟食物，吃了不舒服，所以有饥不欲食的这种感觉。还有一种是蛔虫内扰，因为蛔虫寄生在里面，蛔虫要吸取营养，所以容易产生饥饿感，但是吃了食物以后，蛔虫闻食臭而动，蛔虫一闻到吃进去的东西，就赶快去争抢食物，就窜扰不宁，一扰乱，胃就很不舒服。所以这种病人虽然有饥饿感，也可能是种嘈杂感，甚至有疼痛的感觉，这个时候想要吃东西，但吃了更不舒服，蛔虫扰乱得更厉害，所以饥不欲食。

5. 偏嗜食物或者嗜食异物

偏嗜食物或者嗜食异物，比较特殊。喜欢吃特殊的东西，有些是地域和生活习惯的问题，最常见的比如湖南湘潭人喜欢吃茶叶，还有台湾人喜欢吃槟榔，外国人喜欢吃口香糖，这种偏嗜多半属于习惯。四川、重庆吃麻辣火锅，现在也推广到全国了，慢慢就是一种习惯，不一定是病。妊娠期间，喜欢吃酸辣的食物，这是正常的，这不是特殊表现，不是病态。为什么妊娠期间就特别喜欢吃酸吃辣呢？其机制可以推敲，为什么孕妇要吃酸的，平常不吃酸，怀孕的时候就特别要吃酸的，她是什么不足啊，肝气不足？肝阴亏虚？或者是其他什么的，道理还不好解释。

中医学认为，过食或者偏食某一种食物，都能够增气而致病，过于吃甜的，就是甘太多了，可以致病；过于吃酸的，也可以导致酸太多，可以致病。比如说偏食肥甘，可能容易生痰湿；过食辛辣，可以导致火盛；偏食生冷，可以损伤脾胃等。食物要保持平衡，不应当偏食。

有种特殊的嗜食异物，是一种病理现象。有人认为嗜食异物多见于蛔虫病，小儿蛔虫，寄生虫在里面，有种特殊需要，要吃些特殊的东西，吃起来感到舒服，偏嗜食物，甚至是吃一些异物，吃一些不属于食物的异物，这可能是有虫的表现。也有人认为偏食异物是"脏神所欲"，是一种欲望，是情志的病变，精神情志、心理上不正常。"神无所举，良恶莫辨"，神志不正常，分不出好的和坏的，分不清哪个能吃、哪个不能吃。还有一种观点是"脏气之偏"，张景岳在《景岳全书》里面讲到，"凡喜食茶叶，喜食生米者"，有的喜欢吃茶叶，吃生茶叶，不是泡茶以后嚼茶叶的渣滓，而是把茶叶拿到口里面去嚼，有的喜欢吃生米，"多因胃有伏火"，胃里面有火，所以能够消化特殊的物质。"又有喜食炭者"，木炭、煤炭，喜食炭者，"必其胃寒而湿"，张景岳认为这是胃里面有寒、有湿，木炭是干燥的，能够吸收水分，炭里面有热量，所以认为是寒和湿的问题，"故喜吃燥涩之物"，因为有寒、有湿，他就喜欢吃这些干燥、燥涩之物。当然他又提到了，"亦当察脉症"，不要单纯看喜欢吃木炭就说是有寒湿，还要结合全身的情况。杂志上曾经有过一些报道，有的报道说，心脾两虚喜欢吃糯米，病人有一种特殊的嗜好，喜欢吃糯米，辨证是心脾两虚；胃阴亏虚者，喜欢吃猪油，就是脂肪啊，胃阴亏虚，不只是吃猪肉、肥肉，还喜欢吃猪油；胃热炽盛喜吃污泥，胃火旺，诊断为胃火旺，喜欢吃很脏的泥巴；热毒炽盛，甚至吃樟脑丸，樟脑丸就是卫生球，喜欢吃那个东西；还有报道成人湿郁喜欢吃黄土，吃黄土是有湿邪；有成人血虚、成人脾虚湿阻、老年脾虚喜欢吃盐。我看到杂志上的报道就有这么一些，吃一些怪怪的东西，吃木炭、吃樟脑丸、吃污泥、吃生米、吃猪油等，有这么一些报道。

怎么解释嗜食异物的机制呢？有人认为可能是蛔虫寄生肠道，由于蛔虫改变了人体的内环境，蛔虫能够释放出一种物质到肠胃里面来，以供蛔虫的自身生存，使内部环境遭到了破坏；或者是虫寄生在肠道里面以后，吸取营养，使脾胃功能发生紊乱，气机的升降失调，燥湿不匀，或者是气机郁结化火，或者是寒湿内停，这是一种观点。另一种观点认为，之所以喜欢吃这么一些异物，比如吃黄土、吃污泥、吃盐、吃樟脑丸、吃猪油等，是什么问题呢？是"脏气之偏"，希望以这种异性之物来纠正身体之偏，比如肝虚的时候就喜欢吃酸的，有脾虚的时候喜欢吃甜的。刚才引用了张景岳的话，喜欢吃炭者，是因为有寒湿，寒和湿，这是种病理之偏，用木炭、煤炭这种燥涩之物，祛寒燥湿，能够纠正人体生理之偏。胃阴虚的人喜欢吃猪油，喜欢吃油、吃糯米，什么问题呀？希望通过吃糯米、猪油来增加胃阴，补充胃中阴液的不足，所以是希望通过这些异物来纠正身体之偏，或者是补充身体的某种营养物质、某些成分的亏虚，吃的那些东西可能就是病人身体里面缺少的，或者用它来对抗某些多余的物质。这种解释，比较符合情理。

还有个问题要提出来，这些异物，本来是正常人不吃的一些东西，吃了这些异物怎么能够消化呢？人吃的食物，都是经过了几千年、几万年、几十万年，人体演变下来而形成的习惯。吃这么些异物，吃了以后怎么消化？有人认为可能是因为虫体里面含有一种消化这些物质的酶或成分。不是说最常见的是虫嘛，蛔虫里面可能就存在有这样一种消化这些异物的成分，这是一种解释。还举了个例子，比如，白蚁，专门吃木材，某间房子、木房子，有白蚁以后就能把木头吃空，把房子毁掉。那么，白蚁吃木头，白蚁本身并没有直接消化木材的这种酶，而是因为白蚁体内有一个共生体，叫作纤毛虫，纤毛虫能够将木材纤维转变成果糖，果糖对白蚁来说就有作用，这是一种解释。为什么有虫的人能够吃异物？吃了这些异物之后怎么又不生病？应该说本来就有病，为什么吃了异物不产生其他的问题呢？可以这么进行解释。我还找到一个资料，在《医学与哲学》杂志 1986 年的第 9 期上面，登载着这么一篇文章，就是"试论生物间的健康流行"，说生物间、生物链它们之间的关系，讲到一个例子，说饲料里面，用饲料去喂养反刍动物，牛是典型的反刍动物，牛吃草以后躺在那里，从胃里面把草吐出来，慢慢嚼、慢慢消化，这是反刍动物。草里面有一种虫叫纤毛虫，纤毛虫可以在牛的胃里面生长繁殖，发酵饲料和提供动物所需的糖类、脂肪和蛋白质。牛吃了草以后，就是通过纤毛虫把草、饲料发酵，产生了果糖、脂肪、蛋白质，产生这些东西，才能够被牛利用，所以牛吃的是草，挤出来的是奶，中间一个环节是草里面有纤毛虫，如果草里面没有纤毛虫，牛吃的草不能直接起作用。所以，如果喂养牛的时候，给它吃面粉、吃米饭，直接吃糖、脂肪这些东西，发酵以后就产生大量的乳酸，乳酸就能够杀死纤毛虫，这个时候牛吃的草就不能消化、不能起作用，乳酸在牛的胃里面还会使牛肚子胀，因此可以导致牛死亡。说明这是个生物链，牛吃的草，纤毛虫怎么样起作用。那么，人要吃这么些特殊的食物，是不是也有可能是因为这些食物里面含有一种什么特殊成分能够帮助消化，提供一种什么营养，提供一种什么物质呢？我将这个报道抄录下来，举这个例子，可以作为我们的参考。

6. 食量变化

食量的变化，这是讲的量变化。食欲逐渐恢复，食量逐渐增加，是胃气逐渐恢复的表现，生病以后，原来不能吃、吃得很少，现在慢慢想吃了、慢慢吃得多了，应该是胃气逐渐恢复的一种表现。如果食欲逐渐减退，食量逐渐减少，是脾胃功能逐渐虚弱的表现。

一个特殊的名称叫作"除中"。什么叫"除中"？就是中焦要消除了、要消亡了、中气将要衰竭了。"除中"是讲危重病人本来不能食，长期不欲食，但是在病情很危重的情况下，突然想吃什么东西，并且吃得很有味、吃得比较多、食量大增，突然的，强调的是危重病人突然想吃什么，并且吃得多、吃得有味，这是一种假神的表现，是一种胃气败绝的表现。为什么说是胃气将要消亡的表现呢？除中的机制，成无己在《注解伤寒论》里面有这样一段话，"除，去也"，就是去掉，"中，胃气也"，中是讲的中焦、胃气，是"言邪气太甚，除去胃气"，邪气很严重，病的时间比较久，要把胃气消除掉了，胃气将要衰竭了，这个时候，"胃欲引食自救"，胃气快要绝了，要饮食自救，胃气要救自己，想抓一根救命稻草，用饮食来自救，"故暴能食"，突然能够食，没有办法了，最后一搏，突然产生这种本能的欲望，想通过进食来增加胃气、增加能量，以便和邪气相斗争、战胜邪气。但是，本来胃气就非常虚弱，再一进食，更加消耗能量，甚至食物隔阻在里面，食物要经过消化、吸收，然后才能转化成精气、精血，需要一个很长的过程，不像健康人，肚子饿了吃一顿，马上就来劲了，胃气已经亏虚的人，消化吸收很困难，不能马上变成营养，这样能量无继而告罄，胃气反而衰竭。就是想孤注一掷，最后一搏却很难成功，所以叫作"除中"。怎么解释呢？物理上有一种自感传动势，电灯快要灭的时候，要闪亮一下，突然亮一下，把钨丝烧断了，"除中"可能也是这么一种道理。

第十二讲
问诊（十）

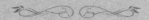

（三）口味

口味是指口里面异常的味觉或者是气味，气味是闻到的，异常的味觉是病人自己的感觉。异常的感觉，自己感到口里面好甜、好咸、有酸味、口苦，这是异常的感觉；气味是指口里面发出来的一种气味，别人能闻得到，而往往自己还闻不到。

口里面为什么会有异常的感觉？可能与外邪、饮食、情志等因素有关，导致了脏腑、脾胃功能的失调。口里面本来没有什么特殊的味，他感到苦、感到甜、感到酸、感到辣，这些感觉是什么问题导致的呢？是脏气上溢于口，古代是这么说的，就是脏器的功能、所藏的物质，比如说肝主酸、肾主咸，它所主的这种气味满溢上来了，满到口里面来了。或者是脏气虚弱以后，不能摄纳精气而外露，脾本来能够摄纳甘甜，虚弱以后，脾不能吸收甜的物质而停留在口腔里面，不能够摄纳精气而外露。这是解释机制，这样的解释对不对，是不是很恰当，还值得研究。

1. 口淡

口淡是指口的味觉功能减退了，缺乏味觉，吃什么东西都尝不到味，甚至吃酸的不觉得酸，吃辣的也不觉得辣，吃苦的也不觉得苦，这是严重的。轻一点的是，没有什么感觉，吃东西尝不出什么味道来。多半是脾胃虚弱、寒湿中阻之类的病变。

2. 口甜

口甜是口里面出现甜的味道，当然吃糖以后会口甜，在没有吃糖的时候也有口甜的感觉，什么问题呢？一般认为是湿热蕴脾。湿热蕴结在脾以后，能够阻碍脾的运化功能，或者脾气本身就亏虚，因为脾本来是主甜，五行配属，甘配属于脾，脾的功能减退，对甘、甜这种物质，不能很好地吸收、消除。比如说口腔的唾液，唾液主要属脾，唾液里面有一种唾液淀粉酶，如果唾液淀粉酶减少，不能够把淀粉慢慢消化掉，脾胃的功能不好，淀粉这种物质经常、长期停留在口腔里面，慢慢发酵以后，产生了甜的感觉，可能是这样一些原因。所以中医认为口味甜，用五行配属五脏来说，认为是脾，要么是湿热，湿热阻碍脾的机能，或者是由脾本身机能不足所导致的。

3. 口黏腻

口黏腻是口里面有一种黏滞的感觉，口巴黏巴黏的，好像有点张不开，有点黏滞难开的感觉。多半是痰热、湿热、寒湿，总的来说是湿吧，痰也是有湿，湿热、寒湿，多半是湿、痰这一类原因，湿性是黏滞的，或者还夹有一个热，湿和热交织在一起，因此就出现了一种黏滞的感觉。

4. 口酸

口酸，口里面有一种酸的味觉。口里面感到酸，口酸这种情况经常见到，甚至是口里面泛酸、吐酸水，甚至还闻到口里面有一种酸味。多半是什么问题呢？一个是伤食，一个是肝胃郁热，肝和胃在一起，里面有湿热、食积，有郁、有热邪。吃进食物以后，慢慢在那里腐烂、消化，出现酸味，郁积在一起，就像泡菜——朝鲜泡菜、四川泡菜，酸坛里面，把东西都郁在里面，郁久就发酸。病位多半归属于肝、胃，气机郁结、郁热、伤食。

5. 口苦

口苦的描述很多，很多病人都说有口苦。口苦总的来说应该是火，或者是胃火，或者是肝胆火、心火等。

6. 口涩

口涩是口里面有那种涩滞的感觉，就像吃生柿子一样，又不是黏滞的感觉，而是一种涩的感觉，涩味。有的人出现口涩，多半是燥热伤津的表现，津液不足，这种口涩的病人可能喝些水就会有所缓解，多半是燥热损耗津液的表现。

7. 口咸

口咸是口里面有一种咸的味觉，味觉感到有咸味。为什么出现口咸？从脏腑配属来说，咸配属于肾。那么，肾有病的时候为什么就出现口咸？道理不好解释，反正古人认为是肾，我还没有看到比较好的解释，但是古代书上说寒水上泛、肾阳不足、阳虚水气上泛，可以出现口咸。

复习一下问饮食口味，就是询问病人有没有口渴和饮水，食欲与食量，以及口中有没有异常的气味、味觉。饮食口味异常，主要是提示津液的盈亏，脾胃运化的失常，并且能够反映全身的寒热虚实状况。阳盛则热，热则口渴；阴盛则寒，寒则口不渴；阳气虚一般口不渴，但阳气虚不能蒸发津液上潮时，则可以出现口渴；阴虚一般有口渴；湿证应该口不渴；燥证口渴饮水。所以口渴与否可以反映人体的阴阳盛衰，证的寒热虚实、湿和燥。要注意口渴饮水的特殊病、证，无热而口渴多饮，常见于"消渴"病；小儿夏季发高烧、口很渴，但是小便清、不出汗，可能是"夏季热"。热证口不甚渴，或者口反不渴，是热入营血的表现，它的机理可用热势深沉、热伤营阴血液不会因饮水而缓解、神识欠清反应不灵敏等来进行解释。痰饮水湿内停，一般口不渴，但痰湿水饮又可阻滞气机，使气化不利，津液不能上潮，因而有的可见口渴。渴不多饮常提示是湿热的表现。渴喜热饮而饮水不多，可能是阳虚不能蒸津上潮，或者是痰饮内停。但又漱水不欲咽，认为是内有瘀血的特点。热入营分、血分，痰热、瘀热、湿热，这些都是既有热的病理，又有营阴、血液、痰、湿、瘀血等阴液的病理，因而口渴可表现为渴不欲饮，或者是口反不甚渴、但欲漱水不欲咽等情况。

通过食欲与食量，主要可判断脾胃功能的盛衰。《脾胃论·脾胃盛衰论》里面讲："胃中中气盛，则能食而不伤，过时而不饥；脾胃俱旺，则能食而肥；脾胃俱虚，则不能食而瘦，或少食而肥，或肥而四肢不举，盖脾虚而邪气盛也；又有善食而瘦者，胃伏火邪于气分则能食，脾虚则肌肉削。"讲得很好。新病不欲食，一般是机体的一种保护性反应；久不欲食、食欲不振多属脾胃气虚；肝郁情志不畅也常见不欲食。以厌食为主要表现的，是厌食病，也要注意是否属妊娠恶阻。纳呆是特指食纳呆滞，可食可不食，常提示食滞胃脘、湿热蕴脾、肝胆湿热，多属实证。消谷善饥又称多食易饥，常常属于胃热，胃的消化机能太旺，善食而瘦，是胃强脾弱。饥不欲食多属胃的阴液不足，蛔虫寄生也有可能。过食或者偏食某一种食物，都能够增气而致病，如偏食肥甘，容易生痰湿；过食辛辣，可以导致火盛；偏食生冷，可以损伤脾胃等。嗜食异物，如茶叶、谷麦、木炭、猪油等，不少报道认为是有虫，希望通过这些异物来纠正身体之偏，补充身体某些成分的亏虚。食量的变化，如果食欲逐渐恢复、食量逐渐增加，是胃气渐复的表现；如果食欲逐渐减退、食量逐渐减少，是脾胃功能逐渐虚弱的表现。有个特殊的"除中"，病情危重而突然想吃、能吃，是"假神"，是中气消亡、胃气将要衰竭的表现。

口味异常包括口里面异常的味觉或者是气味。口味异常，口甜、口酸、口苦、口黏腻、口涩、口咸等，可作为辨证的资料之一，作为辨证的参考。有些是肯定的，口苦多半是火热之邪，口酸可能是肝的郁热、伤食。出现口味异常的机制，一般要考虑到其脏气所属，可能是脏气上溢于口，或是脏气虚弱不能摄纳精气而外露的原因。有些很难讲清，口甜是否一定是脾病？口咸不一定就是肾阳虚、寒水上泛！

八、问二便

问二便的意义。问二便很重要，照西医说，起码涉及两大系统，大便涉及消化系统，小便涉及泌尿系统，起码涉及这两个系统。照中医说，二便涉及水、谷两大系统，涉及消化功能，整个脾胃消化吸收，水液的盈亏和代谢情况。大便和小便，是谷、水代谢的终端、末端，就像产品，虽然大便、小便不是一个真正的产品，但是它是整个功能的最后一道检验关，是终端。整个消化功能怎么样，中间哪个环节出了问题，都会从大便反映出来；水液运行，气化系统出了问题，最后从小便反映出来。全身的很多病，只要影响到脾、胃、肾、膀胱气化这些功能的时候，都可能在大便、小便上得到反映。以小便和大便的异常作为主症、作为主诉来就诊的病人也很多。通过大便和小便可以辨别疾病的性质、寒热虚实。所以，大便、小便和血液检查，就是三大常规，人人都应该要检查一下。除了常规检查，中医还应该重视口问，问大便的情况、小便的情况，应该是常规的问，是中医诊病的常规。凡是病人，不能不问大便、不问小便，不管他是不是消化系统的病、泌尿系统的病，都应当问大便、小便，应该作为常规。大便、小便除了反映消化、泌尿、气化、阳气、津液这些情况以外，也是邪气排出的道路。邪气侵袭机体、停留体内的时候，外邪可以通过发汗，从体表，或者通过打喷嚏，通过咳嗽排出去。咳嗽、打喷嚏也是一种排除邪气的反映，打喷嚏就把邪气排出去了，咳嗽把痰什么东西吐出来，是排邪气啊。有邪气在里面，没有出路不行，大便、小便也是排除邪气的一个重要通道。比如说通下，大便不通，腹中有食积、有毒物等，都要给他导泻，泻大便；水肿的时候利小便，消肿；清热，热邪也可以随大便、小便排泄出去。比如说肝胆的病，肝胆湿热证，龙胆泻肝汤里面用大黄、车前子、泽泻，就是让热邪随二便而出。服了栀子豉汤以后，张仲景说，"黄从小便去也"，使湿热之邪从小便排去，这也是一种祛邪——祛湿退黄。通利二便还可以达到治标应急的作用，有时候腹痛厉害、小便不通，需要马上通利二便。因此，大、小便是祛邪之路，通利二便是治疗的重要措施。

　　问大、小便的方法。怎样问大、小便？告诉同学们，起码要问五个方面：次、量、色、质、感觉。便次，便量，便的性状，大便、小便的颜色，有什么特殊的气味，排便的时间，排便的感觉，特别是排便时的感觉，以及有什么兼症等。不要简单地问你大便怎么样？大便还好，就没有问题了！大便不正常，怎么不正常？"便秘"，要具体问便秘到什么程度？"腹泻"，是一种什么样的泻？一天泻几次？等等，要详细问清楚。

（一）大便

　　问大便。正常成人一般是每天一次大便，也有一天解两次的，也有两天解一次的。通畅，成形，不干燥。成形就是不稀，大家、同学、病人都知道他自己正常大便是什么样子。不正常了，病人也知道，拉稀了、不成形了。量是多少，一天解多少大便？300g还是500g，没有哪个具体去秤，到底正常大便一天是多少，反正每个人都自己心中有数。没有脓血、黏液和不消化的食物，这是大便的一般情况。

1. 便次异常

　　大便次数的异常，最常见的两种，一种是便秘，一种是泄泻。

　　（1）便秘　便秘主要是便次的异常。秘，也有用门字的这个闭，这两个——秘、闭，有什么不一样？是不是一个意思？为什么两个秘、闭都可以用？我还说不清。古代还称为大便难。便秘是指大便干燥，时间延长，便次减少，排便困难。所以便秘这个症状，有几个含义在里面，往往是大便的质比较干燥，排便的时间延长，排便的次数减少，排便的感觉是排不出来、困难，往往有这么四个方面的改变。

最常见的原因：①胃肠积热。热邪炽盛，因为是以大便异常为主要改变，所以是胃肠的积热，实际上全身哪一个脏腑的积热、哪一个部位的热，都有可能导致大便的干燥。②阳虚寒凝。寒邪可以出现便秘，三物备急丸、巴豆，就是治疗寒积便秘的。③气血阴津亏虚。血虚肠失濡润，可以导致便秘。津液不足，不能濡润，也是最常见的原因，津液减少而便秘，在张仲景的《伤寒论》里面叫作"脾约"，用麻子仁丸，给它增加油脂。④积聚、肿块梗阻。便秘还可因为腹部、肚子里面有肿块积聚、癥积，阻塞不通，肠外的肿块压迫，或者是肠痹、肠结，西医讲的肠梗阻，中医叫肠结，或者麻痹性的肠梗阻，中医叫肠痹，麻痹的那个痹，像这样一些，肠道的病变，腹内生了瘤、癌，压迫、阻塞，都可以导致大便的秘结。⑤肛门部位的病变。内痔、锁肛痔，或者是肛门部动了手术，肛门部位痛得很厉害，不敢解大便，一解大便痛得更厉害，两三天不解大便，当然大便很干燥，排便就更困难了，必然便秘。⑥瘫痪病人。肌痿、风痹或者叫喑痱，就是中风后遗证患者，肠管失于运化，经常便秘。⑦温热病过程中。凡是热病、温病过程里面，都可以出现便秘。⑧过服了止泻药或者温燥之品。⑨全身衰竭等。便秘的原因很多很多，病种很多很多，很多原因可以导致便秘，很多疾病可以导致便秘。

（2）泄泻　泄泻，也叫腹泻。泄、泻这两个字有什么区别？要区别一下，有写字的那个泻，是倾泻而出、很急迫，那种泻，突然泻得很多，是倾泻的那种泻；带世字的这个泄，一般是指比较缓慢、长期地拉肚子，比较缓慢。急性、突然、倾泻，多半用写字的那个泻。不管是泄还是泻，泄泻，这两个字都是代表大便稀，次数多，里面的水分比较多，容易排出来、容易解，这样一种表现。

便秘有很多原因可以导致，腹泻也是很多原因可以导致。比如说：①外感的风寒湿热疫毒等，可以导致腹泻。②饮食所伤，食物中毒。③痨虫或者是寄生虫。虫寄生肠道里面，痨虫就是结核杆菌，痨虫在肠道里面，中医把这个病叫肠痨。肠痨有一个比较典型的表现，叫五更泄，这是肠痨的一个典型表现。④情志失常。肝气郁结、肝气犯脾可以引起腹泻。比如"十年浩劫"的时候，把一位领导干部说成牛鬼蛇神，一揪出斗争的时候，他就说别急，让我先上个厕所，肚子痛，要上厕所，不揪斗的时候不痛，一揪斗就要上厕所，肚子痛得厉害、要上厕所，造反派以为是装病，到厕所去一看，正好在那里腹泻，那就是典型的肝气犯脾，是情志引起来的。⑤病久了脾肾阳气亏虚，命火不足，中焦脾胃的阳气不足，不能够腐熟水谷，水谷下趋，可以出现腹泻。所以腹泻的原因好多好多。同学们要大体知道常见的原因，根据脏腑的功能、有什么原因，可不可以导致腹泻，这样去分析，不要死记硬背，书上面写了5点、6点，这5～6点一点都不能掉、不能少、不能错！死记硬背不行。比如说伤食可不可以引起腹泻啊？湿热可不可以导致腹泻啊？受了寒可不可以导致腹泻啊？应该说都可以引起腹泻啊，要领会这个意思，不要死记，但是要知道腹泻的原因是多方面的，很多脏腑可以导致腹泻，很多原因可以导致腹泻。腹泻的病位，应该说直接病位是在小、大肠，但是很多情况下不一定是单纯肠道的问题，其他脏腑有病，可以影响到肠道。比如说脾有病，脾气虚、脾阳虚可以吧，胃有病可不可以？胃的病可不可以引起腹泻啊，肝胆的病、胰的病，都可以导致腹泻。泄泻的类别很多，有很多种腹泻，那些多半属于辨证，而不属于辨病。比如突然起的腹泻，多半是实证；长期的腹泻，多半是虚证；腹泻像水一样，多半是寒湿或者是湿热，水一样，水很多，多半是湿；大便溏泻，解出来的大便像糖一样的，不成形，这是脾虚湿困；痛泻，腹痛就要泻，精神一紧张、情绪波动的时候，就腹痛，要解大便，多半是肝气犯脾。根据腹泻的时间，有黎明泄、五更泄，多半属于脾肾阳虚，等等。到底腹泻怎么分类？怎么辨证？在《中医内科学》会详细讲，大家知道有这么一些情况，暴泻多半是湿，多半是湿热、寒湿、伤食之类；久泄多半是脾肾阳虚等。

2. 便质异常

便质的异常，指大便的质发生改变。便质的异常，往往同时有便次的异常，但是有的时候主要是便质、单独的便质，大便的质发生改变。常见的有这样几种。

（1）完谷不化　完谷，不是顽固，脑筋思想僵化那个顽固，是讲吃的东西没有消化，吃什么拉出来就是什么，当然也不完全是这样，多少要消化一点。就是说有很多食物残渣，那些纤维啊，甚至有的确实没怎么消化，还看得到吃进去的东西，完谷不化。这种完谷不化，经常地完谷不化，多半是脾虚、肾虚，脾肾功能受损了，特别是脾的功能，肾虚也还得通过脾，肾阳不足影响到脾，火不暖土，主要是脾虚了，不能够消化吸收。突然起的完谷不化，可能是食积，为什么？吃东西吃得太多了，消化不及而拉出来的东西有很多没有消化掉，那是食积。食积来得很快，昨天吃今天就拉，没来得及消化，所以完谷不化，这种情况，写病历的时候一般不写完谷不化，因为一写完谷不化，往往就考虑是脾肾阳虚了，所以这种情况的食物不化，一般就写食物未化，不提完谷不化。这个完谷不化，似乎形成了一个专门概念，就是脾肾阳虚、脾气虚弱的一种表现。

（2）溏结不调　溏结不调是什么意思呢？就是大便有的时候干燥，有的时候是稀的。西医有一种病叫非特异性溃疡性结肠炎，中医叫大瘕泄。《难经》里面腹泻有四种形式，一种叫大瘕泄，大瘕泄以后我们还可能讲，就是非特异性溃疡性结肠炎。病人描述，经常大便腹泻，前段时间半个月经常不解大便，解不出来了，就吃点泻药，过了几天又腹泻了，泻了那么一段时间以后，大便又干燥了，又解不出来了，时间上很明显的有一段时间干燥，有一段时间的大便是稀的。还有一种溏结不调是什么意思呢？开始解出来的大便是干燥的，拉到后面就变稀了，由于开始也是干燥解不出来，后面又是稀的，所以也是一种溏结不调。溏结不调的原因，如果是前面那一种情况，多半属于肝郁脾虚、肝脾不和；后面这种，就是先干后稀的这种情况，多半是脾虚。所以溏结不调多半是肝脾的疾病，更常见的是肝气犯脾、肝脾不调。

（3）脓血便　大便里面有脓血，最常见的是痢疾和肠癌，作为病来说最常见是这两种。为什么有脓血？脓，由于肠黏膜的坏死，白细胞变成脓细胞，所以多半是感受了湿热疫毒之邪，络脉受损。癌症也是肠黏膜出现损伤，肠络受损，所以大便里面有脓血。

（4）便血　大便里面有血液。便血可以有多种表现形式，一种是血随着大便排出来，解大便，大便表面看到有血，或者是解大便的时候看到有血液滴下来，一滴一滴地从肛门里面滴出来，有的甚至是下纯血，拉出来就纯粹是血液。另外一种就是大便呈黑色，如柏油状，就是血液掺和到大便里面去了，看不出明显的血，血和大便混在一起了，大便可能就变成棕黑色，甚至像柏油一样的颜色。

根据大便出血的情况，中医经常分为远血和近血两种。

远血是指血的颜色暗红或者暗黑，或者大便呈柏油样，大便时没有明显地看到鲜血滴下来，血已经变成暗红色、紫黑色了，甚至像柏油一样的了。说明出的这个血已经有较长一段时间了，已经和大便混杂在一起了，说明出血的部位离肛门比较远，所以把它称为远血。离肛门部位较远，远在什么地方？起码在小肠以上，小肠以后才大肠，可能小肠以上，胃、食管这些部位的出血。如果是胃的出血、食管的出血，经过胃呕出来了，有的没有呕出来，随着幽门排到肠子里面，经过肠子长期的蠕动，血液和食物残渣搅在一起，经过这么远的距离排出来，血液变成暗红色了，甚至变成紫黑色，变成柏油一样了。这种远血最常见的原因，可以是脾不统血，也可能是胃肠有热、湿热、气滞血瘀，很多原因，到底是哪一种要看具体情况。气滞血瘀可以导致，湿热内积可以导致，脾气亏虚、脾不统血也可以导致，这是远血。

近血是指什么呢？出血的部位离肛门比较近，离肛门比较近的叫近血。由于出血的部位离肛门很近，距离短，所以是鲜红色，或者是血附在大便的表面，大便外面看到有血、有脓，或者是在排便之前、排便之后，还没有排大便先就滴了一些血，或者解完大便以后，又滴了一些血出来，排便前后出血。所以，这些血的颜色还是鲜红的，附在大便的表面，甚至没有和大便在一起，纯粹下血，证明出血部位较近，所以叫近血。就是说病位在肛门，离肛门不远的地方，比如内痔、肛裂、息肉痔、锁肛痔等，这些都是导致近血的最常见原因。痔疮，最常见的是痔疮，内痔；大便解不出来，很干燥，把肛门撑破了、肛门裂开了，血液从肛裂的地方流出来；肠子里面有息肉；或者肛门那个地方生癌，等等，这是导致近血的原因。这些都是胃肠本身的病变，胃肠、肛门，消化系统的出血。

实际上很多全身性的疾病，也可以导致大便出血。比如说疫斑热、稻瘟病、血溢病、紫癜病、食物中毒、药物中毒等，都可以导致。疫斑热，相当于西医讲的流行性出血热；稻瘟病，要南方才有，相当于钩端螺旋体病；血溢病，中、西医的病名、概念是相同的；紫癜病，紫癜就是血小板减少导致的出血；食物中毒、药物中毒等，这些病都可以。这些病的直接病位并不完全在肠胃，不在肛门，但是出现了大便出血，这个血可能有的是远血，也可能是近血。出血部位，直接出血的部位可能在肠，也可能是在胃。虽然出血的位置是在肠胃、肛门，但是出血的原因、原发病位是什么？很复杂，学习临床各科会专门讲。

3. 排便感异常

排便感的异常，就是排大便时有一种异常的感觉。

（1）**肛门灼热** 肛门处有灼热的感觉。肛门灼热最常见的原因是大肠湿热证，肠道湿热，湿热之邪侵袭到肠道，腹泻，泻得肛门都有一种烧灼感，大肠湿热。"热结旁流"，这是《伤寒论》描述的一种特殊表现，就是大便很干燥、解不出来，但是从大便的旁边拉出一点稀水，很臭的稀水，这种病人往往也有肛门灼热。热迫大肠，可以出现肛门灼热感。肛门灼热总的说属于热，热灼肛门。

（2）**里急后重** 里急后重，很常见，什么叫里急后重？可能不太容易理解，里急后重就是腹痛得厉害，肚子痛，要解大便，里面很急，后重是讲肛门这个地方有一种紧缩的感觉，肚子痛要腹泻，一泻，大便快要出来的时候，肛门又赶快收缩了，又泻不出来了，肛门坠重。这种就是里急后重。最典型的就是痢疾，也不只是痢疾，还有其他的病，比如说直肠癌，也可以出现里急后重。

（3）**排便不爽** 排便不爽和便秘不完全一样，便秘是完全解不出来，很困难；排便不爽是指大便解还是解，但是解得不痛快，有一种滞涩的感觉，好像还没有解完，甚至解了以后还要再解一次，大便解得不痛快，不是想解大便就痛痛快快地解掉了，没有解完大便以后的那种舒适感，这叫作排便不爽。排便不爽不等于便秘，便秘是大便多干燥、次数减少、排便很困难；排便不爽的大便不一定干燥，大便的次数也不一定减少，也不是解不出来，但是不舒畅、不痛快，这种表现。排便不爽多半是肠道湿热，或者是肝郁脾虚、肝气犯脾，或者是食积、伤食以后。

（4）**大便失禁** 指大便不能控制，不能随意控制大便，甚至排了大便以后自己都不知道。为什么会大便失禁呢？主要是脾肾虚损。比如有的老年人，到了八九十岁，要解大便，自己控制不住，一下拉到裤子里面了，多半是脾肾亏虚了。久病体虚，或者是久泄、休息痢，长期不愈以后，往往也导致脾虚气陷、肾气不能固摄。是不是凡是大便失禁的人都是脾肾亏虚呢？也不见得，也还有其他的，比如现在外伤的人很多，汽车翻车、什么东西一撞，腰椎损伤、脊椎骨折等，下肢瘫痪了，督脉受到损伤，督脉已经受损，也不能控制排便。神志昏迷的病人，也可能不能控制，神志昏迷的病人就不一定是脾肾亏虚。有些腹泻、暴泻，急性肠炎、急性腹泻，要泻就马上要泻，可能也控制不住，慢一点就拉到裤子里面了，在急性期只不过2、3天，是不是已经到了脾肾亏虚呢？那也不一定。肛门、肠道的肿瘤，痔疮，肛门部位做了手术，手术切掉肛门，然后重造，重造的肛门可能造大了一点，肛门括约肌没有收住，所以大便可能就经常出现不能控制，这也不见得一定就是脾肾亏虚。

（5）肛门坠胀　肛门坠胀，是肛门这个地方老是好像要解大便，这个地方气往下坠，好像有虫子在那里钻，要解大便的样子，实际上并没有大便可解，并不是真正要解大便，但是肛门这个地方有一种气坠的感觉、气胀的感觉。这是脾气虚弱的一种典型表现。为什么会脾气虚弱？很可能是久泄、久痢以后，体质虚弱了，导致的脾气不足。

第十三讲
问诊（十一）

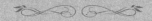

（二）问小便

正常的小便，成人白天可能就是 3～5 次，一般来说早晨起来解 1 次小便，中午可能解 1 次小便，夜间睡觉之前也有 1 次小便，起码 3 次，多的可能就是 5 次，3～5 次，晚上 0 到 1 次，这是正常的。尿量是 1000～2000mL。尿量和尿次受到温度、饮水等因素的影响。尿的正常颜色是淡黄色，稍微有些尿臊气，里面有点氨的味道，是清的，不是混浊的，这是正常的小便。

异常的小便，要注意有这样几种情况。

1. 尿次异常

尿次异常，小便的次数发生了改变。

（1）小便频数　最常见的一种是小便频数，时时就是解小便。一种是新起的、突然起的，急着要解小便，甚至解小便的时候痛、胀，小便又黄，甚至带血，新起的多半是膀胱的湿热，这种病中医称为淋病，这个淋是指小便解出来淋沥不尽的意思。病的时间久，体质虚弱的，经常要解小便，多半是肾虚，肾气不固、膀胱失约的一种表现。小便频数也有的属于心理因素的，有的人，特别是有的女同志，到哪个地方去，比如旅游，第一件事要解小便，实际上没有小便，而是形成了习惯，怕上了车以后没有解小便的地方。有时候一解小便，大家都去解小便了，实际上没有什么小便，而是习惯性跟着去，所以那不是小便频数，不能说是膀胱湿热，也不像肾虚。

（2）癃闭　癃闭是指小便解不出来，点滴而出。还是解得一点出来，但是点点滴滴地出来，这叫作"癃"；点滴不出，小便不通，一点都解不出来了，小肚子痛、小腹部痛，膀胱胀得很大，但是就是解不出尿来，这叫作"闭"。癃和闭可以单独出现，也可能混合出现，所以把它合在一起称为"癃闭"。癃闭是《中医内科学》要专门讲的一个病种。为什么会出现癃闭的？可以因为瘀和湿、湿毒、湿热、败精等堵塞在这个地方、阻塞在尿路上面了，或者是阴部的手术。湿热、败精，比如西医讲的前列腺发炎、前列腺的肿大，男性到了四五十岁以后，很多人都有前列腺肥大，一般认为是湿热、败精、瘀血阻塞在这个地方，所以导致小便排不出来。这是讲的局部、外阴部，排尿、尿路的地方，出现了障碍。尿排不出来的另外一个原因，就是由于肾阳气虚，开阖失司，肾能够司开阖，肾主二便，肾开窍于二阴，肾开窍于二阴就包括对小便的控制，膀胱排尿的时候，有个括约肌的开放和收缩问题，阳气虚了，像门打不开，没有力量把门打开，可以导致癃闭。

2. 尿量异常

（1）尿量增多　尿量增加，小便清长，多半是虚寒证。消渴，过去称"三消"，多饮、多食、多尿，小便多可能是消渴的一种表现。还有一种特殊的病叫作尿崩，多半属于神经系统脑垂体出了问题、心神有问题，出现尿崩，不能控制尿，中医讲是肾气不固，肾关打开了关不住，小便直下，因而尿崩。

（2）尿量减少　小便量减少了。发热、剧烈运动、气温很高、泻肚子泻得很厉害，水都从大便跑掉了，甚至上呕下泻，水已经从其他途径跑掉了，从汗、从大便，或者经过呕吐，排泄掉了，因此小便会减少。或者是小便的化源不足，饮水太少了，比如说干旱、沙漠地带，没有水喝，小便必然会少，一少肯定尿就会黄。心、脾、肺、肾的阳虚，气化不利，水液的代谢受心、脾、肺、肾各个脏器功能的影响。过去只讲了脾、肺、肾，小便、水液代谢和脾、肺、肾的关系密切，实际上心阳推动血液运行，心阳虚不能够推动血液运行的时候，血不利则化为水，血液不运行的时候就停留起来，通过肾脏排出来的小便会减少，心源性的水肿，也是小便减少、气化不利，总的说是阳气不利引起来的。还有湿热蕴结，尿路的损伤或者阻塞，导致水道的不利，排尿的途径出现阻塞了，与前面讲的癃闭一样，也可以因为尿路、排小便的道路不通畅，不通畅了可以出现小便的量减少。尿量减少常见于肾和膀胱的疾病，前阴的疾病可以出现，心脾的疾病也可以出现。

3.排尿感异常

已讲了三个：尿量、尿次、尿色——尿的颜色，尿色往往和尿量的多少有关系，小便多一般颜色就清一些；小便少颜色一般就黄一些；黄疸病人的小便很黄；小便呈乳白色，或者浑浊不清，是尿色与尿质都有改变，多属于湿热下注，或者是肾气不能固摄。

第四个是排尿感觉的异常，排尿的时候有一种异常感觉。

（1）尿道涩痛　排尿的时候有痛的感觉、涩的感觉，小便排不出来，排出来的小便经过尿道的时候，感到疼痛、灼涩这种表现。多半是湿热或者是热邪炽盛，甚至是有结石和瘀血的阻塞。阴虚火旺、肝郁气滞、中气下陷这几个不太常见，但是也有这种可能，并不是完全没有，阴虚火旺是可以有的。中气下陷会不会出现尿道涩痛？好像不明显、比较少见，但教材上已经编了这个内容。最常见的还是湿热、津液亏虚这些原因。常见于淋病，膀胱的癌症，痨病、膀胱的痨，就是膀胱结核。

（2）余溺不尽　余溺不尽，指解小便的时候滴滴答答解不完，小便完了还有点滴滴点点、解不完，余溺不尽。这种情况多半见于病久体质虚弱，肾阳亏虚，肾气不固，虚证为多。也有的是因为湿热邪气留滞于尿道，邪虽不盛，但正不压邪，邪气留驻在尿路，比如肾着——慢性肾盂肾炎、慢性膀胱炎等，慢性的，可能有这种情况。不完全是肾虚，尿路上有邪气，也可能出现余溺不尽，有邪气在那里阻塞，也是常见于劳淋、痨淋、精癃等病。什么是"劳淋"？就是指慢性泌尿系统的感染，急性的中医叫作热淋，急性泌尿系的感染，如膀胱炎，中医叫热淋。慢性的，泌尿系统的慢性炎症，反复发作，劳累以后加重，这种情况叫劳淋。病字旁的"痨淋"，是指膀胱结核这样的病。"精癃"是指的什么？精癃这个病名是北京中医药大学的外科教授王佩提出来的。指什么病呢？就是指的前列腺肥大。为什么把前列腺肥大称为精癃？因为中医没有前列腺这个概念，但这个病确实存在，中医为什么把它称为精癃呢？他认为前列腺为什么会肥大，形成慢性的炎症呢？是由于败精、瘀血，精液可能没有及时地排泄，淤积在这个地方，出现了精室的肿大。前列腺相当于中医讲的精室，这个地方肥大起来了，隆起来了，由于它隆起来了以后影响到小便，往往解得不通畅，出现了癃的症状，小便排出不畅，有这三个条件——精室、败精，精室肿大、隆起，排尿障碍、癃闭，所以把这个病称为精癃，实际上就是讲的慢性的前列腺肥大、增生这种情况。所以余溺不尽多半见于老年人、体质虚弱的人。

（3）小便失禁　小便失禁就是小便不能控制。小便失禁多半是肾气虚、肾气不固的表现。有的时候脾气虚也可以，也有脾气虚，属于脾气下陷的。主要是肾气不固，个别的脾气下陷，也可以出现小便不能控制。不能够控制尿液的排泄，除了虚，肾虚或者脾虚这个原因以外，尿路受到损伤，受伤，骑单车什么的，撞一下，会阴部受伤了，尿道破裂了，当然尿会滴滴点点的，那是外伤、瘀血，或者有湿热之邪也是可能的。神志昏迷的病人，经常见到二便失禁，这个二便失禁，是不是一定就是脾气虚、肾气不固了呢？当然也可认为是肾气不固，因为小便是靠肾气主管的，但肾气是不是一定就亏虚了，还要结合全身的病情。只能说小便失禁常见于肾气亏虚、肾气不固，外伤、神志昏迷这些原因也可以导致。

（4）遗尿　遗尿就是睡着了小便不自主地排出。常见于小儿，成年人也有遗尿的。遗尿的原因常责之于禀赋不足，肾气亏虚、肾气不固，长大了，肾气充实了，遗尿也就消失了。也有因脾虚气陷、膀胱虚寒、肝经湿热下注等导致的。

九、问经带

问经带，问妇女的月经和带下。月经和带下是妇科疾病中最常见的一些病理表现。但是，不是妇科疾病，在其他科就诊的时候，对妇女也应当询问月经和带下的情况，它是辨证、了解全身阴阳气血的一个重要依据，因此，虽然不是以妇科疾病就诊，也应当加以询问。

（一）月经

月经是发育成熟女子有规律的、周期性的胞宫出血，子宫的一种出血现象。经者，常也，是经常的一种表现。为什么叫作月经？经常、一般是和一个月有关，和月亮的运行有关，所以叫作月经。正常月经的周期是每月一次，月经周期是 28 天左右一次，行经的天数 3 ～ 5 天，经量是中等。中等到底是多少？一般来说是 50 ～ 100mL，颜色正红，质地不稀不稠，没有夹块。女子 14 岁左右就开始月经来潮，到 49 岁、50 岁左右就绝经了，这是正常月经的情况。为什么月经会按时而至？为什么是 28 天左右就来一次月经？月经有期，有时间规律，这是人类长期适应天地日月的运行，特别和月亮的运行密切相关，而形成的一种生物钟节律、一种进化的结果。这一点古人早就已经认识到了，比如《淮南子》在《坠形训》里面就提到"蛤蟹珠龟，与月盛衰"。蛤蟹珠龟什么意思？就是蚌壳、蛤、螃蟹、鳖，这个珠是讲的鳖、乌龟，像这样一些比较低等的动物的盛衰，什么时候满、什么时候亏一些，都和月亮的盛衰密切相关，在《淮南子》里面就已经就有这样的记载。人类这样一种高等的生物，通过数十万年形成了与月亮的这种关系，形成了月经周期。有人计算过，说月亮的周期、月亮的运行，有一种叫作恒星月、一种叫作朔望月的计算方法。"恒星月"是讲月亮绕地球一周所需要的时间，周期是 27.321661 天，27 天多一点点，这是恒星月，月亮绕地球一周所需要的时间是这么长；还有一种叫"朔望月"，又叫太阴月、会合月，是讲的月球相继两次具有相同月相所经过的时间，就是月亮从某一个定标点出发，围着地球绕一圈以后，又回到这个点的时候，叫作朔望月，它的周期是 29.5305886，29 天多。恒星月是 27 天多一点，朔望月是 29 天半，因此，人类女性的月经就是 28 天左右，但也可以 27 天，也可以 26 天，也可能是 30 天、29 天、31 天，是在 28 天左右。这就证明月经是和月亮的运行周期有关的。但这里面也还有不好解释的问题，既然月经和月亮的运行周期、盈亏有关，为什么全世界的妇女不是同一天来月经呢？有的是 1 号，有的是中旬，有的是下旬，那怎么解释呢？既然都是受到月亮的影响，但是月经出现的时间不完全一样，这个道理还不知道怎么解释。

问月经的时候，要注意询问月经的周期，周期就是多少天来一次月经？是不是大约每个月来一次月经？行经的天数，每次来月经的时间是几天？月经的色、质、量，所以问月经要问经期、经色、经量、经质，并且还要注意询问有没有闭经和痛经这样的表现，末次月经是哪一天？初潮或者是绝经的时间是什么时候？要询问这样一些内容。

1. 经期异常

经期的异常，就是月经的时间出现了异常，不是 28 天左右，周期不是 28

天左右，超过或者推迟了。

（1）月经先期 月经提前了，提前多少天？一般指提前7天以上，这还只能说从症状上它是月经提前了，如果提前超过7天，并且出现了3个周期，那就是"月经先期"，是一种病了，就可以确定是种病。有的只这一次月经提前了几天，但是还没有经历3个月经周期，所以还不能诊断就是月经先期这个病，只能作为症状，月经先期、月经提前这是一个症状。所谓提前是要超过7天才能够叫提前。提前，只有25天、24天，还没有超过7天，还不叫月经提前。为什么会提前？主要一个是气血不足、冲任不固、气不摄血，是不是啊？另外一方面是由于热邪、阴虚火旺，或者称热扰冲任、胞宫血热等，有热邪，血热迫血妄行，所以月经提前。

（2）月经后期 月经推迟了，月经推迟的天数也同样是7天以上，28天再加7天，应该35天，推迟了7天还没有来，这才叫作月经推迟。一次月经推迟还不能诊断为"月经推迟"这种病，还是一个症状。如果3个月经周期都是推迟了7、8天，有的甚至10来天，那就是月经后期了，是一种病了。月经后期、月经先期是不是病，或者还只是一个症状，其诊断根据是月经至少这样有3个周期，超过3个周期都是这样的，那就可以构成疾病诊断，一次月经提前、一次月经推后还不能成为病，只是一个症状。月经推迟的原因可以是营血、肾精不足，血亏、量少了，血液不能够充养冲任、不能够充实胞宫，可以出现月经推迟，也可能是阳气虚不能够生化血液导致的血虚。除了有虚，阳气虚和血虚、营血亏虚以外，另外一个方面就是寒凝气滞、痰浊阻滞，有邪气，寒凝气滞、痰阻血瘀这样一些原因，影响了血液的运行，影响了冲任的正常周期，致使月经推迟。

（3）月经先后无定期 又叫作经期错乱、经期紊乱。月经没有一定的规律，或者提前，或者推迟，时间也是要7天以上，提前、推后也是超过了7天。为什么月经有时候提前、有时候推后呢？多半是由于肝气郁滞、气滞血瘀，气血运行不正常导致的，也有属于脾肾虚损，冲任失调的，脾肾亏虚了也可以出现，这些都是常见的。

2. 经量异常

（1）月经过多 月经的量过多。正常月经一般是50～100mL，这样一次月经的量，如果超过了这个量，一次来的月经出血很多，就叫经量过多。为什么会出血很多？最常见的是血热迫血妄行，或者是气虚冲任不固，也可能是瘀血阻滞胞宫，瘀血内阻，阻塞了脉道，血液不能够沿正常的脉道运行，所以导致了月经的过多。月经方面的病变，最常见的原因就是血虚、血瘀、气滞、血热和脾不统血等这样一些原因，月经过多也可以是这些原因。到底是哪一个原因引起来的月经过多？要结合全身情况，有热，发热、五心烦热等，那是属于血热或者阴虚；如果有气短、乏力、神疲、面白，那可能是脾不统血、气不摄血；在月经来之前还有刺痛等的表现，那可能是瘀血等。

（2）月经过少　月经的量太少。月经量少了，有的只是稍微减少一点，有的妇女甚至说只现了一下、现了一点点红色，几乎没有形成月经，就没有了，月经量很少。为什么月经量少？最常见的原因当然是营血不足，血液亏虚。精能化血，肾精亏虚以后，体质虚弱，肾气不足，肾精亏虚了，也可以出现月经过少。另外的原因，和月经后期的原因是相同的，寒凝血瘀、痰湿阻滞。所以寒凝血瘀、痰凝气滞既可以导致月经过少，也可以导致月经推迟，机理是一样的，都是阻滞了气血的正常运行。

（3）崩漏　月经的量出现异常了。崩漏是指非正常行经期阴道出血，不是在正常的月经期，月经周期 28 天左右，提前 3 天、5 天，推迟 3 天、5 天，不是在这个时候，非正常行经期出现了阴道出血。月经还只干净 3、5 天，又来了、又出血了，行经期应当只有 3～5 天，她却搞了 10 多天，还没有干净，还在那里出血。有的妇女甚至说几乎就没有干净过，上次月经什么时候来了，来了以后一直到现在就没干净，一二十天，恐怕下一次月经又要来了，这种不是正常的行经期的出血，称为崩漏。崩漏里面又可分为两种：一种是出血量比较多，突然大量的出来，如山崩之状，称为"崩"，也有的叫"崩中"；另外一种是势缓而出血量少，淋沥不断，称为"漏"，也有的叫"漏下"。崩和漏没有截然分开，有的可能是出血淋沥不断，突然又一下出很多血，出很多以后，慢慢又淋沥不断，因此，将崩和漏合在一起，合称崩漏。崩漏可以是一种多年的疾病，疾病形成好多年了，比如西医讲的妇女功能性子宫出血，卵巢激素功能不太健全，不是在月经行经期间，突然出血了；还有一种最常见的病，比如"石瘕"，石头的石，瘕就是癥瘕的那个瘕字，石瘕是指的子宫肌瘤，还有"肠覃"，覃是蘑菇、菌的那个样子，肠覃是讲的卵巢囊肿。石瘕、子宫肌瘤的病人，经常就出现月经淋沥不断、月经量多，严重的时候有这样的一些表现，有的女性就要做子宫切除。中医辨证，是些什么原因可以出现崩漏呢？仍然是前面讲的那些原因，妇女月经的病变，原因总是血热、瘀阻、气虚、脾不统血、肾气不固、阴虚火旺，最常见的原因仍然是这一些。所以妇女月经的异常，其常见原因都是气滞、血瘀、痰饮、血热、气虚、血虚这类问题，这是导致崩漏的常见原因。

（4）闭经　闭经是指月经不来。应当来月经而不来月经，年龄超过了18岁，月经还没有来，"女子二七天癸至"，应当14岁就来月经，到了二九18岁了，天癸还没有至，月经还没有来，那叫作闭经。或者是行经以后，已经来过月经了，月经已经正常了，14岁、15岁来月经了，她到20多岁、30多岁，或者什么时候，又没有怀孕，又不是在哺乳期，月经却不来了，这也叫作闭经。闭经的原因，为什么会闭经、月经不来？原因还是那些，肝肾的阴血亏虚、气血不足、阴虚血燥、气滞血瘀、寒凝阳虚、痰湿阻滞，总还是那些原因。痨虫侵及胞宫，这是结核、子宫内膜结核，俗称"干血痨"，就是因为患痨病而闭经了。痨虫侵胞、气滞血瘀、阳虚寒凝、痰湿阻滞胞宫，都可以导致月经不来。

月经的不正常，包括月经期的不正常、月经量的不正常、行经不正常，常见原因就是这一些。这么多的月经不正常，又有这么多的原因，同学们不一定能够掌握得了这么多，一个一个记，很难记，也可能会搅和。同学们怎么样去掌握？当出现月经异常——经量异常或者经期异常的时候，怎么样认识它是什么原因导致的？主要就是气血，要从气血运行、妇女的月经和胞宫、冲任、肝肾的关系来考虑，哪些原因可以导致气血失常？凡是那些导致气血运行失常的原因、气血不足的原因，都可以导致月经的不正常。影响气血的原因可以有寒、有痰、有气滞、有瘀血，都可以影响气血的运行，阳气虚、营血不足、肾精亏虚，都可以导致月经的量少、月经的推迟等变化。所以询问月经的经期、经量的正常不正常，就可以判断全身气血的盈亏和运行情况，寒凝可以导致血瘀，气滞也可以导致血瘀，痰湿阻滞也可以导致血瘀，血热可以导致迫血妄行，阴虚也可以迫血妄行，所以可以出现月经的先期、量多；气血亏虚、阳气不足、肾精亏损，都可以导致月经量少、经闭、月经推迟，要从这些机理上来进行考虑，不要死记硬背。

3. 经色、经质异常

问月经要问期、量、色、质。经色和经质的异常，指月经的颜色和月经的质出现了异常。颜色异常，月经应该是鲜红、棕红颜色，如果是颜色淡红，不红，比较淡，又加上月经的质很稀，那是血虚、气血亏虚。月经的颜色很红，深红色，甚至带紫色、暗红色，质又稠，那是血热、阴虚血热导致的。如果是月经紫暗，颜色变成紫暗色，并且里面有一块一块的血，夹有血块，是寒凝或者是血瘀，寒凝本身也可以导致血瘀，血瘀还可以有其他的原因，气滞也可以导致血瘀，痰湿阻滞也可以导致血瘀，血瘀或者寒凝血瘀，都可以导致。

4. 痛经

痛经，就是行经腹痛。在月经快要来的时候，或者是刚来的时候，也有的是每次来月经以后出现，呈周期性的小腹部疼痛，小腹痛连到腰部，前面是小腹，后面就连到腰骶部，子宫所对应的这些位置上，出现每次来月经的时候疼痛。特别是女孩子刚来月经的时候，可能就经常出现痛经的情况。痛经的原因，行经之前或者是月经刚行经的时候疼痛，多半是气滞血瘀。为什么会导致气滞血瘀？可以由于湿热、寒凝或者阳气亏虚等，凡是导致气滞血瘀的原因都可能导致，行经前和行经初期出现痛经，多半属于实证，多半属于气滞血瘀。导致气滞血瘀的原因可能是寒凝、阳虚、湿热，也可能就是单纯的气滞，或者是血液运行不畅。如果月经以后、月经干净的时候出现小腹痛，那是气血亏虚、肾精不足，还是这些原因。月经总是和气血、肾精、肝肾、胞宫这些病位、病性连在一起。

问月经的重点，要问这么四个方面：月经的经期是不是正常？经量是增加还是减少？甚至是出现崩漏或者是闭经。崩漏是不该来月经而来，不该有出血的时候而有出血的现象；闭经是应当来月经，却不来月经，闭塞了。第三方面是经色和经质的异常情况。第四个有没有痛经。

（二）带下

带下是阴道内出现、存在的一种少量的蛋清一样的分泌物，没有臭气，能对阴道起润滑、濡润作用的这样一种物质。询问的时候要问带下的量、色、质和气味有什么变化？带下，正常的、生理性的带下，颜色是乳白色，量不多，和月经、性周期有关系。如果带下量增加，或者是一点带下都没有，这都不正常。妇女在生育期，阴道里面应当有一定的分泌物，如果一点都没有，出现干涩，那也是种病态，太多，更是病态。对于带下，以往根据带下的颜色有五色带的提法——白带、黄带、赤带、青带、黑带，还有赤白带、五色带等这样的一些提法，是讲带下量多，根据颜色的变化而提出这样一些名称。

1. 白带

临床上常见的是白带。带下一般来说是白色，如果色白，量比较多，那就是白带。为什么会白带量多呢？如果颜色并没有什么变化，原因可能是脾肾阳虚，或者是寒湿下注，是阳虚、寒湿，阳不能够气化津液，而使这种液体下注，从阴道排出来，流出来了，这是白带。白带一般来说，没什么气味，没有腥臭气。

2. 黄带

黄带，不但是带下量多，已经量多了，并且颜色也出现了变化，变黄了。白带还是正常的颜色，一般是有湿、阳虚。带下的颜色变成黄色了，说明这里面不但是有湿，并且不是阳虚，可能就是有热的表现了，因此是湿热下注或者是湿毒蕴结，有热、有毒了。这种带下可能有一定的腥臭气味。湿热，按照西医来说可能就有感染，霉菌、细菌感染，有这种情况，带下量多，阴部可能出现瘙痒，有腥臭气，多半是湿热或者是湿毒蕴结在下焦阴道这些地方。

3. 赤白带

赤白带，指白带里面夹有血液，兼有红色的血液，带下本来是白色的，但是里面还有血液，带下量多，兼有出血的情况，从而形成赤白带。赤白带仍然是湿热、湿毒或者是肝经郁热这样一些原因导致的。黄带是湿热或者是湿毒，赤白带也是湿热、湿毒。如果是绝经以后，妇女在 49 岁、50 岁这个年龄左右就没有月经了，绝经以后仍然有赤白带下，那要怀疑是不是胞宫、阴道这些地方有癌变的可能，要进一步检查，即使不是癌变、不是绝经以后，也应当进行妇科检查，寻找它的原因。

第十四讲
望诊（一）

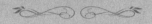

第二章　望　诊

四诊的顺序，原来一般是说望、闻、问、切，为了和病历记录相一致，病人来就诊，多半也是从问诊开始，因此，教材将问诊列为第一章，而把望诊列为第二章了。

什么叫望诊？是医生用眼睛观察病人的神色形态和局部表现。观察神色形态，是讲全身的神、色、形、态改变，观察局部表现，是对头、眼睛、手、腹部等局部进行神、色、形态的观察，当然每个局部不一定都有神、色、形、态四方面的观察内容。中医特别重视观察舌象，还有分泌物，还有小儿指纹等，这些都是望诊的内容。望诊是通过观察来测知健康状况，了解病情的一种方法。简单地说就是用眼睛观察来诊断病情。

1. 望诊的原理

望诊能诊断病情，在讲诊断原理的时候已经讲过。主要是"有诸内者形诸外"，就是司外揣内的原理，在外的表现，是内脏气血阴阳的反映，通过外在表现，可以推测内在脏器的活动、阴阳气血的状况。所以《灵枢·本脏》篇说："视其外应，以知其内脏，则知所病矣。"就是这个道理。

2. 望诊的意义

望诊能解决一些什么问题？《难经》提到"望而知之谓之神"，把望诊的功夫神圣化、神化了，一望而知，通过望诊确实是可以从体表测知内部的状况。"看相"，实际上主要也是望诊，虽然某些看相的人采用了一些伪科学的方法，夸大其词来骗人，但是也不能说看相没有一点科学原理，看相里面实际上有很多科学原理，看面相、看手相，里面还是有科学原理的，只是有些人为了获取利益而哗众取宠、夸大其词。一般的人不了解看相，好像很神秘，中国的庙最多，里面就有很多看相的、抽签的。我以为看相比抽签应该有根据一些，它确实可以反映人体的一些状况，"望而知之谓之神"，俗话说"百闻不如一见"，用眼睛观察可以了解到很多信息，可能 60% 的信息是通过眼睛来获得的，耳朵、鼻子、舌头和手，它们获得的信息都没有眼睛获得多。望诊可以了解整个人体的状况，分析气血、脏腑等的生理和病理，对人体的整体状况有所了解，分析内脏、气血、阴阳是什么情况，是生理的还是病理的，望诊可以了解这些情况。

3. 望诊的内容

第一节是全身望诊，望神、色、形、态，四个大的方面，全身望诊包括整体神气的状况，人体肌表的颜色、形体的状况、姿态、活动、神色形态。第二节是局部望诊，从头到脚，望头面、望五官、望躯体、望四肢、望二阴、望皮肤，是局部望诊的内容。第三应该说是望舌，因为舌诊的内容非常丰富，中医特别强调，写病历的时候必须有舌象的内容，而望神色形态有时候不一定写，病历里面不一定写上有神、常色、客色，但是舌象是一定要写的，所以把望舌这个中医有丰富经验、独到之处的内容，单独做了一章。第三节是望排泄物，痰涎、呕吐物、大便、小便。第四节是望小儿指纹，望小儿指纹当然只对小儿而言，成人就不存在这个内容。望诊的内容比较多。

4. 望诊的方法

要注意几个问题，希望同学掌握。虽然望诊并不难，谁都会望，但是同学就可能不太注意。第一点，依照顺序，观察自然，详略恰当。依照顺序是为了防止漏掉，不能头上看了一下，然后就形体怎么样、活动怎么样，望了神没有望色，没有引起重视。观察自然是说病人一坐下来，很自然的就望了，并不要打招呼，不要说注意啊，我在望你的神啊！你不要动啊！不要这样，要自然，很自然的就观察了。详略恰当，根据需要，有详有略。第二点，光线充足。要注意光线，有时候光线不正常，影响观察。在昏暗的光线之下，可能每个人的面色都显得有点晦暗，没有光彩；在强光照射之下，很强的光，面色本来不白的可能都白了。光线有影响，要避免这些因素。第三点，充分暴露，排除假象。需要观察的部位，观察腹部、胸部这些地方，要充分暴露才有利于观察。特别是要排除假象，假象很多，现在很多人都化妆，擦口红，那口红有的是红色的，有的擦紫色的，到底是什么颜色，是缺氧、紫绀还是涂了紫色的口红？搞不清。望姿态，望形体，都有假的可能，比如"十年浩劫"的时候，有些人怕挨斗争，怕斗就装病，挂两个拐杖走路，给他平反、昭雪以后，拐杖丢了，走得好好的，他就挂着拐杖走路，搞了七八年，所以望诊的时候要注意排除假象。第四点，安神定志，积累经验。望诊的功夫，要"以神会神"，望诊，尤其是望神，恐怕只可意会，不可言传。说他有神、气色好，都觉得这个人气色好，但是凭什么说好、什么地方好、怎么好？可能讲不太清，所以要注意培养、积累经验。一看病人面色㿠白、面色苍白、面色萎黄、面色晦暗、面色无华、神气不足，通过望就可以知道，要准确敏捷地去望，才能够望得准。如果仔细去望，一个病人来了，你总是盯着他，半天不动，他会觉得这医生有点神经，有毛病！怎么老望着我？不能那样，应该很准确、很敏捷的去望，一望就知道这个人的情况怎么样，要培养这种能力，这就是"以神会神"。第五点，强调四诊合参，综合分析。"望而知之谓之神"，通过望固然可以获取很多资料，了解很多信息，但是还是要结合其他的四诊资料。前面学问诊，讲过那么多症状，许多是望不出来的。我们这儿过去有一位老医生，叫谭半仙，病人要说病情，他不让说，进来就望，围着病人打一个圈，到处望，病人要说，"哎呀，医生……""你不要说，我还没有看清楚"，他不要病人说。望诊，他确实积累了经验，不能说没有经验，但是也有望得不准的时候，有一次发现他望一个十八九岁的女孩，望了以后就说"闭经"，但是她妈妈告诉他月经来了，来得很好。"那她今后会闭经的"，现在没有闭经，就是过去有闭经，过去没有闭经，将来还是会闭经，这不是瞎说嘛。这就是说，单凭望诊是不行的，要四诊结合。

第一节　全身望诊

全身望诊，要望四个方面：神、色、形、态。病人的精神、神气状况，颜色和气色，形体状况，活动姿态。望全身的神、色、形、态，主要是对病情的寒热虚实、轻重缓急、正邪状况等，产生一个总的印象。全身望诊，并没有规定说望诊、望全身要望3分钟、5分钟，而是病人一进来，抬头一望，很快就产生一个总的印象，一看就形成一个总体印象，体质比较虚，或者比较健康，可能属于阳虚的体质、属于阴虚之体等，寒热虚实，病情的急和缓。

一、望神

《中医基础理论》里面讲过神的概念，神有广义之神和狭义之神。狭义的神是指的神志，指人的精神意识、思维和情志活动，精神状况，意识思维、情感，是指的这些，心神所主的这些内容，意识、思维、情感、精神状况等，这是狭义的神，神志，心主神明的神志。还有一个广义的神，俗话所谓的神气，就是广义的神。狭义的神叫神志，广义的神叫神气，并没有这样严格的区分。这个广义的神是指什么东西？是指整个生命活动的总体状况，一个总印象。那时候我们说毛主席神采奕奕，那是给老人家一个总的印象，并不是只讲毛主席的精神意识、思维，而是总的印象，是对生命总体状况的一个高度概括，总的印象神气很旺盛，神气很好。广义的神和狭义的神，都是望诊时应当要望的，望神，既包括对神气，也包括对神志的考察，是一种综合判断。当然，整个生命活动的状况，总的神气情况，里面自然也包括了狭义的神，应该包括神志。神采奕奕的人，不可能神志不清，神采里面自然包括了精神状况，思维敏锐、意识清楚、反应灵敏这些情况就包括在里面。当然有些问题也不是一望就全部清楚，病人的思想意识、情绪、情感，有时候望不到，有时可能暴露出来了，哈哈大笑，很高兴，有时也许没有暴露，情绪怎么样？望不到。但是望神应该是对全身总体状况的考察，其中包括对神志的望诊，以了解生命的整体状况和判断病情。

（一）望神的原理

神以精气为物质基础，在《中医基础理论》里面讲过了，精、气、神是人身的三宝，现在也有的对精、气、神这样理解：精是指的物质，气是指的功能，神是指的信息、意识。就是说精气代表物质和机能状态，人体内气血阴阳的多少，是不是平衡，机能状况是不是正常，气机是不是和畅、协调、调和，可以通过神反映出来。所以精气是神的物质基础，神是精气的一种外在表现。气机正不正常，阴阳是不是协调，物质是不是充足，以及气血的多少，没有简便可行的测量办法，身上有多少血液，有多少水分，阴是多少，阳是多少，机能状况是不是正常，不容易测量。但是，这些机能状况、气血阴阳的状况，可以通过神反映出来，神是精气的外在表现，精气是神的物质基础。中医认为精气充足，人体的气血充足、阴阳平衡、脏腑气机正常，精气充足的话，身体应当就是健康的。健康的人，他的神自然是旺盛的，抗病力也是强的，不容易生病，即使生了病，也是比较轻、预后比较好的。整个物质机能状况怎么样，从整个全身的神色形态一看，就可以知道这个人身体好不好。身体好不好，强壮或者虚弱，是由体内的气血、阴阳、脏腑机能所决定的。所以，脏腑机能、气血、阴阳的状况会从神反映出来。如果这个人精气亏虚，物质不足，脏腑的机能紊乱、虚弱，脾胃的功能很差，肝肾的精血、精液也不足，心肺的功能不健全，这种人必然体质就显得虚弱，抗病能力不强，呈现一种患病的状况，就少神、神就不足，生病以后病情会比较重，预后相对来说要差一些。所以，通过望神的盛衰，可以了解精气的盛衰。神采奕奕，表明神气很足，其内脏精气是充足的；如果这个人少神，精神不振，神气不足，就可以知道他内脏精气是不足的。通过望神，神的多少、有无，可以判断病情的轻重，推测病变的预后。望神对病情的判断，主要是形成总体印象，健康的状况，阴阳气血、精气的多少，是一个整体的状况。

（二）神的具体表现

望神到底望什么？怎么知道这个人有神、没有神？说他神采奕奕，是从什么地方来判断的？同学可能会问，神在什么地方、望什么地方是望神？神的表现主要有四个方面，从目光、色泽、神情、体态四个方面来考察。看病人的眼睛，眼睛有没有神；看颜色，颜色反映有没有神；精神状况，神志是不是清楚；体态活动是不是正常、自如，这是主要的方面。除了这四个方面之外，实际上其他的地方也可以反映有没有神，比如观察患者的呼吸、舌象、脉象、肌肉、皮肤等都是的，都包含有望神的内容，但是望神主要是从目光、色泽、神情、体态这四个方面进行考察。病人没说这是我的神，大家都在望神，靠自己去观察，你到处乱望不行，望他的头发有没有神，望耳朵有没有神，望指甲有没有神！望什么？重点的从这四个方面来望。

1. 两目

望眼睛。由于眼睛受心神的支配，《灵枢·大惑论》说："五脏六腑之精气皆上注于目。"眼睛又是脏腑精气汇集之处，动物要获取外界信息，主要是通过眼睛来获取的，因此通过望目，可以了解整个人体的神气状况，精气神怎么样，可以通过望眼睛来判断。《望诊遵经》里面说，"人之神气，栖于两目"，"神藏于心，外候在目"，人之神气栖于两目，眼睛是心灵的窗口，高兴不高兴，有没有神气，从眼睛上可以看出来，神是藏在眼睛里面的，所以望眼睛是望神的主要方面，是有没有神的一个重要标志。望眼睛的时候，不要说，你不要动啊、眼睛不要动，我在望你的眼睛有没有神，这不对，也不是用手将眼皮翻过来看。而是敏捷地一望，望眼睛的什么呢？怎么样知道眼睛有神无神呢？目光充沛，精彩内含，运动灵活，视物清晰，这是有神的表现。一看，目光充沛，炯炯有神，有光彩、放射出精彩之色，眼睛运动很灵活，视物清晰这是病人自己说的，别人不知道他看东西是不是看得清楚，虽然有时候也可以望得出来，眼睛老是在那眯着、近视眼，看不清楚，但视物清晰主要是病人自己说看东西看得清楚。更主要的是前面，目光充沛、精彩内含、活动灵活这些方面，一般以这种情况为有神。有神，说明他的脏腑精气是充沛的。如果相反，目光浮露，这就难讲了，假若同学要问，目光浮露是浮在哪个地方、露在哪个地方？这只能意会。目无精彩，灰暗，没有那种光彩，这可以看得到，运动不灵活也可以看得出来，目光浮露这就不好说了，老师也表演不出来，并且还难得找出个目光浮露的例子来。反正一看，这个人是目光充沛或者是浮露，只能有个印象，至于怎么浮露我也讲不清。如果要做试验，硬要表演给大家看一看，我建议同学们去观鱼，鱼的眼睛是突起来的，将活的鱼与死了的鱼比较一下，很活的鱼在水池里游得很欢畅，它的眼睛怎么样？快要死的鱼，肚皮朝天、不动，它的眼睛怎么样？可能就分得出目光是否充沛、有无精彩，目光是怎么浮露的，或许就能判断出有神或者无神。

2. 色泽

望色泽。色泽主要是指皮肤，皮肤又主要是指面部的色泽。望色泽严格的说不仅是看面部，但是由于面部暴露在外面，容易观察到，"给面子""给点脸色看看"，所以望色泽主要是望面部的色泽。实际上望色泽包括整个体表组织，皮肤、指甲，甚至口腔里面这些能够看得到的地方，都包括，都有色泽的存在，而重点是望面色。

色泽，主要是"泽"，主要有荣润和枯槁之分。荣润和枯槁，也只能理解，荣，荣到什么程度？面部的泽度、明亮度，到什么程度？也要靠自己积累经验，反正分为荣润和枯槁两种情况，主要反映脏腑精气的盛衰。《医门法律》里面讲："色者，神之旗也，神旺则色旺，神衰则色衰，神藏则色藏，神露则色露。"说色露，又来了一个色露，什么叫色露出来了、色藏起来了？这都要靠自己去体会、理解。反正色泽是和神有关的，神又是以精气作为物质基础，所以精气的充足不充足，可以从神反映出来。神又可以从色泽中体现，对色泽进行观察，这叫"色者，神之旗也"。望色泽，是望神的重要方面，是旗帜、是标志，所以，望色泽非常重要，"神旺则色旺，神衰则色衰，神藏则色藏，神露则色露"。

3. 神情

望神情，望精神、情志。望神必然少不了望神情，这个神是指狭义的神。望神，神气怎么样？如果不知道病人的神志、情志，当然不行。神情包括精神意识和面部的表情，主要是指精神意识和面部表情。面部表情是精神世界的表露，高兴不高兴会挂在脸上，高兴、愤怒、忧郁、恐惧，主要从脸上看出来，精神亢奋还是抑郁，情绪饱满还是不饱满，这些都可以从面部表现出来，神志是不是清楚，反应是不是灵敏，问他个问题，马上就能回答，不是痴痴呆呆，可以从精神意识和面部表情来观察神。观察神情的目的，是为了了解心神和脏腑精气的盛衰，从神情中可以反映心神是否正常、脏腑精气的盛或衰。心神正常，心理、精神活动正常，神志正常，必然是神志清楚、清晰，不会迷迷糊糊不清楚，思维有序，表情自然，反应灵敏。反应灵敏，提到什么问题、碰到什么事的时候，很快就能够做出反应。主要是这么几个方面，一是神志清楚，二是思维有序，三是表情自然，四是反应灵敏。如果心神失常了，神志昏迷，是痰蒙心包、热闭心包这种情况了。思维混乱，精神错乱，肯定是神不正常。表情淡漠，没什么表情，神识痴呆，反应迟钝，这是心神不正常的表现。

4. 体态

望体态。病人的形体和姿态，形体丰满还是消瘦，姿态是活动自如还是艰难。体是讲的形体，态是讲的姿态，形体的丰满和消瘦，姿态的自如还是不自如。西医讲的被动体位、强迫性体位，中医认为是神的不正常，强迫体位、被动体位，肢体不能够自主的运动，病人的手从担架上掉下来了自己不知道，都是没神的表现，说明病人神志不清，精气不足，可以反映功能的强弱和神的好坏。

（三）神的分类及判断

望神主要从两目、色泽、神情和体态进行观察。望神可以分为有神、少神、失神、假神、神乱这么几种类型，用以判断病情。

1. 有神

有神，又叫作得神。望神要从眼睛、色泽、神情、体态等方面进行观察。有神的表现，归纳起来，眼睛是灵活的，精彩明亮；面色是荣润的，含蓄不露，含情脉脉，有光彩；神志清晰，反应灵敏，表情自然；肌肉不削，当然也不臃肿；姿态，活动敏捷、自如。还可以从呼吸、语言等方面考察，语言清晰、呼吸平稳等。刚一接触病人，一看，有没有神？就有个总印象。怎么样才算有神？"得神面色润而明，目光精彩语言清，神思不乱肌充实，活动自如呼吸匀。"这一些，综合起来就是有神的表现。有神的意义在于说明精气充足、充盛，神是旺盛的，体格是健壮的，说明这个人健康，没有病，或者是生了病的时候，也提示精气未衰，病比较轻，容易治疗，预后比较好。

2. 少神

少神，也叫作神气不足。不是那么很有神，神气稍微显得不足，少了一点，也不是很严重。少神的人，眼睛不是炯炯有神，没那么精彩、明亮，目光甚至有点呆滞，眼球转动不那么灵活；精神显得不太振作，不那么充沛；面部的气色不太好，不那么光泽，欠红润，不荣，甚至面色暗淡。如果劳累了几天、几晚，或者晚上3、4点钟很疲倦了，非常想睡觉了，这个时候的神，我看就是少神，眼睛没那么光彩了，面色没有那么红润了，精神打不起来了，思维迟钝，少气懒言等，这是一种少神的表现。从形体和姿态来看，有的可能表现肌肉比较松弛、没有力量，动作稍微迟钝一点、缓慢一点。这种少神，还没有到很严重的程度，但是不像健康的、有神的那种表现。少神说明精气不足，机能活动减退，如果有病的话，多半是虚证，气虚、血虚、阴虚、阳虚、精气亏虚，多半属于虚弱的一种表现，或者是病后邪气虽然减退了，但正气还没有完全恢复。

3. 失神

失神，或者叫作无神，神已经失掉了、丧失了，也不是完全丧失。完全丧失了，那不就是死了嘛。对神进行分类，得神、少神、无神、失神，失神是严重的这一类，神快要完了，很严重了，处于这么一个状态。失神里面又分为两类。

（1）精亏神衰而失神　这是第一类，精气不足了，精气亏虚，神气衰竭，表现为失神。这种失神属于虚弱、精气衰，神衰的失神。这类失神的表现是面色晦暗、目光浮露，意识模糊、迟钝。原来在病轻的时候，可能是少神，由少神进一步发展到神衰。怎么知道神衰了呢？面无光泽，面色晦暗、暴露；目光浮露，眼睛不知道活动；精神极其疲惫，或者意识模糊、神志昏迷、反应迟钝，如果意识模糊了、神志昏迷了，肯定没有反应了，动作艰难，被动体位，把他怎么摆着他就怎么摆着了；或者形体羸瘦，形羸肉脱，手撒尿遗，二便都失禁了，呼吸微弱，不知道还在呼吸还是没有呼吸，口张，手撒。口张、目合、手撒、遗尿、神昏，这是败症，叫作"五竭"，这种病人一看就知道，这是失神了。失神是个总体印象，在写病历的时候，就不能简单地写个失神，要写详细一点，神志昏迷，神志不清，肌肉削脱，呼吸微弱，手撒，口张，要把这些症状描述清楚一点，不能简单地说失神。"有神"很少具体描述，精力充沛，体格健壮，本来就不是病态，所以不必描述。"失神"，就不能简单，要写明失神的具体表现，是神志模糊，还是神志昏迷，动作、反应，是被动体位，不能自主运动，还是动作艰难，呼吸微弱，面色怎么样，要写清楚，从这些方面反映失神的情况。失神说明精气衰败，说明病久、病重，预后不良，失神了，这种情况预后不良。

（2）邪盛神乱而失神　这是第二类，也是失神，也是神志昏迷，神志不正常了。是什么原因导致的？邪盛，邪气太盛了，神志昏迷而失神，邪盛神乱这种失神，是由于热闭心神、痰蒙心神等这种情况引起来的失神。这类失神的表现，主要是神昏谵语、循衣摸床、撮空理线。什么叫作循衣摸床？就是神志不清楚了以后，手在床边上、衣服上到处摸摸弄弄，不知道在干什么。撮空理线，病人的手老是在空中这么抓、这样动，好像在梳理线一样的，问他干什么？有蚊子、赶蚊子，根本没蚊子，实际上是神志不清楚的一种反应，古人用循衣摸床、撮空理线来形容这种表现，不自主的动作，神志快要昏迷的状态。或者是突然昏倒，比如说中风的病人，两手握固，牙关紧闭；高热、抽搐、昏迷、抽搐这些情况，都是失神。这种失神和前面那种由少神、神衰到失神、精气衰竭的表现不一样，这种属于邪盛，热扰心神或者热闭心神。风痰闭神、痰蒙心神等，多半属于急性重病，病的时间可能不长，整个体质状况还比较好，但是有邪气；前面那种多半属于久病、重病，慢慢发展而成。

4. 假神

什么是假神呢？实际上神气已经衰竭了，病情已经到了很严重的程度，已经不行了，病情很危急、危重的情况之下，反而突然神志清楚了，好像精神振作、精神状况比较好了。有些人临死之前，神志清楚，把要交代的话都交代得清清楚楚，还有钱放在哪个地方，还有什么事要怎么处理，每件事都交代清楚，本来神志已经不清楚了，这个时候却神志清楚了，实际是假神。曾经讲过"除中"，本来一点东西都不能吃，现在想吃饭、想吃鸡，想吃东西了，大家很高兴，赶快想办法做，鸡还没有炖熟人却不行了；想见亲人，那口气就是不断，因为儿子、什么人还没有赶到，想见一面；或者滔滔不绝，或者想起来活动活动，好像是康复了；面色由苍白变成颧红如妆，突然变得面色红润起来了。这类表现可能多种多样，作为医生，临床见得多了以后，就知道这种情况不是好现象，但是有的病人家属可能不知道，大家很高兴，精神特别好、人也清楚了、想吃东西、面色也好看多了，实际上是一种假象。是假象，是什么问题呢？是脏腑的精气衰竭，正气将脱，阴不敛阳，虚阳浮越，阴阳即将离决的一种表现。阴阳将要离决，正气马上就要脱了，精气已经衰竭了，整个已经处于衰竭状态，这是一种假象，是虚阳浮越、阴阳离决的表现。这是回光返照、残灯复明，灯没油了、快要熄了，最后亮一下，电灯拉的时候突然闪一下，就没有了。残灯复明、回光返照是临终的一种征象，要引起高度重视，没有经验的医生可能还会说"没问题，会好"。结果你人还没离开，病人就死掉了，病人家属就要找麻烦了，你不是说会好，没事嘛，要注意啊。

要区别一下假神和重病的好转。在病情都很重的情况下，出现了一些"好"现象，到底是回光返照，还是真正病情好转、减轻了呢？区别在于：假神是局部的、突然的好转，本来很衰竭，突然神志清醒过来了，与整体状况不相符，实际上他很衰竭，或者邪气很严重，这种状况并没有得到解决，长期不吃东西，现在要吃东西，显得突然，并且出现的时间短，灯可能很快就会要灭了，回光返照不可能返照一两天，只半小时、1小时，最多半天，很快就会恶化。真正的重病好转，是逐渐好转的，原来一点东西都不能吃，现在想吃一点点，原来整天都不讲话、神志不清楚，现在稍微清楚一点、能够讲话了，慢慢地好转，这种好转和整体状况是相一致的，整体状态也慢慢好了，不是继续恶化了。所以假神和重病好转不难区别，有临床实践经验的，应该可以区别开来，关键是重不重视，是不是全面地看，病重的情况下，想吃点东西、想活动一下、想哪个亲人，要引起重视，但是不是回光返照？不一定，要全面分析。

神，前面分了四种，得神、失神、少神、假神。对这四种，要做一下鉴别，同学们自己去填，得神、失神、少神、假神怎么判断？从目光、面色、神情、体态这四个方面进行描述。

	得神	少神	失神	假神
目　光				
面　色				
神　情				
体　态				
临床意义				

5. 神乱

第五种情况是神乱。神志错乱，神志不正常，这是单纯讲的心神、情志，不是讲全面的形体、色泽、动态，不是讲整体的神气，神乱是讲神情不正常，神志错乱，主要见于各种精神方面的疾病，比如说癫、狂、痫、痴、脏躁等病人，癫、狂、痫，这是三种不同的病，痴呆、脏躁等病人，反正都是神志、神情不正常，多见于精神疾患的病人。神乱的表现又可以分为这样几种。

（1）焦虑恐惧　第一种，事事感到很害怕，焦虑不安，心悸不宁，一个人不敢独居，多半属于虚证。常见于卑慄、脏躁等病人。卑慄是一个病，在《杂病源流犀烛·心》很具体地提到了卑慄的表现："卑慄，心血不足病也，与怔忡病一类。其症胸中痞塞，不能饮食，如痴如醉，心中常有所歉，爱居暗室，或倚门后，见人即惊避无地，每病至数年，不得以癫症治之也。"卑慄和心悸、怔忡这一类的病类似，卑慄有什么表现呢？不敢独居，不敢到人多的地方，怕见到生人，见到生人则惊避无地、无处可藏，或者经常躲在门的后面，时时好像会被人逮捕，这种恐惧感。为什么叫作卑慄？卑，就是卑下，觉得自己很卑下、地位很低，像个奴婢一样，所以不敢见人；慄，就是恐惧。卑下、低下、恐惧这样一种表现，所以把这种病叫作卑慄。我就看到过这样典型的卑慄病人，不像癫，也不是狂，更不是痫、痴呆，这种表现就是卑慄，多半是由于心胆气虚，心神不宁。

（2）狂躁不安　狂病，并不少见，狂躁妄动，胡言乱语，打人毁物，手舞足蹈，大叫、大呼，骂詈不避亲疏，《内经》里面讲"逾垣上屋，登高而歌，弃衣而走"。这是狂病的表现，属于阳证，多半因为暴怒气郁化火，痰火扰乱心神所致。

（3）淡漠痴呆　表情很淡漠，脸上毫无表情，痴呆，或者喃喃自语，哭笑无常，有的是悲观失望，这类表现属于阴，属于癫，应该叫作癫病。癫病不应叫癫痫，癫就是癫，痫是另外一种病。癫和狂显然不一样，狂病是狂躁妄动、打人毁物、逾垣上屋、登高而歌、弃衣而走，是阳狂。癫病、痴呆等病，多半是由于痰气郁滞，痰蒙心神，轻微一点的，就是背上了沉重的思想负担、精神包袱、愁眉苦脸、闷闷不乐、反应迟钝，如果进一步发展就可能变成精神分裂症、抑郁性精神病，这一类表现属于阴。

（4）卒然昏倒　有的同学可能接触过这样的病人，羊角风、猪头风，痫病，最典型的就是痫病，突然昏倒，口吐涎沫，两目上视，四肢抽搐，醒后如常，这是痫病的表现。痫病也可出现突然神志不清，但和前面讲的失神不一样。失神是病情很严重、很危急的情况下，这个是在短时间内失神了，但是很快醒后如常，醒后如常不能说是假神、回光返照吧，这种情况属于痫病，也多半是风痰之类的原因。举个例子，有两个年轻人，到山里面去谈恋爱、去玩，走到半山腰的时候，这男的突然昏倒了，一下就昏倒在地上，口吐涎沫，这女的吓得不得了，这下怎么啦！不知道是什么问题，吓得要命，赶快跑到山下去报警，警察跟着赶快跑到山上去看，一看那男的好好的、没事，痫病发作一次，醒后如常，这是痫病的典型表现，这是神乱。

神乱，可以分为这么四个方面，根据这些表现，可以进行病情判断。

要比较一下，神志错乱的失常和邪盛神乱的失神有什么不一样？邪盛而导致神昏、高热，神昏谵语，循衣摸床，撮空理线，痰蒙心神，叫作失神，认为是邪盛神乱而失神。焦虑恐惧、狂躁不安、淡漠痴呆、卒然昏倒、癫、狂、卑慄、痫、痴呆，我们把它叫作神乱，往往也是邪盛所导致的神乱。那么，邪盛的失神与神乱有什么不一样？"神乱"主要是指神志本身的病变，比较狭义的神，是由于精神、情志本身的问题，是情志、精神方面的疾病，缓解的时候，可以没有神乱的表现，病情不等于危急、很危重，除了痫病可以出现短时神志昏迷以外，癫、狂、卑慄、痴呆都没有神志昏迷。邪盛而"失神"，主要表现是神志昏迷，多半是由全身的病变导致了，其他疾病影响到了心神，痰蒙心神、热闭心神、风痰阻络，原来就有高热等严重的病，除了神志昏迷，全身还有高热、抽搐、瘫痪等表现，是病重而引起失神。

现在把望神的内容简单复习一下。望神是对生命活动整体状态的总评估、总概括。望神主要从眼睛、神情、色泽和体态这四个方面进行观察。对神的总印象，可分为得神、少神、失神、假神和神乱五类。得神是一种好的表现，说明精气充沛，身体健康，即使患病也比较轻，预后比较好。少神是神气不足，说明精气虚衰，脏气虚弱，患病多半属于虚弱证。失神是病情很严重，有两种情况的失神，一种是精亏神衰而失神，精气衰竭了，神气即将衰亡；第二种是邪盛神乱的失神，由于邪闭心神所导致的神志昏迷。第四种是假神，在病情危重的情况下出现一些假象，暂时的精神"好转"，要见亲人、想吃饮食、想活动等，是一种假象，叫作"回光返照""残灯复明"。要注意鉴别假神和真正的重病好转。神乱是讲精神错乱，神情不正常，主要包括焦虑恐惧、淡漠痴呆、狂躁妄动、突然昏倒这样一些表现。应当注意比较一下，神志错乱和邪盛神乱而失神的区别，邪盛神乱而失神是指全身病情严重，邪气很重，邪闭了心神；神志错乱是讲暂时性的精神不正常，除痫病以外，一般不是神志昏迷，而是错乱，不像邪盛神闭那样以神志昏迷为突出表现。

　　望神的时候，应当注意，一个是要"一会即觉"。就是第一印象，没有经过认真、详细地考查，俗话说是一见钟情，望神是要一望就能够知神，一看就知道这个人有神无神，是少神还是失神。要有一种迅速敏捷进行观察、综合判断的能力，病人可能还没有说话、没有描述病情，但医生已给他形成了一个总印象，因此要做到以神会神，就是以医生自己的神志、神情、智慧，去观察病人的神。病人还没意识到医生在观察他时，在他没有注意的时候，神的表露最真切，如果严肃、认真、仔细观察，病人可能反而不自然、不真实，所以医生要静气凝神，冷眼观察，不引起病人重视。第二个方面要注意形神合参，形和神要结合起来进行观察。神为形之主，形为神之舍。形和神的关系，就是精神和物质的关系，形体内部的结构、功能状况，气血阴阳，是决定神的物质基础，而神是形的一种外在表现，应当结合起来。形体健壮，体健则神旺，自然有神；体弱则神衰，形体亏虚，自然少神；病情危重很可能出现失神。同时还要注意形和神表现不一致、不完全一致的时候要综合判断。如果形体相对显得比较强壮，不是很虚弱，但是如果没有神的话，那不是好现象，久病形羸色败，肉脱枯槁，身体极度衰弱，虽然神志清楚，亦属失神。当然望神不单纯是望神志清楚不清楚，如果是出现了昏迷，神志昏迷，虽然形体丰满，也不好，也是失神的表现，神志昏迷就是失神。

第十五讲
望诊（二）

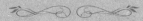

二、望色

望色，也叫作色诊，望颜色。望色，不只是望全身，局部也有望色。

望色包括望皮肤及体表黏膜及分泌物、排泄物的颜色和光泽。由于面部暴露在外，容易观察，所以望面色就成为色诊的重点。《素问·阴阳应象大论》说："善诊者，察色按脉，先别阴阳。"特别强调了察颜色和切脉，在望色、色诊的时候，应当首先辨别阴阳。

（一）望色诊病原理

望面色能够诊断内脏的疾病。有的书上说，脸面的皮肤薄嫩，脸皮最薄，这个说法不准，实际上人的脸皮最厚。为什么？暴露在外，整天风吹雨打，所以变厚了。胸腹部、背部这些地方，那些隐蔽的地方，应该说那些部位的皮肤还薄嫩一些。脸皮厚，为什么还要望面色？应该说主要是由于面部经脉多，《灵枢·邪气脏腑病形》说："诸阳之会，皆在于面。""十二经脉，三百六十五络，其血气皆上于面而走空窍。"三阴三阳经脉都上到头面部，血液非常丰富，这与西医的认识是一致的，头上、面部的血液最丰富，容易表露出来，心情激动时面色会发红，愤怒的时候是面红脖子粗。很多经脉都分布在面部，所以面部能够反映脏腑气血，是脏腑气血的外荣。此外，头面部的位置高，没有遮盖，暴露在外，容易观察，因此重点是观察面部的色泽。

1. 色、泽的意义与关系

要重点了解色和泽的关系，望色实际上不单纯是颜色的区分。色有五种，赤、白、黄、青、黑五种颜色。为什么会表现出不同的颜色？中医认为色和气血的盛衰、运行有关，有的人白一些，有的人显得黑一些，就和气血的运行、气血的盛衰有关。患病的时候，有的病人表现为面色青、面色白、面色黑，与疾病的性质及脏腑的盛衰都有关系，五脏之气外发，所以五脏之色现于皮肤之中。颜色是五脏、内脏气血的外荣，脏腑出现病变的时候，当然面部就会出现异常的颜色。

除了望色以外，更重要的是要看面部的光泽。光泽，色的饱和度、明亮度。同样是一个黑色，有的黑得放光，有的就暗黑无泽，所以要看它的饱和度、明亮度，光泽就是讲的明度，要看这个情况。光泽主要分为两种：一种是明润，一种是枯槁，就是有光泽还是没有光泽这两种。明度、光泽，是脏腑精气盛衰的重要体现，它能够判断病情的轻重和预后。所以望诊时，不单纯是分辨是白色、红色，还是黑色，特别要注意观察病人脸上还有没有光泽，是明润还是晦暗枯槁。

望色要望两个，除了颜色以外，还要望明度，是不是有光泽。在光泽和颜色的问题上，强调气较色更重要。气就是指光泽，色是指颜色、五色。望诊对光泽、明度的考察应该比五色更重要。一般来说，颜色还是比较容易区分的，红色、白色、黄色、青色、黑色，应该能够区分得开。而要考察这个色是晦暗、枯槁，还是光泽、明润，这得靠神去辨，也就是说要靠意会、靠经验，所以强调气比色更重要。《望诊遵经》就这样讲："有气不患无色，有色不可无气也。"有气就是有光泽，有光泽就说明脏腑精气还是比较充盛，因此不要担心它有没有色，实际上任何病人都是有色的，白色、黄色、红色，不同而矣。"有色不可无气"，任何一种颜色都可以反映不同的病情，色是人人都会有的，病人也必然会表现为一定的色，但是色的光泽是明润还是枯槁就大不一样。所以强调"有气不患无色，有色不可无气也。"为什么这么强调气呢？《四诊抉微》讲"气由脏发，色随气华"。皮肤的光泽是脏腑精气的外荣，光泽是内脏精气盛衰的一种外露、一种在外面的体现。所以，某种颜色，红色、白色、黄色、青色，要看里面的光泽、明度怎么样，有光泽，精气充实，那么不管是白色也好、黑色也好，都会有一种荣润、明润的感觉；如果脏气亏虚，精气不足，光泽减退，那么不管哪一种颜色，都会显得枯槁。所以中医望色的时候，特别强调气比色更重要。判断这个气，明度、光泽，主要是看荣润，荣华、润泽，显得有光泽，明润、含蓄就好，脏腑精气未衰，没有病，即使有病，也是病轻。明润、含蓄，只可意会，荣华是什么样子、含蓄是什么样子？好像隐藏在皮肤之内，不是涂上去的，很难描述，要靠自己去理解、体会。如果是晦暗枯槁、暴露，晦暗，带暗色，一种不干净的感觉，或者是枯槁、干燥，没有明润，不光泽，甚至暴露在外，像涂上去的，有经验的大夫可以看得出来，病人的颜色不好，色露于外，说明脏腑精气已经衰竭，属于病重。

2. 面部分候脏腑

望面部，看相的人，说某某天庭饱满、地阔方圆、五官端正之类的话。中医认为面部可以反映全身的情况，《内经》将面部分候全身，并且有两种分法。

（1）《灵枢·五色》分候法 《灵枢·五色》有一个分候脏腑的方法。它是把全身从头面到五脏六腑，都把它划分在面部，面部一般是上候上、下候下。所谓首面就是头面部，额头这个地方有没有光泽，这是分候头面的；眉心上这个部位重点看咽喉；肺、心、肝、脾，从上到下都配属在鼻子上；肾、小肠、大肠在两边；人中这个地方是膀胱、子处，子处就是女子胞。（见图15-1）

这种分类方法，在内伤杂病中用得比较多，实际上现在临床上已经用得少了。《灵枢·五色》这篇的目的，是说局部可以反映全身，见微知著，通过望面部，可以了解肝、肾、脾这些脏腑、部位有没有病变，它和内脏的脏腑有关，不要孤立地以为面部色泽异常就只是面部的问题。

（2）《素问·刺法》分候法 《素问·刺热》有另外一种分类方法，分得简单一些，就是主要只分候五脏。额部是心，左肝右肺，左边是肝，右边是肺，鼻子是脾，肾是在下颏这个地方（图15-2）。《四诊心法要诀》归纳为"左肝右肺形成颊，心额肾颐鼻主脾"。左肝右肺，并不是说肝生在左边，肺长在右边，而是指脏腑气机的升降，认为肝属于木，木是主升的；肺属金应该是主降的，太阳从左边升起，从右边降落，是左升右降，人体的气机也是左升右降，与整个自然规律相一致，这就是《素问·刺热》面部分候的原理。

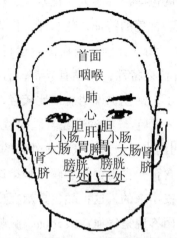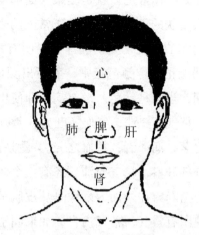

图 15–1　《灵枢·五色》面部分候图　　图 15–2　《素问·刺热》面部五脏分候图

　　面部的分候，五脏六腑、全身都可以在面部进行观察，这种分候方法在《内经》里面就有了，现在实际并不完全按这个办，临床上这种分类方法用得很少了，所以只能够作为一种参考。这种分类方法现在进行科学研究时还用，因为《内经》是这样分的，《素问·刺热》是讲热病的，患外感热病，肺热病者右颊先赤，肝热病者左边颧骨先赤，心热病者额先赤，是不是这样呢？要反映肺的病，反映肝的病、心的病，这个地方却没有测量、没有检查，当然说不过去。因此，比如蔡光先教授，他在做色诊研究的时候，如果是肺结核病人，主要观察点就要选肺、右颧骨，在这个位置进行观察、比较。肺有病是不是一定就是右边颧骨先赤，是不是右边比左边红得厉害一些呢？并不完全这样。因此对于面部的分候，可以作为参考，但不能机械地理解，如果那样的话，是不是有肝炎、肝热病，就只看左边颧骨是不是红就行了，没这么简单。"左肝右肺形成颊，心额肾颐鼻主脾"，为什么要这样定？同学们提出这样的问题来，我还没有很好的办法解释，只能说古人是这样分的，对不对，还要进一步研究，如果临床证明确实如此，道理自然会有的。

（二）常色和病色

　　望色的时候要注意常色和病色。

1. 常色

什么叫作常色？就是健康人面部皮肤的色泽，健康人、正常人、没有生病的人皮肤的色泽，常色是正常人的表现。常色的特征，色和泽，作为泽来说是明润的，就是光明润泽，说明有神气，精气充沛，气血津液运行正常，脏腑功能正常，颜色正常，看不出颜色有什么特殊，色没有异常，有光泽，又明润，当然是常色。没有病，即使生病了，常色也说明病情比较轻，问题不大，精气还充沛，气血还旺盛，所以这是常色。《望诊遵经》说："光明者，神气之著；润泽者，精血之充。"就是说明润光泽，是神气精血外发的表现，说明神气旺盛，精气充沛。还有一个叫作含蓄，含蓄很难理解，是指这种颜色不完全暴露在外面，好像是从皮肤里面发出来的，这种颜色显示在皮肤里面。说明有胃气，精气内含，如果同学们回答说是气血津液充沛、脏腑功能正常，没有说胃气、精气内含，也可以，无非是表示内脏是好的，气血是正常的、充沛的，阴阳是和调的，这个意思。明润含蓄四个字，正常的颜色、常色应该都是明润含蓄。所谓"常色"，实际上并没有讲是哪一种色，而强调的是"泽""气"，在气和色的问题上，强调的是光泽、明度。所以常色强调的是明度，光泽明润含蓄。常色又分为主色和客色。

（1）主色 讲常色，为什么不强调颜色呢？因为人种不同，肤色可以不相同，这就是主色，也叫作正色，主色也叫正色。我们华人、黄种人，是黄河、黄种，龙的传人，华人稍微显黄一些，红黄隐隐，明润含蓄，这就是正色。这种颜色是百岁不变的，当然也变一点，年轻的时候和年老的时候不可能没有一点变化，但基本颜色终生不变，华人是红黄隐隐、黄皮肤，一辈子都是这种颜色，不会变成白种人、黑种人。主色和禀赋有关，小孩生下来就这个颜色，黑种人、黄种人、白种人，禀赋不一样，所现的颜色不一样，百岁不变。这就是主色，或者叫作正色。

（2）客色 主、客相对，客色是指随着年龄、季节、职业、昼夜、阴晴、气候、环境，乃至情绪等，各种原因吧，颜色发生相应的变化。某个人本来肤色偏白，晒太阳以后可能会显得红一些，长期地晒甚至可能显得黑一点，青藏高原、西藏，云贵高原那些地方，不少人就是一种古铜色，为什么？紫外线强一些，日照的强度大一些。所以，随着各种原因，年龄、职业等不相同而颜色有些变化，这些还是属于常色，还是属于正常。为什么属于正常呢？仍然具有明润含蓄的特征。一群健康人里面，每个人的颜色，望上去可能并不完全一样，为什么会不一样？可能和年龄、季节、职业、气候等有关。虽然每一个人的颜色有差别，但都还是有光泽、明润含蓄，还是属于正常的范围。职业、年龄，小的时候和老的时候，颜色肯定会有一点差别，气候、环境，乃至情绪，白天、夜晚，都会有一些变化，只是这个变化可能没有引起注意，没有观察出有明显的变化，但是仔细观察应该是有变化的。这些都仍然属于常色，还是属于正常的颜色。出一道考试题，什么是主色？什么是客色？同学往往记不住这个问题，不少人答错。答成主色就是没有病，健康时候的颜色；客色就是生病的色。经常会出现这样的问题，这几个名词经常搅在一起。强调一下，主色是指人终生不变的颜色，实际上也还有一点变；客色是随着气候、季节、年龄、温度、情绪、职业等，随这些条件而稍微有一点变化，但是这个变化还是在正常范围之内，因为它具有明润光泽的特点，这就是客色。主色和客色，都属于常色。

2. 病色

病色就是有病的时候的颜色，就是病中所出现的面色。病中所出现的面色，分为善色和恶色，生病的颜色里面又分为善色和恶色。

（1）善色　善色是什么意思呢？生病了，出现了病色，但是在病色里面算好的，仍然有光泽，仍然是明润含蓄的，也就是说还具有常色的特点，虽然颜色不正常了，但是它的气仍然存在，色虽然出现了异常，但是色的明润、光泽比较好，这就是善色，是病色里面的好颜色，是不幸中之大幸。善色在疾病中，多半是反映新病、轻病或者阳证，这种病容易治疗，预后比较好。病中见到的是善色，病色中的善色，多半是见于实热，比如说实热的满面通红、阳黄，之所以属于阳证，因为气血还是比较充实，光泽、明度比较好，不是晦暗。所以，善色重点讲的是明润，不是晦暗枯槁的，虽然生病了，但是明度存在，仍然明润光泽。

（2）恶色　恶色是不好的颜色，病中出现了病色，并且是不好的颜色。恶色的特点是晦暗，没有光泽，晦暗、枯槁，不管什么颜色，凡是见到这种情况，都是不好的颜色。恶色说明脏腑精气已衰，胃气不能够上荣。它的特点一个是晦暗，一个是暴露。比如小孩子，高烧抽筋，快要抽筋的时候，哭、憋气，缺氧很严重，面色往往是晦暗。至于"暴露"是很难理解的，暴露就是看上去好像是涂上去的，颜色好像不是隐藏在皮肤里面，好像暴露在外面，实际上是一个假色，虚阳浮越在外面。恶色的特点是晦暗、暴露，某种颜色显现于外面，属于病色外现，甚至是真脏色外露。就是说已经到了虚阳浮越、脏气衰竭的程度，这种颜色暴露在外面，没有隐藏。所以见于久病、重病、阴证，难治，预后不好。比如阴黄，阴黄的病人，同学会问阴黄怎么看？告诉大家，我们湖南有烟熏腊肉的习惯，就是将猪肉挂在烟上面熏，你去看烟熏的那种腊肉，什么颜色？腊肉的肉皮那一边还是放光的、有油，瘦肉的那边，那就是一种晦暗枯槁的颜色，就与阴黄的颜色相似。

现在说一下《内经》里面对色泽的平、病、善、恶描述，就是对于常色和病色，病色里面的善色和恶色怎样区分。主要是从颜色的光泽上区分五色善恶的特点，用"如"什么、"像"什么进行表述。红色配属于心，红"如白裹朱"，如一块白色的绸子里面裹了一颗红色的珠子，红色的珠宝通过白色绸缎而透露出来，说明隐含、有光彩，帛、绸子都是有光泽的；红而无华的时候，是"如赭"，赭石，中药的赭石看上去就没有光泽，平常人色红如赭，提示少华、将病。如果这种人生病了的时候，出现了红色的病色，如果是红"如鸡冠"，鸡冠是红色的，虽然红，但是红得仍然有光泽，所以仍然属于善色；如果是红"如衃血"，衃血，就是鸡血、猪血、羊血已经凝固了的那种颜色，晦暗无色，属于恶色。"如鹅羽"，鹅的羽毛是有光泽的；"如盐"，盐一般是缺乏光泽的。"如豕膏"就是猪油，有光泽；"如枯骨"，考古时从地下挖出来的那种骨头，一点光泽也没有。怎么样判断光泽？我看可以做实验，就以古人做的这种描述，用"白裹朱"和"赭石"、"鹅羽"和"盐"、"豕膏"和"枯骨"比较，能不能够分得出是有光泽还是没有光泽？"苍璧之泽"（苍璧的光泽）、"翠羽"、"乌羽"，乌鸦的羽毛、"蟹腹"，螃蟹的腹部，肯定是有光泽的。"草兹"，草兹是枯死了的草，青黄枯暗无光；"如炲"，炲就是锅底的烟，锅底的那种黑色，肯定没有光泽；"如黄土""如地苍"等，都是无华、无光泽的。因此，五脏的五色善恶，平人、病人的颜色善恶，主要是看颜色的光泽怎么样？《内经》里面特别强调这个内容。

第十六讲
望诊（三）

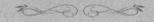

（三）五色主病

前面重点讲了色的明度、光泽，明润含蓄还是晦暗枯槁。现在讨论五种颜色，不同的颜色各主什么样的病证，五色主病。《灵枢·五色》专门讨论五色主病。一方面是"青为肝，赤为心，白为肺，黄为脾，黑为肾"，这是讲的病位，颜色与病位有关。青色，病人见青色，可能是肝的问题；见黄色，病位可能在脾；颜色白，可能是在肺；赤，可能是在心。这是五色配属于五脏，根据颜色的配属来推测可能是哪一个脏器的病？另一方面是"青黑为痛，黄赤为热，白为寒"，这是判断病变的性质，据颜色判断病性，红是热，白是寒，青、黑色主疼痛，一般是这样判断的。五种颜色的主病，与脏腑和病性的关系是这样划分的。

1. 赤色

红色、赤色，主什么问题呢？有几种情况。

（1）满面通红　主实热证。比如小孩子发高烧，烧得很厉害了，高烧的病人，神志都不太清楚了，是实热证。

（2）两颧潮红　两边颧骨部位潮红，下午颧红更明显，一般是阴虚，是阴虚火旺的表现。

（3）泛红如妆　整个面部平常是苍白的，并不红，到了病情严重的时候，面色反而变红了，红得像化妆了似的，这叫泛红如妆。泛红如妆认为是戴阳，就是阳气浮越于上、浮游于面部，阳气戴在头上，好像戴了红色的帽子一样。戴阳的特点是面色苍白而有一片片的红色涂在上面，就像妆化得不好，白粉打底，然后将红色的胭脂涂在上面，涂得不匀，是不是"泛红如妆"啊！病人本来是面色苍白，病情严重的时候反而出现泛红如妆，是阳气已经虚衰，阳气浮游在上，没有根基，像红色帽子戴在头上，所以叫作"戴阳"。戴阳这种情况，要进行动态观察才有可能观察到，知道病人平时脸色白、并不红，到病情严重时，脸色反而变红了，并且这种红色是暴露在外面，像化妆了一样，脸色似乎红润，但其他部位，脖子、嘴唇、手仍然是苍白、紫暗，所以这是戴阳，戴了个红色的面具。还有一种情况，就是颧颊紫红，临床上还是常见的，颧骨下面有一片呈紫红色、暗红色，红而带一点紫色，中医认为这种情况多半是阳虚血瘀的表现，相当于西医讲的二尖瓣面容。满面通红主实热证，两颧潮红主阴虚证、虚热证，很容易理解。是不是红色一定都是主热证呢？戴阳是种假热证，实际上是阳虚证，因此这个热是假热，这个阳是浮阳。

有些情况属于变异，要引起注意。火形之人面色稍赤，夏天面色稍微红一点，这都是正常。心病面赤而枯槁，就是"如赭""如衃血"一样，那是病重，真脏色见，比如那种颧颊紫红、二尖瓣面容，那是真脏色见，是心脏病的一种特征性体征。肺病面赤无华较难治，这是根据五行生克来的，金应该是白，肺有病的时候应该是白，白属于金，现在见了红色了，那就是火克了金，并且无华，红得没有光彩，是病情重、比较难治。这是特殊一点的情况，可以初步了解。

2. 白色

病人面色比较白，没有正常人那么红润，称为淡白，白得很厉害、毫无血色，就变成苍白了。面色白主要反映一些什么情况呢？红主要是热盛、阴虚、戴阳。白主要是出现于虚证。什么虚？血虚、气虚、阳虚，但是没有阴虚，阴虚病人不会出现面白，应该是面红，阴虚火热证是面赤，所以白色可以出现虚证，虚证主要有气虚、血虚、阴虚、阳虚，白色不见于阴虚，气虚、血虚、阳虚都可以出现面色白，特别是血虚，第一是血虚，第二可以见于气虚，为什么？气不运血，气为生血之源，气虚以后也可以导致血虚，或者是不能够把血运到面部来，所以气虚可以出现面白。阳虚以后也可以，阳虚则寒，不能够运行血液。第二方面是寒证和失血，失血轻的时候自然就会导致血虚，失血严重的时候可致夺血、夺气，就是血脱、亡血。白色可分为几种情况。

（1）面色淡白　面色淡白，多半是血虚、失血，可不可以气虚啊？当然是可以的。同学们不要机械地去理解，书上只讲了血虚、失血，还答气虚、阳虚也是可以的，气虚经常可以出现面色淡白。

（2）面色㿠白　什么是㿠白？㿠，古字只有一个日光的"晃"，就是白得反光，平滑的白色在强光下一照，就显得反光，比如镜子反折光线就很强，这种白而反光中医把它称为㿠白。皮肤上为什么会出现反光呢？很可能是皮肤的水分比较多，使皮肤的皱折减少，显得较平滑，因而看上去有点反光的感觉，所以㿠白多半是阳虚水泛。淡白多半是气血不能够充养皮肤，面部的血液减少、不足，㿠白多半是皮肤里面有水液，皮肤的水分多一些，水肿患者、胖子，胖子如果面色白，很可能就带点㿠白，水肿的人多半是㿠白，因为皮肤里面的水分可能多一点，皮肤绷得比较紧，皱纹可能少一点，于是就像玻璃一样有点反光，所以多见于阳虚水泛的病人。

（3）面色苍白　苍白是什么意思？苍就带有青色的意思，就是白里面掺有一点黑色、带有一点青色的意思了，苍松、苍山，山里面有一些绿色的草、树木、青枝绿叶，文学上认为那是苍，苍里面带有一点绿色、青色的意思，所以苍白不但是白，里面还带有一点青色、绿色，脸色白得带点青。苍白多半见于亡阳、血脱、寒盛，实际上可能就有缺氧，白而暗一点，亡阳的病情较重，血脱见于严重的失血，寒，也不是轻微的寒，而是到了寒盛，所以面色苍白是病情严重，不要将稍微有点白、偏白、淡白随便称为面色苍白。面色苍白、面色㿠白、面色淡白，要靠自己去理解，病人面色白，用哪个术语来形容、描述，病人面色有点白，不要轻易称面色苍白，一讲到面色苍白，头脑里面就会考虑病情比较重，可能是亡阳，也可能是大失血，所以一般的面白就说是面色淡白，如果还有一点反光，最好写面色㿠白，当然真正是白而带点青紫，就得写面色苍白了，注意这几个术语的形容，病理上反映病情的轻重程度、性质有一定差别。面色白，要写准确一点。

金形之人面色略白，秋天脸色白一点。因为秋季，自然界的气候是收敛的，人体的气血也是趋向内部，处于收藏的状态，因此，秋天的颜色稍微白一点。金形之人，面色稍微白一点，可能属于生理性的变异。肺病面白而枯槁无华，是肺的真脏色见，肺的本色暴露于外。肝病面白无华难治，也是根据五行生克来的，白属于金，青色属木，肺属于金，肝属于木，单纯肝病一般应显得青一点，现在反而见白色，于是认为这是金克木。

3. 黄色

黄色，面部颜色显得黄一些，如果黄种人不是红黄隐隐润泽，而是淡黄色，甚至是深黄色，或者色黄而缺乏光泽，属于病理性色黄。黄色主脾的病，或者是有湿的表现。多半是由于脾虚失于运化或者湿邪内蕴，脾不能够运化，湿邪停留在里面，脾气亏虚，脾虚失运，或者湿困脾阳都可以出现黄色。

（1）萎黄　萎黄色，淡黄无华，比较枯槁，光泽少一些，萎黄色。萎黄的特点是眼睛、巩膜并不黄，所以并不是黄疸，是脾胃气虚、气血不足。因为中国人本来就是黄色、红黄隐隐，黄里面应该还是显红的、里面应该有一些血色，现在红色少了，只显黄色，并且缺乏光泽，说明里面的气血不足，就像树叶被晒黄了一样，因此是个草字头的萎，树叶晒黄了，光泽就少了，所以叫作萎黄。

（2）黄胖　又黄又胖，就是除了黄以外，脸上还有些肿，黄本来就可以是脾虚，现在还肿了，有些肿，因此可能就有湿了，脾虚就会生湿。黄胖的特点是除了黄以外，还显得有些肿，并不是真正健康人的脸显得圆圆胖胖，而是面黄而虚浮，所以叫作黄胖，也可称黄肿，不是真的健康，面色萎黄是脾虚、气血不足，现在还有胖啊，胖了就是有湿，甚至有水都有可能的，水湿内停，特点也是眼睛、巩膜不黄。

（3）黄疸　比较常见，黄疸主要有三个黄，就是面黄、目黄、小便黄，巩膜、白睛发黄，面部、全身皮肤发黄，小便黄如浓茶、呈黄褐色，三个方面都黄，才是黄疸。黄疸又常常分为阳黄和阴黄两种。什么叫阳黄？什么叫阴黄？阳黄，黄的颜色很鲜明，鲜明如橘，和橘子一样，甚至是金黄色，黄如橘、有光泽，所以是阳黄。中医讲的肝热病、肝瘟，西医讲的急性肝炎，多半是青年人，比较容易出现黄疸，并且往往是阳黄。阳黄多属湿热发黄，色黄本来就可以因于湿，现在黄色鲜明、有光泽，实际上可能是黄里面还带点红色、赤色，赤色主热，所以除湿以外还有热，那就是湿热。另外一种是阴黄，阴黄是一种呈晦暗的黄色，如烟熏一样的黄色，黄得有点带紫黑色，黄而晦暗，主要是缺乏光泽。黄色的主病是脾虚和湿证，阳黄是有湿有热，属于湿热，阴黄也有湿，但这种湿属于寒湿，有湿、有寒，这个寒也不一定是寒邪，可能是阳虚，阳气不足，阳虚生寒，由于阳虚阴寒，因此虽黄而不鲜明，没有光泽，表现为黄而晦暗的颜色，这就是阴黄，主寒湿。

土形之人面色偏黄。华人是黄种人黄皮肤，大多数人都属于土型之人，土形之人的阴阳较为和平，所以炎黄子孙的面色是红黄隐隐，与生俱来，百岁不变。脾病面黄而枯槁晦暗，如黄土、如枳实，中药有一味枳实，枳实、枳壳，是柑子摘下来以后，枯了，黄色与黄土或者枳实一样，没有光泽，这是真脏色见。肾有病现面黄无华也难治，肾主水，肾病见黄色，黄色属土，是土能克水，主要是根据这个道理推论的。

4. 青色

青色，青色可以是淡青，或者是青紫、紫暗，也可能是青黄，甚至有点带黑色，青黑，反正不是红润、红黄隐隐。青色主什么病呢？青色是寒证、疼痛、气滞、血瘀、惊风这样一些表现。有几个地方请大家注意，寒证用的是这个证没问题，疼痛是一个症状，如果说是痛症应该是病字旁的症，不能写成言字旁的证，那个证是指证型、辨证。青色主寒证、气滞、血瘀，这是辨证，疼痛是指症状。青色还可见于惊风，小儿惊风是病名，惊风严格地说也是一组症状，主要表现为肢体抽搐。每一个颜色主的什么病，同学要记住，红色主实热证、阴虚、戴阳；白色主虚证、主寒证、主失血这些情况；黄色主脾虚、主湿证，湿是证，是言字旁的证；青色主寒证、疼痛、气滞、血瘀、惊风，主这样一些问题。这些证、病、症，为什么会出现青色？出现面色青的原因、机理是什么？寒性收引，寒可以凝滞气机，甚至寒凝血瘀，寒邪可以导致筋脉拘急。疼痛多半是什么原因导致的？多半是寒，感受了寒邪，因为寒性凝滞收引，这种疼痛也痛得比较剧烈，所以疼痛症的辨证很可能就是寒证，寒可能是本质、是原因，疼痛只是现象。小儿惊风热盛动风，这种惊风，就不是寒盛的惊风，寒邪一般不会导致肢体抽搐，很可能是热盛的动风。面色青紫还可以是面部脉络的瘀阻，面部的气血运行不畅。所以，面色青紫，可见于寒盛的疼痛，阳虚不能运行气血和虚寒证，或者是热盛导致的惊风，说明病情较重，青色主病的病情较重，气滞、血瘀是寒邪或热盛导致疼痛、惊风的病机、中间病理环节。色青有这样几种情况。

（1）**面色淡青** 稍微青一点，青得不厉害，面色淡青，青得严重的时候，就是青黑，带黑色了。多半是寒盛、疼痛，比如说气腹痛，气腹痛是个病，突然之间肚子痛得好厉害，可能就是受了寒，或者是饮食有点不慎、食生饮冷，寒性凝滞收引，引起肠痉挛之类的变化，突然出现绞痛，痛得厉害的时候往往面色发青、淡青色。寒滞肝脉是一个证，寒滞肝脉证，疼痛为主要表现，面色淡青，性质属于寒。

（2）**面唇青紫** 如果是突然见到面部、嘴唇都是青紫色，也可能是面色苍白，苍白也是带有青色，除了面唇青紫或者苍白以外，还有肢凉、脉微，病情很严重了，缺氧，缺氧很明显，四肢厥冷了，脉微欲绝了，比如说真心痛之类的病。真心痛是指心肌梗死，真心痛，突然出现心绞痛，面色苍白或者是紫暗，肢凉，脉微，这是心阳暴脱、心血瘀阻，心阳暴脱也就是亡阳，这种病人既可以出现面色苍白，又可以表现为面唇青紫。如果是久病面唇青紫，病的时间久而出现了面唇青紫，就是长期的慢性缺氧，不是突然发生心肌梗死、循环障碍、缺氧，而是长期的慢性缺氧，出现口唇长期发紫、发乌，一直是紫色、青紫色，那多半是心肺气虚、心阳虚衰，或者是肺气闭塞这样一些病变。比如说肺胀，肺胀是个病名，现在中医内科已经采用这个病名了，方药中主编的《实用中医内科学》就是写的肺胀。肺胀这个名称本来是一个古老的名词，现在一般是指肺心病、肺气肿，长期咳嗽、气喘，使肺膨胀了，肺气膨胀起来了，所以中医叫作肺胀。心衰就是心力衰竭，心衰这个名字也可以是中医的病名，国家标准《中医临床诊疗术语》本来想将心力衰竭定为心绝，就是绞丝旁加个颜色的那个色字，应该叫心绝，在王叔和的《脉经》里面就有心绝、肝绝、肺绝、肾绝、脾绝、胃绝这些名词，"病人心绝，一日死"，肺绝是三日死、肾绝是四日死、肝绝是八日死，心绝一日死，就是讲心的功能衰竭了，但是长春的任继学老先生说，心衰这个名字《圣济总录》里面就有，为什么不用心衰？为什么只能西医用心衰、中医为什么不能用心衰？《圣济总录》里面就有心衰，如果不信你回去查查，回来一查，《圣济总录》里面确实有心衰，"心衰则健忘"，是这样说的，心衰，心的功能不好以后出现健忘，这不是现在讲的心脏衰竭，而是指心神虚衰表现为健忘。任老是当代中医界的活字典，他说西医讲的心力衰竭，中医就叫心衰。心衰，多半是讲的慢性缺氧，心、肺功能不好，心肺的阳气亏虚，长期慢性缺氧，所以长期面唇紫暗。

（3）面色青黄　黄里面带有一点青色、黑色，或者说叫作苍黄，青黄相间。面色青黄，可以见于肝郁脾虚证，比如癥积，肝硬化、脾脏肿大，就可以出现面色青黄。肝郁脾虚，脾的功能很虚了，会出现黄色，肝里面又有瘀血，所以兼有一点紫色、青色在里面，这是面色青黄。

（4）小儿眉间或鼻柱嘴唇周围发青　实际上不一定只眉间、口唇这些地方发青，很可能整个面部都会出现发青。多半见于惊风，这种惊风多半是高热惊风，抽搐、高热，寒不会引起抽筋，寒只引起拘急，不会出现神志昏迷、抽搐，见于小儿高热抽搐。这是属于青色常见的病情，青色可以主寒证，可以主疼痛、气滞血瘀，可以主惊风。

木形之人可能面色稍微青一些；春天面色可能偏青一些。肝病色青又枯槁晦暗，和枯草一样，那是真脏色见。脾病面色青而无华的话，难治，理由是木克土。

5.黑色

实际上青色和黑色比较接近，面色青黑就是合在一起的。看一个黑色的主病，就可以知道黑色实际上和青色差不多，只是黑色好像比青色更厉害一点。黑色主什么病呢？主肾虚、寒证、水饮、血瘀剧痛。黑色主寒证，青色也是主寒证吧；主血瘀，青色也主血瘀；青色主疼痛，黑色也有疼痛、剧痛。所以青色和黑色在颜色上两个靠近，一般来说青色可能淡一点，黑的颜色更深一点。有什么不同的地方呢？黑色主肾虚和水饮，五脏的肾，配五色为黑，所以肾有病的时候、肾虚的时候，有的病人可以见到黑色。水饮，水饮内停、水湿内停的时候可以出现。这是黑色的主病，肾虚、寒证、水饮、血瘀和剧痛，同学们要死记硬背，要记住、记下来，当然是在理解的基础上记。为什么可以出现黑色呢？肾阳虚衰以后，水、湿、寒，阳虚就生寒，肾阳虚了以后就不能够宣化水液，所以可以出现寒证、水饮内停，血液失去温养，脉络拘急，血行不畅，导致血瘀。没有更多的道理，就是要大家记住。黑色常见于这些情况：

（1）面色暗淡或黧黑　面色黑，但是黑得不很厉害、黑得不严重。或者是面色黧黑。什么是黧黑？黧是一种草，古代一种染衣服的草，黧草。当时没有其他的染料，就采些黧草用水煮，煮出黑色的汁液，能把衣服、布料染成黑色。这种黧黑倒是有一点光泽，并不是如炲、如锅底的烟那种黑而晦暗。面色黧黑或者面色淡黑、面色暗淡，多半是指肾阳虚，肾阳不足。肾阳虚，出现黑色，为什么有点光呢？因为里面可能有一点水湿，可能有水饮内停、水湿内停。我们讲白色的时候，白里面有一点水的时候就会怎么样？面色㿠白。为什么黧黑反而有一点光呢？可能就是因为阳虚之后有水湿内停，所以黑色里面反而带一点光。

（2）面黑干枯　阳虚证就不会很干燥，黑色里面带有一点光泽。这一种是面黑干焦，水分太少，黑而干枯，因此属肾阴虚。

（3）眼眶发黑　可能是肾虚水饮，寒湿带下。眼眶发黑、眼的周围发黑，如果大家注意了，有时候是可以看得到的。有的人晚上熬夜很厉害，一整晚都没有睡觉，有的第二天马上眼睛周围就出现发黑的现象，不是化的妆，夜生活很厉害、熬夜所致，房劳伤肾，长期没有睡好，肾的精气亏虚，可能会使眼眶有点发黑。有的人不是没有睡好觉，也不是房劳肾虚，眼眶也有些发黑，是什么问题啊？可能是水饮、寒湿、带下。对于眼眶周围发黑，古代医家发现可能是肾虚、水湿内停、妇人带下这样一些问题。为什么偏偏在眼睛周围这个地方发黑？也没有更多的道理解释。说是肾所主嘛，又没有眼眶候肾这个说法，这可能就是一种临床经验，肾虚的人、有寒湿的人，或者患带下的人，出现眼眶周围发黑的机会大一些，这是一种临床经验总结，眼眶周围发黑这种情况还是比较常见的，但是主寒湿、主肾虚、主带下这些病，没有找到有个什么好道理来解释。

（4）面色黧黑，肌肤甲错　既有面色黧黑，又出现肌肤甲错，重点是讲肌肤甲错，不单是讲面部的色，不一定是面部的肌肤甲错。肌肤甲错是什么意思？肌肤像穿山甲的皮一样，中药里面就有一味药叫穿山甲，就是用的穿山甲的那个鳞，皮肤干燥，和穿山甲的皮、鳞一样，一片片呈暗褐色，像鱼鳞一样，那就是肌肤甲错。肌肤甲错的病人还是有的，临床上确实看得到，肌肤甲错是血瘀的一个很重要的指标。这里讲面色黧黑，肌肤甲错，实际上强调的是肌肤甲错，血瘀引起来的。有没有肾虚？面色黧黑，应该有肾虚，但也不是一定有肾虚的证候。肌肤甲错主要是讲血瘀，黑色见于血瘀，黑色也可以见于肾虚、寒证，阳虚则寒，水饮这些情况。

如果是水形之人，面色稍黑；冬季人的颜色一般要黑一点。肾病面黑而枯槁晦暗，晦暗成锅底之焰，是肾的真脏色见，黑色是肾病的本色，肾病见到黑而枯槁晦暗的颜色，病重难治。心病要是面黑无华，难治，心病出现面黑，病情比较严重，难治，认为是水来克火了。

（四）望色十法

望色十法，是《望诊遵经》把望色泽归纳为十个字，就是将面部的色泽分成十类变化，用这十个字来分析说明病性、病位及病情的转归，这是一种归纳。这种归纳首先见于《灵枢·五色》篇："五色各见其部，察其浮沉，以知浅深；察其泽夭，以观成败；察其散抟，以知远近；视其上下，以知病处。"后来清代汪宏在《望诊遵经》里面，根据这个提法，总结成为望色十法。

1. 浮和沉

望色的浮沉，浮沉是指颜色显现于皮肤的外面还是里面，只能意会。浮是讲颜色显于皮肤的外面，就是看上去黄、白、红、黑等颜色比较清楚。色浮认为是表证和腑证，这是相对的。色沉是指颜色隐藏于皮肤之内，看上去不太清楚。色沉是病位比较深。如果是病色由浮变沉，说明邪气由表入里；由沉而变成浮，是病有由内向外的趋势。什么是浮，什么是沉？在临床上很少这么仔细去分，大家知道有这么个概念就行了。

2. 清和浊

望色的清浊。清，颜色看上去比较光洁、清爽，多半属于阳证；浊，一种霉浊，晦暗、浑浊之感，多半是阴证。由清变浊是从阳转阴，由浊变清是由阴转阳。浮、沉、清、浊四个字，就是四法，分别代表表、里、阳、阴，一般的理解就行了。

3. 微和甚

望色的微甚。微，是颜色比较淡、比较浅，浅黄、淡白、淡红、淡青、淡黑，稍微有点黄、有点白、有点红……这个意思。稍微有点，所以病情比较轻，邪气还不太严重，多属于虚。甚，是颜色比较浓、比较深，深黄、深红、苍白、紫黑，比较厉害，因此多属于实，邪气比较重。颜色由微变甚，由浅淡变成深浓，是病情加重，也可说是由虚变实，因为微是虚，甚是实；由甚变微，是病情由实变虚。

4. 散和抟

望色的散抟。这个是"抟"字，音[tuán]，不是搏，不是拼搏的那个搏，这个字繁体的另一边是个"專"字。散，指疏散，颜色没有聚在一起，边界比较模糊、松散、疏散的状态，见于新病，或者是病邪要解了、要疏散了。抟，指颜色聚集在一起，边界比较清楚，多半见于久病，邪气在逐渐集聚。如果颜色由抟变成散，是虽病而邪气有解散的趋势，不是讲邪气扩散；由散而变抟，是病虽然不久，但是邪气正在聚集。

5. 泽和夭

望色的泽、夭。颜色的泽和夭，这是重点，望色泽，特别强调泽，"有气不患无色，有色不可无气也"，颜色润泽、明润光泽还是晦暗枯槁，这是重点。如果明润光泽，说明精气未衰，病轻易治。由泽变为夭，当然不是好事，是病情加重；由夭变为泽是病情好转，原来没有光泽，现在变得有点光泽了，不是突然变的，突然出现光泽那是虚阳浮越，是假象、假神，是戴阳。

汪宏归纳的望色十法，临床上有没有意义？有一定的意义。特别是泽和夭的意义很重要；清浊也比较重要；微甚指淡浓，提示病情的轻和重，也有一定意义；至于浮沉、散抟，特别是浮沉，比较难理解，临床意义也不太明显。知道望诊有个"望色十法"的概念，望色十法是哪十法？散抟、微甚等是什么意思？提示什么样的病情？可能记不清，但不要答反了，色沉、浑浊、晦暗，没有光泽的，是沉、浊、抟、甚、夭，多半是病情比较重，病的时间比较久，或者说邪气比较深，当然不是好现象；相对来说，浮、清、散、微、泽，比较好。掌握这个原则。

（五）望色的注意事项

1. 知常达变，综合判断

要注意，不要机械地单纯凭色诊病。健康人是常色，大部分中国人是黄种人，红黄隐隐，白种人可能就是红白相间，黑种人就是黑里透红。不仅如此，中国人里面，每个人的颜色可能有一定的差别，一定要知常达变。不要以为某个人脸色白一点，就说是血虚、是寒证，有的可能是生理现象，要综合判断，要对病人与常人的肤色进行比较，知常达变。大家的颜色大概是什么样子，某个人的颜色显得特别黑、暗，那可能是病理标志。夏天大家的脸色较红，某人的面色却显得苍白，那是病理现象。有时候看到有的人脸色白、有点肿，㿠白，可能是肾水，有的病人一看，是个二尖瓣面容，有时在公共场所都可以看到，病人不一定懂。所以要知道常色和病色，正常的人是什么颜色，病人是什么颜色，要进行比较。局部色变和其他部位的颜色，哪一个部位的颜色不一样？比如眼睛周围色黑，哪个地方生疮，生疮的地方就红一些，要比较，要四诊合参，综合判断。

2. 整体为主，荣枯为要

要有整体观念。五色主病、望色十法、五色善恶、面部分候脏腑等，这么多内容要参照，要综合起来看。望色十法，如果将清、浊、散、抟等机械地去分、去记，可能难，如果看病人颜色比较晦暗、没有光泽，颜色很深，说明病情较重；颜色稍微有一点改变，又分散，还有一点光彩、明亮，说明病情比较轻。面色白，一定要观察有没有光泽，是某个局部白还是整个都白，生来就比较白还是病中才现白，要整体综合起来看，不要孤立的看。特别是荣枯，有没有光泽、明润，这个最重要，明润含蓄则吉，晦暗枯槁则凶。至于五色的生克顺逆只能作为参考，知道古人有这么个说法，不能从来没听到过、讲中诊的没有讲过，知道有这个意思。《望诊遵经》里面讲，"倘色夭不泽，虽相生亦难调治；色泽不夭，虽相克亦可救疗"，所以五色生克只作参考，关键要看是色夭还是色泽。

3. 排除干扰，辨别假象

排除干扰，辨别假象，现在很重要，要提防假象，包括自然的变化，光线、气候、昼夜、情绪、饮食，饥饿等。有的早晨不吃东西，到 11 点多钟发生低血糖了，突然面色白、冷汗；吃饭了以后，或者饮酒以后，出现面红，也有面白的，要留意；在有色灯光下察颜色可能就有差别；昼夜的变化、情绪的变化等，都可以引起面色的异常。要了解是属于正常的一种，或者是由这些因素引起的，还是内部疾病引起来的。

第十七讲
望诊（四）

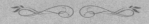

三、望形

什么叫作望形体？望形体就是通过审视观察对象的体质强弱、胖瘦；体质类型，属于哪一种类型的体质；五体的异常，皮、肉、筋、骨、脉有什么特殊的表现等，来诊察病情的一种方法。主要是三个方面，强弱胖瘦、体质类型、五体的异常表现。为什么诊察形体可以了解全身的情况？就是内盛则外强，内衰则外弱，内部决定外部、决定体表，从外可以测知内部，《素问·三部九候论》说："必先度其形之肥瘦。"度量形体是胖还是瘦，"以调其气之虚实"，从而知道气是虚还是实。《素问·经脉别论》又说："观人勇怯、骨肉、皮肤，能知其情，以为诊法也。"这都是诊病的方法。

（一）强弱肥瘦

观察病人的强弱肥瘦，体质强、体质弱，肥胖还是消瘦，可以诊察精气的盛衰。

1. 体强

体强就是讲身体强壮。强的特点，表现为皮肤润泽，肌肉充实，筋强力壮，骨骼粗大，胸廓宽厚等，说明这个人身体强壮，是形气有余的表现。形体强壮，内在的精气充足，叫作形气有余，说明体魄强壮，内脏坚实，气血旺盛，抗病力比较强，很少生病，即使生病了，也比较容易治疗，预后比较好，这是讲体质强的人。当然体质强，得病后也可以出现反应很强烈的情况，因为他正气很强大，来了邪气以后，邪正斗争很厉害，因此容易出现实证、热证、阳证，这是体强的表现。

2. 体弱

体质比较虚弱、衰弱。体质虚弱主要反映在哪些地方？皮、肉、筋、骨、胸廓，强也是主要反映在这几个地方。强是皮肤润泽，弱是皮肤枯槁；强是肌肉充实，弱是肌肉瘦削；强是筋强力壮，弱是筋肉无力，没劲，筋弱；强是骨骼粗大，弱是骨骼细小；强是胸廓宽厚，弱是胸廓狭窄等，强和弱正好相反。皮、肉、筋、骨、脉五体，这里没有讲脉，而是讲胸廓，怎么知道脉管强还是弱呢？不太好观察，而是观察胸廓。强是形气有余，弱就是形气不足，体质比较虚弱，说明内脏亏虚，脏气不足，气血亏虚，抗病力弱，容易生病，患病的时候，容易得虚证，生病以后比较难治，预后相对来说差一些。

3. 体胖

胖是体重超过正常的20%。胖的表现大家都知道，头圆颈短，肩平胸圆，腹大身体胖，这一些表现。胖是什么样子，总是能描述出来的。胖而能食，是形气有余，机能旺盛，能吃，吃得多也没有消化不了，这是形气有余的表现。如果是胖而食少、肥而食少，曾经引过李东垣的话，《脾胃胜衰论》里面讲到，"少食而肥"，吃得并不多，但是肥胖，虽肥而四肢不举，那是脾虚有痰湿的表现，所以肥胖的人、肥人，相对来说，痰湿多一些。所以有人说"肥人多痰"，肥人湿多，那个肥、肥胖，西医叫作皮下脂肪，中医认为那并不是肌肉，是什么？是痰湿。他身上堆积的是痰湿，并不是肌肉，肥胖的人多痰湿，肥人多痰。

4. 体瘦

瘦是指体重减少到正常体重的10%以下，减轻10%。很瘦，甚至皮包骨，基本看不到有皮下脂肪，肌肉也很瘦削，由于瘦，所以头就显得长，脖子也很长，又细又长，肩部狭窄，胸部狭窄、平坦，腹部凹进去，肌肉瘦削，这是瘦的表现。肥人多痰，那么瘦人多什么？多食而瘦，李东垣曾经讲过，善食而瘦是什么问题？"又有善食而瘦者，胃中有火"，由于胃中有火，虽然吃得多，人却很瘦，那是胃火，胃强脾弱，胃的消化功能可以，脾的吸收功能不行，胃强脾弱，胃里面有火，所以消谷善饥、多食，人长得瘦。肥人多痰，一般来说"瘦人多火"。当然瘦人多火也不要看得太绝对，如果是脾胃的功能不好，吃得少，人消瘦，形瘦食少，那就不一定是瘦人多火了，那是中气虚弱，营养不良，气血亏虚，精气不足。相对来说，瘦人偏寒的比较少一些，瘦人偏火。如果瘦得很严重、瘦到了极点、非常瘦的时候，出现大肉陷下，或者大肉尽脱，整个肌肉几乎完全消失掉，肌肉全部消耗殆尽，和骷髅没什么区别，那是精气竭的表现。

望形体，首先要区分强、弱、胖、瘦这么四个方面，并且要考虑到它和精气、精神的关系。如果形体胖，而精神、气力不足，人是很胖，但就是疲倦、没劲，虽肥而四肢不举，没有劲，这种情况，是形胜气衰。形很强，实际上不是强，而是形很胖，形体显得很大，身体很重，但是精神、气力都很差，所以是形胜气衰。这种情况下，一般来说抗病力比较差，主夭，这种人长寿的不很多。第二种情况，是形瘦而精神旺盛、精力充沛、有力，人很瘦，但是精力、精气、精神很饱满、很好，相对来说抗病力强。我观察长寿的人，确实要瘦一些，长寿的人，身体都比较瘦，胖子不多，所以俗话说"有钱难买老来瘦"。体瘦的人，寿命长一些，很有可能。胖了以后，消耗的能量、心脏的负担，恐怕比瘦子要大一些，瘦子只八九十斤，不超过一百斤，胖子一百七八十斤，几乎是瘦人负担的一倍。所以形盛的人，如果气衰，和体瘦而精力旺盛的人相比，宁愿体瘦一点而精神旺盛。形体强弱胖瘦要和神、精气结合起来，不要单纯只看到胖和瘦、强和弱。所以《四诊抉微》里面讲："形之所充者气，形胜气者夭，气胜形者寿。""形胜气者夭"就是形体很胖，但是气不足，多半是主夭的；"气胜形者寿"，精神、气力很旺盛、充沛，人虽然瘦一点，也是主寿。

（二）五体测五脏

通过五体来测五脏，因为皮、肉、筋、骨、脉，是分属于五脏所主管。五体怎样测脏气呢？

面色荣枯可以测心气盛衰，因为心主脉，其华在面，脉盛还是脉弱，当然可以通过摸脉、切诊测到。用望诊观察的话，望诊很难看到脉的状况，因而主要是看面色，心主血，其华在面，面部的气血最充实，血液最多，所以通过观察面部气色的好坏，可以判断心气的盛衰。面色红润，是心气旺盛、心血充足的表现；面色淡白、晦暗、紫暗色、缺氧，是心气、心阳不足，心血瘀滞的表现。

观察皮肤的润泽和糙涩，就是皮肤是润还是涩，主要反映肺气的盛衰。肺主气，肺主皮毛，肺能够宣发津气于体表，卫气行于体表，所以可以通过皮肤的润泽来说明肺气的盛衰。除了察皮肤以外，还可以望呼吸气息，测知呼吸功能的强或弱。

肌肉的丰削，肌肉丰满还是瘦削，测脾气。这个肌肉，实际上不完全是现在所讲的肌肉、瘦肉，也包括一部分皮下脂肪。营养充足的人，肌肉、皮下脂肪相对来说可能是充实、饱满一些；脾气不足，营气亏虚，就显得消瘦。

第四个筋腱的粗细、灵活和僵硬，活动灵敏不灵敏，反映肝气盛衰，肝主筋。

骨骼的粗细、坚脆，反映肾气的盛衰。骨骼大小，恐怕是人生来就决定了的，有的个子大、高大，有的骨骼比较细。年老以后，为什么容易骨折呢？跌一跤就容易出现股骨颈骨折，为什么？多半是因为肾气不足了，肾的精气亏虚，因此骨骼的大小和坚脆和肾气的盛衰有关。

这是从五体和五脏之间的关系来判断体质的强弱。

（三）体质分类

体质是一个什么东西？体质是一个人在其生长发育过程中，形成的形体结构与机能活动等方面的特征性表现。实际上强弱也是一种体质，胖瘦也是一种体质。人的体质，每个人都有一定的禀赋，除了先天禀赋，还和后天形成——营养、锻炼、学习等有关，是长期形成的一种特有的形体结构与机能流动等方面的特征性表现，是个体的一种特殊素质。体质可以反映人体阴阳气血的盛衰，体质和疾病的易感性、转归有明显的关系。对体质现在有很多人研究，比如上海的匡调元、何裕民，北京的王琦等，专门研究体质，好几本著作专门讲体质。

体质怎么样分类呢？《中医基础理论》可能讲过这个内容，火盛之人，阳盛的体质，阳虚的体质，气虚的体质，长期形成了这么一种体质，形成这种体质以后，和疾病就有一定的关系。身体强壮，偏火的人，感受寒邪以后，可能表现为热证，或者很快地转化为热证。素体阳气不足的人，感受寒邪以后，很可能表现为寒证，这和体质的易感性、不能够耐受寒冷之邪有关；火热之体、体质偏阳的人，不能耐受炎热的气候，易感性和病情的转归有密切的关系。体质的分类，有好多种分类方法，我们这里简单地分一下，分阴脏人、阳脏人和阴阳和平之人。

1. 阴脏人

阴脏人，阴多了，阳少了。阴多的时候，表现怎样呢？形体比较矮胖，头圆颈粗，肩宽胸厚，前面讲肥胖的人多半是这种表现，肥胖的人，多痰湿，阴脏的人，姿势多后仰，因为他胖了，胖了以后肚子很大，走路就要后仰着，喜热恶凉，阴脏人的本质是阳气比较弱，而阴气偏旺，阴多阳少，所以喜欢热，生病的时候就容易从阴化寒，容易出现痰湿，清朝的《医法心传》这本书里讲："阴脏者阳必虚，阳虚者多寒。"还说："阴脏者所感之病，阴者居多。"多半是属于阴寒之类的病证，容易感受阴寒之邪、得寒证，容易得痰湿之类的病证，这是阴脏的人。

2. 阳脏人

阳脏人显得瘦长一些，瘦长的体型，头长、颈细，肩窄胸平，姿势多前倾，这种人性格比较急躁，容易发火，和形瘦的人差不多。但和瘦人还是不一样，瘦人多半是虚弱；阳脏人不能说虚弱，他生来就是比较瘦，可能是遗传的因素，他家的人瘦子多，一般比较怕热，喜欢凉，其特点是阴气较亏而阳气偏旺，就是阴亏阳旺，这是从体质上来说。从性格上来说，可能性情比较急躁、外向，容易暴躁、易发火，生病的时候比较容易从阳化热，容易得热证，感受热邪，得热证以后容易损耗人体的津液，所以《医法心传》讲："阳脏者阴必虚。"阳脏的人，阴液不足，"阴虚者多火"。阴液不足、阴液亏虚就容易得热证，又说"阳脏所感之病，阳者居多"，容易得阳证、热证、阴虚证、火旺证，容易出现这种情况。

3. 平脏之人

所谓平脏的人，平是正常，就是平人、常人，正常的人。他的体质是阴阳和平的状态，不是偏阴，也不是偏阳，而是阴阳处于一种相对平衡的状态，介于阴脏人和阳脏人之间。应该说多数人是阴阳和平之人，阴阳平衡，气血调匀，对寒热、燥湿没有特殊的敏感性，这是多数人的体质，多数人表现为这样一种体质。

我们现在只分了阴、阳、阴阳和平这么三类。按照《内经》里面的分类，实际上有好几种分法，有肥人、膏人、脂人，有的人是肥胖，脂肪多，还有瘦人，一种分法，纯粹是按胖瘦来看。

有一种是结合了气质，按阴阳分为五类，太阴之人，少阴之人，太阳之人，少阳之人，阴阳和平之人，分为五类，主要是根据阴阳的多少来区别的。太阳之人，所谓太阳，就是阳气太多了，阳气太多的人的表现，一般是性格急躁、易怒、偏火、面红，体格上可能就比较消瘦一些，偏红，那是太阳之人。太阴之人是阴太多了，阴太多了阳气就显得不足，人就显得肥胖一些，人的性格上可能就会比较内向，不太愿意表露出来，按照《内经》上的说法，这种人就可能比较阴毒，有什么问题暗暗地使劲，暗暗地来害人，这种人就是太阴，我们平常说这个人太阴毒了，是太阴之人。生病的时候，往往可能是患虚寒之类的病。体型、体质和性格，体型和体质本身就有一定的关系，如果加上性格，人很胖，性格又不开朗、很不活泼，就容易形成太阴之人。还有少阴之人、少阳之人。少阴与太阴相比，少阴之人比太阴之人的阴要少一些，但是他不是阴阳和平；太阳之人和少阳之人相比，少阳的人，阳虽然多了一些，但是还没有到太阳那个程度，所以少阳之人的表现，多半是活泼、爱动、天真，办事情不太牢靠，容易变化，具有少阳人的特性。除了太阳、太阴、少阳、少阴以外，还有阴阳和平之人，就是正常，不阴不阳，不偏不倚，办事情不快不慢，人也不胖不瘦，阴阳和平之人，大多数人是这一种人。这是阴阳五态之人。

还有一个分法是阴阳二十五人。阴阳二十五人是根据五行的特点来分，分为金、木、水、火、土，金形之人、木形之人、水形之人、火形之人、土形之人。火形之人可能和太阳之人差不多；水形之人可能和太阴之人差不多；土形之人，应该是阴阳和平之人；金形之人，应该是性格比较坚定，办事比较固执，这样一种特点的是金形之人。对人怎么样分类，《灵枢》按五行分为五类，每一类下面，又分为五小类，所以变成了阴阳二十五种人。实际上不一定分得那么细，就是每一形下面又分五个子形，宫、商、角、徵、羽，就等于12345、ABCDE，分为五个形，五五二十五个形。

人怎么样分型？现在中医里面有很多是强调形体、体质学说，而心理学上特别强调的是人格，人格的重点就是讲心理、性格，而不考虑体质。按我的观点，应该将体质、形体和心理综合起来进行分类。当然也有形体表现为阴，而性格表现为阳的，但是一般来说，为什么这个人偏火，偏火的人是不是会瘦一些，应该是有一定的关系的，所以我主张是把形体和心理、性格、人格结合起来。西方心理学只讲人格、性格而不讲体质，医学上纯粹讲体质，而不考虑心理也不行，所以我主张以气质分类。

四、望态

态指姿态，望姿态，就是观察病人的动静姿态、体位和异常动态，来了解有没有不正常的动作、姿态。发现不正常的姿态，对病情判断有什么意义？仍然是"有诸内者，必形诸外"，为什么能够诊出病来？望诊的所有中医原理还是有诸内、形诸外，体内的阴阳气血、寒热虚实可以从病人的动作、姿态上反映出来。阳热证，扬手伸足、喜欢动，声音高；虚寒证则蜷卧、不喜欢动。生病以后可能迫使采取某种体位，腰痛，腰就不能够活动啊，采取一些强迫的姿态，一种保护姿态。动静姿态，静为什么也会出现问题、也有不正常的？多半和脑神、经脉、筋骨的病变有关系。动静失调，或者不能运动，或者是强迫体位、被动体位，或者是一种护持的姿态，保护的一种姿态，经脉、筋骨、肢体有了病变，或者脑神有了病变，可以出现这样一些表现。神志昏迷了，当然是被动体位，哪个地方痛、哪个地方活动不灵，可能处于强迫体位。

（一）动静姿态

《望诊遵经》将望姿态归纳为望诊八法。望诊八法是望什么呢？所谓望诊八法，就是动者、强者、伸者、仰者和静者、弱者、俯者、屈者这八法，实际上就是这八个字。望诊八法是讲的喜欢动还是喜欢静，动起来的力量偏强还是没有劲，喜欢趴着还是喜欢仰着，伸开来还是手脚屈起来。动者、强者、仰者、伸者，喜欢动，动起来力量比较强，或者睡觉、走路干什么的时候，喜欢仰着睡，手脚要伸开，这样阳性、躁动不安的一类表现，属于阳证、热证、实证，机能处于一种亢进的状态。病人喜欢卧，并且喜欢俯卧，或者蜷曲起来、不喜欢动，说明什么问题？说明是阴证、寒证、虚证，机能减退的这种表现。

1. 坐的形状

动静姿态，看看坐的姿态有什么特殊的改变？

（1）坐而仰首 坐着的时候，喜欢把头低着，头抬不起来，不喜欢抬头，把头靠在床上、桌子上，这是坐而仰首。可能是气喘、出气不赢、呼吸困难、痰饮停肺、肺气壅滞等这样一些原因，多见于哮病、肺胀、气胸等病。

（2）坐而喜俯 坐着的时候喜欢趴着，抬不起头来，不想抬起头来，不愿意动，少气懒言这样的表现。坐而喜俯，就是望诊八法所谓的静者、弱者、俯者、屈者这一种类型，多半是体弱气虚。

（3）但卧不能坐 只能够躺着，不能够坐起来，坐起来就感到头晕眼花，或者不能够久坐。这是什么问题呢？有两种情况：一种是实，肝阳上亢、肝风内动、肝阳化风的表现；一种是气血虚衰，甚至是脱血、夺气，就是严重的失血，气随血脱。眩晕、头晕眼花，高血压、血压高，肝阳上亢、气血上冲可以导致，气血亏少也可以导致，或因于实、或因于虚，都只能够卧，不能够坐。

（4）头倾视深 坐的时候以手抱头，头前倾不能昂起，凝神熟视，眼睛也呆滞了，为精神衰惫的表现。头抬不起来了，总是低垂着，俗话叫作"倒天柱"，有些老年人，平时好像也没生什么病，但是发现一坐着的时候，头就抬不起来，总是瓣下去、不自觉地低垂着，自己并未注意，没有觉察，什么问题？倒了天柱，这是不好的现象。如果在头倾基础上再加上视深，眼睛看东西也痴呆了，眼睛固定不动，转动不灵，什么问题？头为精明之府，头倾视深，是精神衰惫、精神将夺的一种状态。

2. 睡觉的姿势

（1）面里静卧 卧时面常向里，喜欢静卧不想动，蜷卧，抱手缩脚，厚被覆盖，或者身体沉重不能够转侧，这仍然是望诊八法里面的静、弱、俯、屈这类情况，当然属于阴证、寒证、虚证。

（2）仰卧喜动 卧时面常向外，喜欢动，喜欢向外，喜欢仰着，喜欢手脚伸开，甚至躁动不安，掀去衣被。多半是阳证、热证、实证。

（3）咳逆倚息不能卧 只能坐着，或处于半坐卧位，躺下去就气逆，咳嗽气喘、呼吸困难，不能卧只能坐，与坐而仰首差不多。多半是肺气壅塞、心阳不足，肺里面有痰饮，肺气壅塞，水气凌心。

3.立姿行势

（1）站立不稳 好像喝醉酒了一样，站立不稳，是肝风内动或者是脑有病变。

（2）不能久站 站一下，不行了，站不了，要坐下来。多半是气血虚衰。骨为髓之府，不能久立，不能走远，甚至走动时腿就发颤、肢体振摇，是骨将惫的表现。

（3）手护腹、腰 站着、坐着或者是走的时候，喜欢用手护着腹部，多半是腹部疼痛，有疼痛才护着。喜欢用手护着腰部，多半是腰痛。

（4）闭目扪心 用手按着胸口、心脏这个地方，用手扪着，多半是怔忡、心悸之类的痛苦。

（5）弯腰曲背 以手护腰，行走艰难，不能弯腰，弯腰曲背，这是腰腿痛，比如偏痹，就是坐骨神经痛，腰肌劳损、腰椎骨质增生等病就常有这种表现。"腰为肾之府"，腰部不能转动，经常腰膝酸软疼痛，是肾气虚衰的表现。

（6）背屈肩随 背为心肺之所在，后背弯曲、两肩下垂，是心肺的功能不好，心肺宗气将衰惫的一种表现。

（二）异常动作

（1）震颤 口唇、眼睑、手指颤动，或者头摇动，是动风的表现。过去柬埔寨有一位宾努亲王，还当了首相，大家说这个宾努亲王干什么事都是只摇头、不点头，没事他也在那儿摇，那是肝风内动的一种表现。有种老年震颤麻痹的病，年纪大了一点以后写字、拿东西、活动一下，手脚就抖动，身体震颤，多半是肝阳化风、肝风内动的表现。

（2）抽搐 颈项强直、角弓反张，两目上视，这都是抽搐的表现。角弓反张就是颈项强直，向后仰着像反张着的弓。角弓反张经常见，高热，尤其是小儿高烧，可以出现；西医讲的颅内压增高的时候，可以出现；各种中毒、马钱子中毒、破伤风都可以出现；痫病有时候也可以出现。

（3）卒然昏倒 突然跌倒，不省人事，口眼㖞斜，半身不遂，跌倒以后，口眼歪到一边，行走时一边肢体不能动。半身不遂就是半边身体不能随意运动，这是中风的一种表现，中风，中脏腑了，已经到了半身不遂了，不单纯是中到口眼。中风以后，处于恢复期，仍然口謇不能言，半身不遂，称为喑痱。卒然昏倒，神志昏迷，口吐涎沫，四肢抽搐，醒后如常的，多半是痫病。

（4）战抖　新近出现身体抖动，并且自感很冷，恶寒颤抖，称为寒战。寒战常见于疟疾；严重的外感表实寒证也可有寒战，寒邪很盛可以出现恶寒，甚至寒战；病重、邪正剧争时的战汗，开始也是有寒战；邪毒内窜的时候，也可以出现寒战，已经出现高烧，突然感到怕冷，甚至有战抖，并不是寒证，而是热毒内窜的一种表现，像脓毒血症、阑尾炎穿孔等，可以出现这种情况。

（5）肢体萎软　肢体软弱无力，甚至肌肉也萎缩，行动不便，不能站立、行走，多属痿病。

（6）关节拘急　关节屈伸不利，多属痹病。痹，就是以关节等部位的疼痛，活动不利为主要表现，"痹"和那个门字旁的闭是一个意思，"痹者，闭也"，阻痹不通。

（7）小儿多动　小儿喜欢手脚不停，手足扭曲、屈伸，挤眉眨眼、努嘴扭鼻，不停地动，这可能是小儿多动症、舞蹈病。为什么会这样？气血不足、风湿内侵可能是常见原因，实际上还可能有其他的原因存在。

全身望诊，望神、色、形、态，已经讲完了。现在要进行望诊的实习，不可能每个同学都能亲自到临床去看，更不可能将学过的东西都看到。要解决这个问题，一方面是同学们要自己创造条件，自己去进行观察、体会，处处留心皆学问，注意了、留心了、对比观察了，自然就会发现好多病理体征、病理形态、不正常的颜色，神的得失、少无、真假，有无光泽、是否明润、含蓄等。

第十八讲
望诊（五）

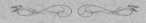

第二节　局部望诊

　　局部望诊的内容是分为头面、五官、胸腹、腰背、四肢、二阴、皮肤等，分开来一个部分一个部分地望。每一个部分所要望的内容，实际上仍然是望神、色、形、态这四个内容。但是有些内容、某个局部，可能就只有色和形或者是态的变化，有些地方可能就没有态的变化，只有形的变化，比如说耳朵、鼻子，耳朵、鼻子是不能动的，会动就不是人了，所以就不存在着耳朵、鼻子的态，而口唇、眼睛的态就很重要。《中医诊断学》只能讲一些最基本的知识，因为具体的每一个部位的望诊，在每个专科里面还要详细讲。比如望五官，望眼、口、鼻、舌头、耳朵，在五官科要做详细的讲解，我们只能讲一些基本常识，望皮肤、望二阴和肛门，专门有皮肤科、肛肠科，不是中医诊断简单提那么几个症状说一说了事。《中医诊断学》是讲一些最基本的、作为各科都应该掌握的知识。为什么要讲呢？如果不讲一下，有些问题虽然是专科疾病，比如说眼睛，当然是眼科的专科疾病，眼科会详细讲，但是在其他科疾病里面可能也会出现眼睛的毛病，比如说黄疸目黄，不等于目黄都是眼科疾病，其他科的疾病也会出现这种症状，因此我们要基本掌握，作为各科的基础。

一、望头面

第一部分是望头面。就是望头部、面部，还没包括五官，五官还要单独拿出来讲。

（一）望头部

《内经》《中医基础理论》里面都讲过，头为精明之府，头为精明、灵敏、清净之府，清净的地方，内藏脑髓，就是内藏了大脑，元神所居之处，元神就是高级神经系统，大脑是藏神的地方，所以脑为髓海，而髓的产生与肾有关系，因为肾主髓，髓上注于脑。头发既是肾之华，又为血之余。中药里面就有血余炭，血之余为发，血余炭就是将头发烧成炭。从经络看，头为诸阳之会，手的三阳经、足的三阳经都上到头部，所以头部又为清窍，清阳所聚之处，气血在头部供应非常丰富。各个脏腑都有经络上通于脑，所以头部是一个很重要的部位。因为肾主髓，髓上注于脑，所以望头部，主要是可以考察肾、脑的病变和精气的盈亏盛衰。

1. 望头颅

头颅，头的轮廓，东北人叫脑袋瓜子，要望这脑袋瓜。头颅有些什么情况呢？头颅的大小，头颅有多大？怎么量？以头围来进行衡量，头围是眉间和枕骨粗隆之间的横向周长，就是从眉毛到耳朵后面，有一个枕骨最高的地方，这个地方是枕骨粗隆，以这个周长多少算头颅大小，人的头是比较大的。新生儿生下来只有30多个厘米，到了3岁以后就到了48个厘米，所以小孩子头部是发育最快的地方。头形的大小、异常和畸形，头的异常变化，主要见于婴儿时期的病理变化。长到成人、长大以后，头的骨质一融合就不会变了，头的形状就固定了，因此头颅的异常多半出现在发育期的婴幼儿，这个时候长得好就好，这个时候有病就形成了头颅发育异常。所以望头颅主要是针对婴幼儿，成年人的头骨已经固定不变了，即使脑子里面长瘤子、有水肿、瘀血，也不可能把头颅撑大，最多是撑得眼睛突出来、耳朵听不到、眼睛看不见，但不可能把整个头骨撑开，头骨不可能撑开，所以头颅的变化主要是看婴幼儿的生长发育情况。

（1）头大　比正常小儿的头要大一些，特别是头顶部分显得大，面部相对显得小。这种头大，是一种均匀性的增大，并不是某一个局部突出来了，颅缝开裂实际上就是颅骨没有闭合，没有融合起来，头大以后面部就显得稍微小一点，这种婴幼儿往往智力低下。为什么会出现这种情况？按道理说，头大应该是大脑发育得快，脑很健旺，实际上不是，不是脑组织发育得很好，而是里面有液体内停、水液停聚，肾精亏虚而水液内停，比如西医讲的脑水肿，可能出现头大。

（2）头小　头和面的比例相对来说面部显得大一些，头显得尖、小，头部显得小。头小的表现，面部显得大，头比较小，头顶较尖圆，头颅狭小，颅缝早早的就闭合住了，脑子再也长不大了，发育不良，也会导致智力低下。头为精明之府，内藏脑髓，肾藏精，生髓，髓注于脑，头小是肾精不足。

（3）方颅　头是方的，额部的左右突出，头顶平坦，颅呈方形，不是圆形，面部很狭小，这就是方颅。方颅除了肾精亏虚以外，很可能和后天有关，和脾胃的虚弱有关系，脾胃就是后天，实际上就是说先天、后天都可以导致。最常见的比如小儿佝偻病，小儿佝偻病不少见，或者是先天性的梅毒也可以出现这种情况。

头颅发育异常，使头部变形，要么头大，要么头小，甚至变成方形，这是头形异常。还有头的状态异常。头摇，头摇就不一定是小孩子了，小儿不一定头摇，最常见的可能是老年人，肝风内动的时候，多半会见到头摇，不自主地摇动，老年人年纪大了以后，有的头就不停地向两边摇，什么问题呢？由于老年精气亏虚以后，虚风内动，或者还有肝阳上亢，出现这样一种头摇的动风表现。讲了头的形、头的态，一般不单独讲头的神、头的色的变化。

2. 望囟门

望囟门，仍然是望小孩的囟门，成年人的囟门早就闭合了。囟门是婴幼儿颅骨结合不紧所形成的一个骨间隙。颅骨有几块，还没有完全融合、结合在一起的时候，中间形成了间隙，这个间隙就形成了囟门。囟门有前囟和后囟的区别，在前面形成了一个空隙，后面也有一个空隙。前面这个囟门正常的应当在18个月以内，就是12个月到18个月的时候闭合。前面的囟门成菱形，外面也不容易看到，要用手去摸一摸，可以摸到有一个空隙，就像两个手指之间有一条缝一样的，它上面还有头皮盖住，头皮上面还长了头发，所以一般望得不很清楚，要结合按诊、触诊，前囟大约呈一个菱形。除了前囟以外还有后囟，后囟呈三角形，后囟在枕骨粗隆这个地方，是个三角形，后囟也是被头发遮盖住了，看不清，也应结合手摸一摸就可以摸到。后囟一般在3个月左右就闭合了，有的2个月之内就闭合了，有的4个月才闭合，如果到了6个月、7个月、8个月，后囟还没有闭合，到了2岁前囟还没有闭合，那就是囟门迟闭了。有个时间限制，1岁到1岁半的时候前面囟门就摸不到了、看不到了，后面囟门4个月之内应该就要闭合，就摸不到了。囟门闭合出现异常、出现病理表现，有这么几种。

（1）囟填　囟门突起，囟门凸出来了，高出了一些，这种情况叫作囟填。囟门为什么会高出来、突起来？里面有水液停蓄，或者痰火上攻，发高烧、脑水肿，颅内压增高，大脑里面的压力增高了。为什么会压力增高？血、水、痰这些物质停积在脑子里面，胀起来了，颅骨还没有闭合，所以从囟门这个地方突起来了，出现囟门突起。

（2）囟陷　囟门凹陷进去了。什么叫囟填，什么叫囟陷？同学们应该掌握，囟填是凸起来了，囟陷是凹陷进去了。囟陷就是囟门这个地方看上去、摸上去低下去一点。为什么会囟陷？脱水了，津液不足，气血亏虚，没有充填、充填不足，所以多半是津气亏虚的表现，津液和气血不足的表现。为什么会津液气血不足呢？小孩很容易出现呕吐、泄泻，或者发烧，没有及时地补充液体，水分少了，津液不足了，因此囟门凹下去了，和眼睛凹进去一样。一个呕吐、泄泻的病人，发高烧的病人，如果水分没有得到补充，眼睛很快就凹进去了，眼球显得很大，眼窝就凹进去了。囟门没有闭合，里面的压力低，也同样可以凹进去，就出现了囟陷。

（3）囟门迟闭　该闭合的时候还没有闭合，后囟是2～4个月就要闭合，前囟是1岁到1岁半之内要闭合。闭合得太早了就变成颅小、小头了，闭合早了影响生长发育。囟门迟闭就是该闭合了还没有闭合，小孩子到了半岁后囟还存在，摸上去后囟这个地方还有一个窟窿，到了2岁前囟还可以摸到有缝隙，那是囟门迟闭了。囟门迟闭又叫作解颅，是肾气不足，发育不良，肾主骨，骨的发育不好。很可能是缺钙，骨的生长，现在广告里面总是说要补钙，小儿补钙，老年人补钙，这个钙可能和中医讲的肾气、肾精有一定的关系，中医认为是肾精、肾气不足，常见于佝偻病。

3. 望头发

望头颅、看囟门主要是针对小儿，小儿就诊时，少不了要看头颅和囟门。头发是小儿、成年人都可以观察的。

（1）发黄　头发的颜色变黄了，头发变黄是精血不足。因为肾之华在发，发为血之余，中华民族或者是亚洲人，一般来说是黑头发，现在头发黄了，可能是精血不足的表现。当然俄罗斯或者其他地方有金发女郎，或者是混血儿，本身就是黄头发，那就不是精血不足了。

（2）头发结穗　头发像稻穗、麦穗一样，枯黄无泽，不单纯是色黄或白，特别是头发没有光泽。结穗，形发生了改变，枯黄，头发像竖立起来了一样，枯黄、竖立、结穗，像稻穗、麦穗一样，没有一点光泽，枯燥无泽，多半见于小儿疳积，营养不良，吃得不卫生，喂养得不好。

（3）发白　发白多见于老年人，年龄大一些以后，头发变白应该是正常现象、自然现象。现在老年人到了70岁、80岁也看不到白发，那是焗油了、染色了，到了70岁肾气还那么足？头发一根都不白，有假象啊！青年白发，有的年轻人，早早地头发就白了，一般与先天禀赋有关，有的人20来岁，甚至10多岁就开始白头发了，是不是肾气太亏虚了，不一定是这样啊，他家可能就是有遗传，是先天禀赋所形成的。如果不属于先天禀赋，多半是由于肾虚和劳神伤血，劳神能够暗耗心血，特别是脑力劳动的人容易劳伤心血，血液不足当然可以出现发白。

（4）脱发　头发脱落，年老了头发会脱得多一些，甚至秃顶，中医一般认为与肾虚、精血不足有关。有一种特殊的脱发，叫作斑秃，这不是一般的脱发、秃顶，头发一块块、一片片地脱掉，脱掉了的地方比较光滑，这是斑秃。秃顶、斑秃不一定是肾虚，什么原因？书上一般认为是血虚受风，血虚就有肾气的不足，可能有先天性的原因，受风，这个风可能就有邪气，可能有什么感染、什么生物性的因素，风邪在里面作怪。脱发，青壮年头发稀疏易落，年龄不大，正是身强力壮的时候，头发却很稀疏、容易脱落，有的就开始秃顶了，头发脱得差不多了，像这种青壮年的脱发，可能是血热发燥，也可能是肾虚，还得结合全身情况，根据全身的表现，有肾虚的表现，就说他肾虚，有血热的表现，就说他是血热。原因、机制还不是很清楚，但是有这种情况，还很常见，青壮年头发稀疏、容易脱落、秃顶，原因不是很清楚，根据经验有的从肾进行治疗，认为肾之华在发，与肾有关，所以认为是肾虚，有的认为是血燥，血液不足、枯燥，根据中医理论这样认为的。

囟门异常一个是囟陷，一个是囟填，再一个就是解颅，囟陷、囟填、解颅这三个名词，应该要掌握。头颅的大小、形状主要是讲小儿疾病，成人的头颅已经固定了，就没有什么很大变化了。第三个是讲头发，讲了几种最常见的头发的病理表现。这是第一大点，望头部。

（二）望面部

望面部，就是望颜面部，俗话说就是脸，望脸。全身望诊里面的望色，主要是望面部的颜色，已经讲过了。因此这里重点是讲面部的形，以及面部的态、面部的表情，面部表情是最丰富的，所以望面部的形态是望面部的重点。

1. 面形异常

（1）面肿　脸上明显的水肿，一望就要知道，用手指按下去有凹陷、窟窿。不是一般的肥胖，肥胖的人面部显得比较圆、比较饱满，好像有点肿，那是痰湿，不叫面肿、脸肿。面肿常见于水肿，又分为阳水、阴水。面肿，嘴唇或者脸部发紫、紫暗色，那是水气凌心，有缺氧的表现，肿又缺氧，除了水液停积以外，心脏的功能也不行，所以可能是水气凌心。单纯的面肿、面色白，这种面白应该是什么样的白？是淡白、㿠白，还是苍白？应该是㿠白，㿠白就是有一种反光的表现。为什么出现反光呢？由于皮肤里面的水分比较多，胀起来了，如果看病人的面色，应该是面白，并且是㿠白。

（2）腮肿　腮部，耳朵的前下方，围着耳垂这个地方出现肿胀。腮部突然出现红肿、疼痛，还发烧，常见于小孩子，多半是痄腮，有传染性。除了痄腮以外，还可以见于发颐和腮痈，发颐和腮痈都是耳朵前下方这个地方的疾病。发颐也叫作颐发，就是急、慢性的腮腺炎，化脓的叫作腮痈。还有腮腺的肿瘤，如果腮这个地方肿而不红，可能还是长期的、年龄较大，这个地方有肿瘤，肿得很高，可能是腮腺的瘤子、癌。

（3）面削颧耸　也叫作面脱。什么意思呢？面部肌肉完全脱掉了，极其消瘦，颧骨突得很高，不是生理性的颧骨长得比较高，是生病以后出现了这种情况，面削，面部的肌肉很消瘦，颐腮部凹进去很深，两个颧骨突起来很明显，面削颧耸。什么问题？气血虚衰，脏腑精气不足，精、气、血，也可能是阴血不足、阴血两虚，反正是慢性病消耗过多，肌肉已经消脱了，使颧骨突得很高，面削颧耸。

（4）**口眼㖞斜**　口眼㖞斜，口、眼睛都歪到一边去了。单纯的、突发的，只有口眼㖞斜，称为口僻。口、眼睛突然歪到一边去了，问他怎么引起来的？他说是早晨刷牙刷的。其实并不是刷牙把口、眼睛刷到一边去了，很可能是刷完牙以后一照镜子，哎呀，这眼睛、口怎么歪到一边去了呢？因而认为是刷牙刷出来的。知道是什么原因吗？中医认为是风邪中了经络。风邪中的是哪一边的络呢？应该是口、眼歪向的反面的络，由于风邪所中之络出现麻痹，肌肉无力，不起作用了，平常两边的拉力平衡，所以不会歪斜，现在把口、眼拉到另一边去了，所以是口、眼歪向的另一边中邪了、麻痹了，如果口、眼是歪向右边，那么麻痹、风邪所中是在左边，病位是在左边。如果口眼㖞斜，并且有肢体的半身不遂，一边的腿、手不能活动，那种情况称半身不遂、中风、喑痱。

2. 特殊面容

（1）**惊恐貌**　病人的面部，看上去是种很惊恐、害怕的表情。惊恐貌，见于惊风、客忤，这都是病名。客忤是小儿病，小孩子见了生人、异物，受到惊吓以后，出现晚上哭、闹，有的甚至低烧、烦躁不宁，容易惊恐，出现这种情况，那叫作客忤。癫病，癫病也可出现。瘿气，瘿是讲的甲状腺，瘿气是讲的甲状腺机能亢进。如果是听到声音、看到光线，吹风或者是见到水，听到水的声音，出现抽筋，出现眼睛睁得很大，很紧张的这么一种状况，那是狂犬病、破伤风。

（2）**苦笑貌**　脸上看上去好像一种苦笑的面容，实际上是面部肌肉在痉挛，就像一种苦笑面容，常见于破伤风。破伤风是中医的病名，这个病名起得非常之好，由于外伤使皮肉破损，如被生锈的钉子、剪刀、玻璃等刺破了皮肤，后来出现了抽搐、动风的表现，出现苦笑面容，所以称为破伤风，这个病名既精炼，又揭示了本质。

二、望五官

五官也是在头面。由于望五官的内容比较多，所以单独讲。

（一）望目

望神的时候，一定要望目，是重点，因为目能够反映神的情况，目为心之使，五脏六腑之精气皆上注于目。眼科疾病，当然要详细地检查眼睛。其他科的疾病，也不能说就不看眼睛，看了眼睛以后，对其他疾病的诊断也有帮助。中医五官科里面有一个五轮学说，把眼睛分属于五脏，五轮学说是怎么分属的？同学应该把它记住。大眦和小眦，就是大眼角和小眼角，称为血轮，因为里面有一些小的血管、血络，所以归属于心，心主血，所以叫血轮；白睛称为气轮，白睛的颜色是白色，在五行里面，白属于金，所以白睛属肺，肺主气，故为气轮；黑睛称为风轮，属于肝；瞳仁称为水轮，瞳神也叫瞳仁，瞳仁可以缩小、可以放大，随着光线的不同，可以调节，就像照相机的光圈一样，可以调节，瞳仁属于肾，肾主水，所以叫水轮；还有上下眼睑，上睑和下睑，称为肉轮，因为眼睑属于皮肉组织，所以把它归属于脾。五轮学说把眼睛分属于五脏，通过望眼睛就可以看出心、肝、脾、肺、肾的情况，因此属于见微知著的表现。五轮学说是根据《灵枢·大惑论》来的，《灵枢·大惑论》说："精之窠为眼，骨之精为瞳子。"实际上就是讲的五轮。

1. 目神

望眼睛最重要的是望眼神，"人之神气，栖于两目"，"凡病虽剧，而两眼有神，顾盼灵活者吉"。眼睛运动灵活、顾盼灵活，虽然有病，还是比较好的，说明还是有神。眼睛里面有光彩、明润，运动灵活，反应灵敏，是目有神的表现。如果眼睛不知道眨了、不知道动了，眼球固定了，或者用手电光去照射的时候，瞳神也不知道缩小、不知道放大了，瞳神没有反应了，这是无神的表现。所以望神，在眼睛上面重点要看是不是光彩、明润，运动是不是灵活，反应是不是灵敏，这是望目神最重要的方面，也是望全身之神最重要的方面。视物清楚，精彩内含，神光充沛，运动灵活，反应灵敏，这是目有神，五个方面。如果视物昏暗，眼睛呆滞，运动不灵，目无精彩，不那么光彩、明润，甚至浮光暴露，瞳孔不能随光调节，这是一种无神的表现。

2. 目色

目的颜色，《灵枢·论疾诊尺》说："目赤色者病在心，白在肺，青在肝，黄在脾，黑在肾。"这实际上还是五轮学说的原理。

（1）目眦肿痛　内眦、外眦的部位，充血、血肿，甚至整个眼睛，包括白睛、眼睑都红、肿、疼痛，这很容易知道，属于实热证，是实火。

（2）白睛发黄　眼睛发黄，显然属于黄疸。黄疸有3个方面的黄，最具有诊断价值的是眼睛发黄。因为小便黄，正常人水喝少了、天气太热，小便也可以黄；中国人本来就是黄种人，血液少了，红色减退了，黄色会明显一些，就形成面色萎黄，甚至黄肿；唯有眼睛，正常情况下不可能现黄，眼珠黄了，主要是白睛变黄了，就是黄疸。要注意，有的人眼角这个地方可能有一些脂肪堆积，脂肪带有一点黄色，不要把这种脂肪堆积当作目黄。皮肤黄，是不是黄疸？如果眼睛、白睛发黄，肯定是黄疸，如果眼睛不发黄，不一定是黄疸。

（3）目眦淡白　眼睛的内眦和外眦应该有毛细血管，有些小血管、小的血络，肉睛看上去带点红色。如果仔细看目眦的小血络，血管不明显、不充盈，不红了，显白色，看不出有红色的地方，眼睑更明显，眼睑淡白，这是血虚的表现，血虚或者失血。

（4）睑黑晦暗　也就是眼睛周围发黑，已经讲过，这是肾虚的一种表现，肾虚水泛，寒湿带下。

（5）黑睛灰白、混浊　黑睛应该是带黑色，外国人可能是带绿色，绿眼睛、黄头发、高鼻梁。如果黑睛上面出现了灰白色的翳膜、斑块，这属于翳病，翳病有很多种，具体是哪一种翳？眼科会详细讲。如果黑睛混浊，变成像个白色的玻璃球一样，那是白内障。

3. 目形

（1）眼胞浮肿　眼睑浮肿，肿得厉害时眼睛都眯着、睁不开，挤压时会出现凹窝，皮色不红，这是水肿。

（2）眼眶凹陷　小儿出现囟门凹陷，称囟填还是囟陷？囟门凹陷叫作囟陷。眼眶如果出现凹陷，它的机理和囟陷是一样的，津液亏虚。呕吐腹泻，发高烧，尤其是呕泻最易伤津，以及气血虚衰，精气、津血不足，都可以出现眼眶凹陷。

（3）眼球突出　如果眼球突出，并且有长期、严重的咳嗽气喘，常见于肺胀的病人，肺膨胀起来了、肺胀大了、肺泡胀大了、肺叶胀大了，西医叫作肺气肿，中医在《金匮要略》里面叫作肺胀。如果颈前有肿块，而眼睛突出，呈惊恐貌，常见于瘿气，瘿气是指甲状腺机能亢进。

（4）针眼　眼睑红肿，起结节，围着眼的睫毛，起一个红肿结节，其他的地方不肿，如麦粒一样，叫作针眼。眼睫毛这个地方有热毒，局部炎症，一般属于火热之邪侵袭。

（5）眼丹　眼睑漫肿、红肿较甚，是眼丹，火热毒邪所致。

4. 目态

望目态，看眼睛的活动情况。特别要注意看瞳孔，正常人两个瞳孔是等大的，在正常的光线之下，一般是 3 ～ 4 个毫米，对光的反应非常灵敏，眼球运动很灵活，这是正常的眼态。所以望目态，一方面要看整个眼球运动是不是灵活，另外一个方面就要看瞳孔反应是不是灵敏，用个手电筒去照一照，看瞳孔大小有无变化，或者两边的瞳孔是不是一般大，这是观察目态、眼睛的动态。

（1）瞳孔缩小　如果瞳孔缩小，有的甚至小得像针尖一样，是瞳孔缩小。为什么会瞳孔缩小？多半是中毒了，毒蘑菇、有机磷农药、川乌、草乌、其他药物中毒，中毒以后，常出现瞳孔缩小。

（2）瞳孔散大　瞳孔散大了，甚至占住了所有的黑睛，差不多扩大到整个黑睛的地方，是瞳孔散大。如果是一侧瞳孔散大，另外一边不散大，那与半身不遂、口眼㖞斜是一个意思，是不是？有病的这一边的瞳孔散大，而另一边的瞳孔还正常，说明是一边的脑子里面有问题，脑中风、颅脑外伤、脑子里面出血、颅骨损伤、脑挫伤，或者是脑子一边长瘤子，都有可能出现一边瞳孔散大。除此之外，杏仁中毒，濒死、快要死亡的时候，在极度兴奋、极度恐惧、极度疼痛的时候，也可以出现瞳孔散大。很害怕，眼球瞪得很大，呈惊恐貌，是不是中毒、濒死？眼睛睁着，瞳孔散得很大，不是一边，而是两边瞳孔都散大。还有内障，青盲、青光眼等，也可以出现瞳孔散大。"内障"是指眼睛内部出了问题，眼底、视网膜、视神经这些地方出了问题，在外面看不到什么改变，好像和正常人差不多，但是影响视力、视力障碍，所以叫内障。

（3）目睛凝视　如果眼球的运动情况不正常，凝固不动、不能转动了，眼睛看东西定住了，不动，不会左右、上下转动，叫目睛凝视，也叫作目睛微定。目睛凝视，是肝风、神昏，神志不清楚了的表现。瘿气、严重的突眼性甲状腺肿，也可能出现目睛凝视。目睛凝视，有多种提法，如瞪目直视、戴眼反折、横目斜视、目睛凝视、目睛微定等这样一些提法，用哪一个名词，我们选目睛凝视作为总的、正规名称，目睛凝视里面可以分这么几种情况：①瞪目直视。只固定往前看，眼球的位置、黑睛的位置还是正常的，眼睛好像瞪着，直直地往前看，瘿气病人常瞪目直视，眼睛瞪得很大，不太会转动。②固定上视。眼球固定了，不会转动了，并且眼睛往上抬着，看到的大部分是白睛，黑睛偏移到上睑里面去了，这叫固定上视，也叫作戴眼反折，好像戴眼镜的人把眼镜推到额头上去了一样，这种情况称为戴眼反折、固定上视。③固定侧视。斜在一边，眼睛横在一边，不在正中线上，也叫横目凝视。这三种都属于目睛凝视，或者叫目睛微定的范围，病因病机相同，只是表现略有不同。

（4）昏睡露睛　常见于小孩子，昏昏欲睡，睡着了眼睛还张开着、睁着。昏睡露睛，一种认为属于习惯性，小孩的眨眼神经闭合功能还不太好。如果小儿处于疾病过程中，出现了昏睡露睛，一般认为是脾胃虚弱，或者是吐泻伤津，反正是虚证，也可能是厥病类的病证。"厥病类"，以神志昏迷、神志不清楚为主要改变的疾病，厥病类的病位已经到了心神，心神不宁、神志不清了，当然眼睛也不知道运动了。有的人病得很严重，比如神志昏迷了，或者是植物人，脑神经已经死亡，肢体瘫痪，眼睛不知道闭合，眼睛虽然睁着，但不知道看人、看物。昏睡，也是昏睡露睛，是失神的表现，病情危重，甚至是"死不瞑目"，死了都眼睛闭不上。

（5）眼睑下垂　又叫作睑废，眼睑废掉了，实际上是上眼睑不能往上抬起来。张开眼、张眼、目张，主要是上眼睑收缩障碍。病人眼睑不能抬，眼皮抬不上来，额头上的皱纹就很多。可以因为先天不足，脾肾亏虚，具体原因很多，比如西医讲的重症肌无力可以啦，吃用棉籽榨的油也容易出现，笼统地说是脾肾亏虚了，为什么说脾虚，因为眼睑属脾，脾气主升，现在眼睑下垂，眼睑不能够抬起来了，所以属脾气下陷，脾肾亏虚。

第十九讲
望诊（六）

（二）望耳

望耳朵比较简单，耳朵不能动，因此没有耳态。耳为肾的开窍，宗脉之所聚，少阳胆经所过的地方。一般要观察耳朵的形状和色泽，正常的耳朵，耳郭比较肥厚，明润、光泽，有神，说明气血充足，肾气充沛。耳朵像一个倒置的胎儿，耳朵上面有整个人体全身各个脏腑和机体的反应点，如果耳朵的某些部位有出血、丘疹、水泡等病理改变，可以望得出来。

1. 耳之色泽

耳朵颜色白，称耳郭淡白，是气血亏虚。整个耳朵红肿，称耳郭红肿，是肝胆的湿热，由于肝胆的经络行于耳郭，热毒上攻所致。耳朵变青、变黑，称耳郭青黑，是阴寒内盛或剧痛，疼痛得很厉害。耳郭干枯焦黑，没有光泽，耳朵都焦了、枯了，那是肾精亏虚。

耳朵的背后出现了小的红色血络，而耳根又发凉，那是麻疹的先兆。小孩子二三岁、三四岁，当地有麻疹流行，又发烧、打喷嚏、流眼泪，是不是麻疹？要注意观察一下，耳朵后面有没有血络，耳根是不是发凉？同时麻疹先出的地方、首先出现疹点的地方，也是耳朵的后面，这是观察麻疹的一个先驱性症状。

2. 耳之形状

耳的形，不是态，是耳的形状。耳的形状，常人是耳郭厚大，耳朵比较肥厚，说明肾气充足。

耳郭瘦薄，又瘦又小而薄，当然是肾气不足。耳郭肿大，是邪气充盛。耳郭干枯萎缩，甚至像烟熏的腊肉一样，灰暗，没有光泽，干枯萎缩，是肾精亏虚、肾气耗竭的表现，已经虚到极点了，耳朵都枯了。耳轮皮肤甲错，成鱼鳞状，仍然是血瘀。

3. 耳内病变

脓从耳孔里面流出来了，称为耳内流脓，肯定是耳内有痈，有感染，有病毒，病毒在里面，这是脓耳。耳道里面长了一个小的肉团，不是长在耳郭上面，叫作耳痔。耳道局部出现红肿疼痛，叫作耳疖，耳朵里面生了疖子，比如挖耳朵，不小心，把耳挖伤了，感染病毒、湿热、邪毒、热毒导致耳疖。

（三）望鼻

鼻子这个地方称为明堂，鼻是肺的开窍。《灵枢·刺热》篇讲"左肝右肺形成颊，心额肾颏鼻主脾"，鼻在中间，脾在五脏的中间，所以鼻子属脾，六腑夹在两边。

1. 鼻之色泽

观察鼻子的色泽，常人是红黄隐隐，含蓄明润。

（1）鼻端色白　鼻子色白很少注意。经常观察的是眼睑色白、嘴唇色白。如果鼻子白了，鼻尖的地方白了，一般来说还是气血亏虚。

（2）鼻头色赤　鼻子发红，是肺脾的蕴热，肺和脾的热，肺火上炎，通过呼吸熏灼到鼻子，鼻子里面感到有一股热气、一种烧灼感，鼻子发红，鼻又是脾所主的地方，所以叫作肺脾蕴热。

（3）鼻头色青　主阴寒腹痛，张仲景说："鼻头色青，腹中痛，苦冷者死。"痛得严重的时候甚至可以出现死亡，这个我没有观察到过，极寒，阴寒腹痛，是不是鼻头发青，没有注意，但是张仲景是这么说的，认为鼻头色青是一种阴寒腹痛的表现。

（4）鼻头色微黑　鼻头颜色稍微有一点黑，是肾虚寒水内停，和眼眶发黑的情况一样，眼眶发黑，眼周发黑，是肾虚、寒湿、带下、水饮，肾虚水饮、寒湿带下，鼻头色微黑也是这样，这种情况临床还重视得不够。鼻头晦暗枯槁，也是气血精气亏虚，脾胃虚寒。耳朵枯槁，是肾精亏虚，鼻子属于脾，鼻主脾，鼻头枯槁，所以认为是脾虚，反正是虚弱的表现。

2. 鼻之形状

（1）鼻头红肿生疮　可能是鼻疔之类病变，鼻子上面可以生疔，可以生疖子，生疔生疖，可以由胃热、血热所致。

（2）酒齄鼻　鼻头红色粉刺样，甚至鼻头周围、鼻翼都出现红肿，摸上去高低不平，这是酒齄鼻。为什么会出现酒齄鼻？按中医来说，恐怕还是湿热、瘀血、热毒蕴结，一般来说是这些原因。

（3）鼻柱溃陷　鼻梁塌掉了、溃塌下去了，常见于外伤以后。过去常见于梅毒，有的人鼻梁塌掉了、倒下去了，甚至整个上颚都溃烂了、穿了，讲话没有鼻音，"嗡嗡"地讲话，鼻子不能发音了，是梅毒穿顶。

（4）鼻塌眉落　鼻子塌陷，眉毛也脱落，甚至整个面部像狮子的面容，见于麻风病人。现在麻风病少了，这个病得到了控制。

（5）鼻翼扇动　叫作鼻扇，比较常见，鼻翼随着呼吸一张一合，吸气时鼻翼塌进去，呼气时又张开。多为肺热、肺热病，小儿肺热炽盛，或者是哮病，哮病发作时，喉咙里面发出一种水鸡声，随着呼吸也可出现鼻翼扇动。如果鼻扇气喘，冷汗淋漓、张口呼吸、点头呼吸，鼻翼扇动，是呼吸衰竭、气脱亡阳的表现。

3. 鼻内病变

（1）鼻燥如烟煤　鼻子、鼻腔里面很干燥，像烧煤的烟囱一样，多半是高热，热毒很盛，热毒炽盛的一种表现。

（2）鼻流清涕　很容易看到，突然起的鼻流清涕，不是长期流清涕，应该是感冒，是表证。

（3）鼻流脓涕　如果长期流涕，流出来的鼻涕甚至还有腥臭气，那是鼻渊，鼻窦这个地方很深，渊博、深渊的渊，很深的意思，所以叫鼻渊。

（4）鼻衄　就是鼻腔出血，常见。原因很多，肺热、外伤、脾不统血等，都可导致。

（5）鼻鼽　就是不停地打喷嚏，流很多的鼻涕，叫作鼻鼽。

（6）鼻痔　就是鼻子里面生小肉团，赘生柔软、半透明的光滑小肉，叫作鼻息肉，也叫鼻痔。

（四）望口与唇

1. 望口

（1）口之形色　望口的形状和颜色。①口角流涎。小孩子经常出现，小孩容易流涎水，小儿脾虚湿盛更明显，正常小儿也流涎，如果小儿不流涎，一点都不流，倒不是好现象，流得很多是一种病变，脾虚湿盛。如果成人口角流涎，多半和中风、口僻有关系，口僻就是突发的口眼㖞斜。说话时没有留意，流点涎、当喷壶，那不是病态，很少。②口疮。如果唇内和口腔内出现白色的溃疡，口腔黏膜上出现溃疡，周围有红晕，局部灼热疼痛的，是口疮，这种病人不少见，口里面老是生疮，不能吃辣椒，经常溃烂。③口糜。如果口腔黏膜糜烂成片，口气臭秽的，叫口糜。④鹅口疮。就是小儿的口腔、舌头上面出现一种白屑，像鹅的口。古人观察得很仔细，大家没有养过鹅，也不知道鹅的口腔是什么样子，中医就观察到鹅的口腔是白色的，所以叫鹅口疮。

（2）口的动态　口态，这是重点。口的动态很明显，常人口唇可以随意开合，动作协调。生病的时候，要看口的动态，当然并不是孤立的只看口的动态，要综合起来看。比如说，有的病人口闭得很紧、牙关咬得很紧，甚至神志昏迷，这叫什么？神志昏迷、口打不开，叫牙关紧闭。一个人生气、愤怒的时候，牙咬得很紧，咬牙切齿，这就不能说是牙关紧闭。所以望口、望牙齿……望哪一个部位都不要离开整体。要在整体的情况之下进行分析。

口唇的变化，汪宏的《望诊遵经》里面总结为"口形六态"，口的形态、动态有六种变化。①口张。口张开，不闭合，像鱼的口一样张开，状如鱼口，呼吸微弱，只有气出来没有气进去，这是一种虚弱的表现。口张、目合、手撒、遗尿，口张开，眼睛闭着，手指伸开，大小便也失禁了，呼吸微弱，当然是病危的一种表现。②口噤。也叫牙关紧闭，就是口闭着，甚至牙关也不能打开，要用压舌板、钳子之类的东西，把口、牙关撬开。口噤、牙关紧闭，多见于中风、肝病、惊风、破伤风、马钱子中毒，这都是心神有了问题，邪毒已经影响到了心神，所以出现口噤。③口撮。什么叫口撮呢？上下嘴唇紧紧地聚合在一起，上下左右紧紧地凑合在一起了，也是惊风的表现，破伤风、脐风，动风的表现。④口动。口唇频繁开合，不停地在运动。这不是一般能言善辩时的口动，而是在疾病中，病人口不断地频繁地开合，甚至口角在抽动、在掣动，这就是口动，口动是痉挛、动风或者是脾胃气虚的一种表现。⑤口喝。已经讲过口眼喝斜，就是口歪到一边。口歪到一边，如果伴有全身的病变，那是中风；如果只有口眼喝斜，就叫口僻。⑥口振。口振是什么意思？是在冷得很厉害的时候，大家可能有过这种体会，冷得很厉害，口，实际上是整个牙关都在抖动，战栗鼓颔，口唇振摇，嘴唇都在抖动，这是很冷的一种表现，或者是邪正剧烈相争，曾经讲过，寒战、战汗和热毒内陷、热毒溃散的时候，脓毒血症可以出现这种表现。

这就是汪宏讲的"口形六态"，六种表现。这也是考试时经常要提到的，口形六态是哪六态？口张，多半是虚证；口噤，口闭合着，甚至牙关紧闭，可能是中风，也可能是肝病，神志方面的病变；口撮，是在疾病过程中上下口唇、左右口角都聚合在一起；口动，是口唇不断地开合，或者口角在抽动；口喝，口偏到一边，口眼喝斜，口喝向健侧，偏向左边，往往是右边出的问题，是风邪中了右边的络；口振，在寒冷的情况下，邪正交争的情况下，口不断地振动。

2. 察唇

察唇，察口唇的变化。正常的口唇，是微红而润泽，要注意涂口红以后就不知道是什么颜色了。

（1）**唇之色泽** 要察口唇的色泽。①深红而肿，是热极、热盛。②口唇樱红。口唇像樱桃很鲜艳那样一种颜色，是煤气中毒的一个指标，是不是煤气中毒，不是单凭口唇樱红，一定要问病史，看是不是有神志昏迷的情况。③口唇淡白。这是最常见的，口唇淡白是血虚的表现。④口唇青紫。口唇呈青紫色，这是缺氧，血液运行不好，是血瘀的表现，阳气不足，心阳虚衰，不能推动血液运行，导致血瘀，所以出现口唇青紫。⑤口唇青黑。比青紫还要严重，很暗，带黑色，整个面部、口唇都带青黑色，是寒极、痛极，或者是心阳虚衰、阳气虚衰，阳虚则寒也是可以的，青紫和青黑只是程度上的差别，寒极可以导致血瘀，痛极也可以出现血瘀的表现，二者只是程度上的差别，一个稍微有点带紫色，一个甚至呈黑色了，都是阳衰寒极、疼痛之类的病症。

（2）**唇之形态** ①口唇干裂，自然是津液亏虚。②口唇糜烂，是脾胃有热。唇内出现溃烂，色淡红，是阴虚火旺，虚火上炎。③口唇上面生疮，有一种叫作疔疮。疔疮，麻木疼痛，比较严重，根据部位的不同，生在口角的，叫作锁口疔，口不能张开，痛得很厉害，红肿特别明显；如果生在上唇的人中部，叫作人中疔。④ "唇反人中满"，口唇翻过来了，上唇这个地方收缩了，看不到人中沟，是脾气将绝的一种表现。

（五）望齿与龈

望牙齿与牙龈。清代的医学家，对温病特别重视望牙齿和牙龈，看牙齿上面有没有津液，比如叶天士说，"温热之病，看舌之后，亦须验齿"。因为"齿为肾之余，龈为胃之络，热邪不燥胃津，必耗肾液"。温热之邪，可以损伤胃的津液和肾的阴液，所以除了看舌以外，同时还要看牙齿和牙龈。

1. 察牙齿

正常人的牙齿是洁白、润燥而坚固的，说明肾气充足、津液没有损伤，有牙釉在上面，有一种光泽。望牙齿主要是看牙齿上面有没有津液，枯燥还是不枯燥，说明胃肾津液的盈亏。

（1）牙齿干燥　牙齿干燥如石，甚至像枯石、枯骨，是胃和肾的阴液受到损伤。叶天士讲了，温热之病，看舌之后，还须验齿，因为齿为肾之余，龈为胃之络，如果牙齿出现干燥，没有光泽，是胃和肾的阴液枯燥。如果牙齿枯黄脱落，牙齿干燥成黄色、脱落，是久病骨绝的一种表现。如果齿焦而有垢，牙齿虽然干燥、干焦，但是上面仍然有齿垢存在，说明虽然有热邪，但胃肾气阴还没有完全耗竭。如果齿燥而无齿垢，则是气阴已经耗竭的表现。

（2）牙齿的动态　实际上并不是牙齿，是牙关节。如果牙关节出现咬牙龄齿，是热盛动风。睡中龄齿，龄齿就是磨牙齿，有的人睡着了以后，像吃炒蚕豆一样，牙磨得很响，有的认为是胃热，有的认为是有虫，睡着了喜欢磨牙齿、讲梦话，好像也没有明显的病，比较奇怪，到底是什么？单纯凭一个睡着了磨牙齿，恐怕很难判断。

2. 望牙龈

正常人的牙龈，是淡红而润泽，说明胃气、气血充足。

（1）牙龈淡白　不管哪个部位的淡白，嘴唇、面部、眼睑，乃至耳朵、鼻子的皮肤，牙龈的颜色淡白，都是血虚，或者失血，这是相同的，凡是淡白，就是血少了。

（2）牙龈红肿、疼痛　是胃火炽盛，这种病人比较多见，牙齿痛，有人说"牙痛不是病，痛死没人问"。牙齿痛虽然不是一个大病，但是痛起来是很厉害，又不能吃东西，一般来说红肿疼痛是胃火炽盛的表现，因为牙龈属胃，可以用清胃散进行治疗。

（3）齿衄　就是牙龈出血，比较常见，牙齿经常出血，有的是刷牙的时候，一刷牙就把小血管捅破了，要么是夜晚睡觉以后有一些血液渗出来，一刷牙就出现了出血的现象，叫作齿衄。

（4）牙龈萎缩　龈肉萎缩，牙齿松动，牙根暴露，叫作牙宣。牙宣是病名，主要表现是牙龈萎缩，萎缩以后，牙根就暴露出来了，牙齿就松动、脱落，是肾气亏虚、肾虚的表现，这是牙宣。也有火毒引起来的，红肿疼痛，不但是牙齿脱落，甚至整个牙关节、下颌骨都坏死，叫作牙疳、走马牙疳。牙龈溃烂，流腐臭的血水，甚至嘴唇也腐烂，牙齿脱落，叫作牙疳；最严重的叫走马牙疳，流出来的水很臭，病情发展非常之快，故称之为走马牙疳。

（六）望咽喉

咽和喉一个通到食道，和消化系统相关；一个通到气道、气管，和呼吸系统相关。咽通于胃，是饮食之道；喉连气道属肺，是呼吸之道。咽喉是要塞之地，除了和呼吸、肺，和消化、脾胃关系密切以外，还和肾有关系，肾的经络循喉咙、夹舌本，所以诊察喉咙这个地方，经常是和肺、胃乃至肾的病变有关系。医院专门设有喉科。

1. 咽喉色泽

看咽喉的时候，要看咽喉的颜色。健康人的咽喉是淡红润泽，不红不肿，淡红色，不痛不肿，呼吸通畅，发音正常，食物吞咽顺利，没有阻碍，这样一些都是正常的表现，没有感到有什么特殊的不适。

如果咽喉深红肿痛，一般是实热证。颜色红得很厉害，肿了，甚至疼痛，这种情况很常见，小孩子经常叫喉咙痛、咽喉痛，有的成人一感冒就咽喉疼痛，咽喉部是一道关卡，能够阻挡邪气，所以外邪入侵，经常会出现咽喉痛。如果是咽喉嫩红、肿痛不明显，红，并不是深红色，红得比较嫩一点，充血不是那么明显，肿也没有那么明显，肿痛轻一点，可能时间比较久，反复发作，多半是阴虚的表现。

2. 咽喉形状

（1）乳蛾　喉核红肿肥大，喉核就是扁桃体，喉核明显红肿，像蛾子，或者像乳头一样，这种病叫作乳蛾，这是以形状来命名的。一感冒就出现喉核、扁桃体红肿疼痛，如果长期不愈，乳蛾可能变成石蛾，就是喉核长期肿大。

（2）喉痈　咽喉红肿高突，剧痛，吞咽困难，伴有恶寒发热之类的全身症状。全身有恶寒发热，或者是但热不寒，咽喉局部红肿疼痛得很厉害，甚至可出现化脓，可能是喉痈。化脓的时候，特别是小孩，化脓了怎么治？开刀，很害怕，喉咙里面开刀！所以心理医生是采用笔里藏刀的办法，就是把针藏在毛笔里面，在毛笔中间夹一根针，现在可以将针捆在棉签上面，不要说是开刀，只说看看有没有脓、痛不痛，小孩就不怕了，由于已经成脓了，只要用这个针稍微划一下，就把脓包划破了，脓就流出来了，这是治喉痈。根据喉痈部位的不同，又有好多种名称，痈长在上腭的地方是上腭痈，长在下面叫下腭痈，正在颚弓的叫喉关痈，反正痈生在喉咙里面，笼统地称喉痈。喉痈与乳蛾不同，凡是说痈就是化脓、就有脓。当然开始的时候不一定有脓，发烧几天以后，痛得很厉害、红肿，到时候就成脓了。诊痈要注意成脓没有成脓，成脓了的特点是红肿高突，红晕紧束，周围界线已经分得开了，并且可能中间就变白了，有脓点、脓头了，那是成脓；还处在漫肿、没有边界的时候，肿得很厉害，红得很厉害，边界不明显，中间也不白、不软，还是很硬，那是没有成脓。没有成脓，就不要将它划破，不要开刀，一划破，可能就出很多的血，因此要成脓了以后才能将它刺破。

（3）溃烂　咽喉部出现溃烂。如果溃烂分散、比较表浅的，是肺胃之热比较轻；成片的是比较重；如果溃烂以后颜色淡，不是那么很红，说明已经虚了，是虚证。

（4）伪膜　有种假膜，在咽喉上形成了、覆盖了一层黄色或白色的膜，叫作假膜，也叫伪膜。假膜有两种情况：如果伪膜比较松而厚，容易擦去，用个棉签一擦就把膜擦掉了，擦掉了以后，也不出血，说明病比较轻，是肺胃有热，热不太重，就是前面讲的乳蛾、喉痈那一类病变。如果是伪膜坚韧，不容易拭去，重剥则出血，很快又生长了，要擦也擦不掉，一般是白喉。白喉这种病现在一般也看不到，如果真正是白喉，马上送到传染病医院隔离起来，因此临床上一般很难看到。白喉就是在喉咙上面有一层白色的膜，以这个主要症状来命名的。

三、望躯体

望躯体就是望胸腹、腰背，中间这一大段。躯干就是胸腹、颈项、腰背这些地方。

（一）望颈项

颈和项，前面是颈，后面是项。颈项支撑着头，里面有食管、气管、大血管、经脉、脊髓等，很多重要的组织器官都经过这个地方，是个要害部位，部位不大，但是重要的通道，网络的通道都在这个地方，清气、饮食、气血、津液都要经过这个地方，很多经络都经过这个地方。

1.外形

颈部的外形，大家都知道，起码颈部两边是对称的，气管居于中间，没有肿块，没有异物，血管应该不很明显，这才是正常的。如果血管很粗，看得见搏动；颈部长了肿瘤，两边不对称，气管偏向一侧，都是不正常的，都是病变。

（1）瘿瘤　颈的前面有甲状腺，中医叫作瘿。瘿瘤是讲结喉——就是喉结这个地方出现了肿块，比如甲状腺肿大。瘿瘤是颈部最容易出现的病变，中医认为这种肿块多半是肝瘀气滞、痰凝或者水土不服所致。所谓水土失调是指有的地方，水里面缺碘，出现地方性缺碘的甲状腺肿，痰和气凝结在一起而形成肿块。

（2）瘰疬　颈的两边，用手去摸、去按的时候，可以摸到有肿块，肿块比较大的时候，外面也看得见。肿块较小的，像黄豆大小，大一点的像蚕豆那么大，有的几个小肿块连在一起，累累如串珠，这是瘰疬，有的地方读瘰疬［luǒ lì］。瘰疬是什么问题呢？是虚火夹痰，凡是这些地方有肿块，中医认为都是有痰，肿块是痰的一种表现，淋巴结核。结核中医称为"痨"，有人说，十痨九个属于阴虚，所以凡是患痨病的人，往往有阴虚火旺，所以瘰疬这种肿块，是虚火夹痰，或者是风火时毒夹痰，感染了、瘰疬穿孔，那就是风火时毒夹痰。瘰疬严重的时候，古代把它叫作马刀侠瘿，像两把马刀一样地夹在脖子上、夹在瘿部，脖子的两边摸上去累累如串珠。

（3）颈瘘　瘰疬化脓、穿孔，穿孔以后，形成一条隧道、管道，这个管道、瘘管像老鼠的地洞一样，老鼠的地洞在里面还可以转弯，瘘管严重的时候也像老鼠的地洞一样，用根探针可以探得到，有的有脓从瘘管里面流出来。颈瘘的辨证多为痰火瘀滞，有痰、有火、气滞血瘀、脓毒，这些情况都存在。

（4）项痈、颈痈　痈是红肿疼痛、化脓，生在前面的叫颈痈，生在后面的是项痈。颈痈是生在颈部外面的痈，生在喉咙里面的就是喉痈，生在背面的就是项痈。

（5）气管偏移　气管偏到一边去了，为什么会偏向一边？可能是胸部病变引起来的，胸腔有积液、胸部有停饮，由于一边的停饮把肺压到另一边，气管也跟着有一点偏，这是肺部的；或者是颈部一边长了瘤子、有肿块，长瘤子的那边就把气管压向健侧，压向没有长瘤子的那边。

2.动态

正常人脖子是可以转动的，前、后、左、右、旋转，可以做几个方位的活动。

（1）项强　①有一个症状叫作项强，项强就是脖子这个地方不舒服，有点僵硬，活动不灵活，甚至有一点痛，《伤寒论》里面叫作"项背强几几"。几几，项背强几几是太阳经气不利，为什么呢？项背部是足太阳膀胱经所过的部位，所以是太阳经气不利。②有些老年人，长期感到脖子活动不舒服，脖子不太容易转动，脖子不能乱动，一活动就头晕，或者头项部疼痛，这种情况常见的病叫项痹，可能是颈椎骨质增生。项痹是经气不利，有的是由于阳亢阴虚，有的可能还有血压高，也有的是供血不足，很多是属于供血不足，颈椎压迫了以后，头部血液供应不足，一活动就出现头晕，这是项强。③如果是新病项强，并且兼有壮热、昏迷、抽搐，比如春瘟之类的温热疾病，出现了高热、昏迷、抽搐、项强，不但是项强，甚至是角弓反张，那是什么问题呢？火邪上攻，脑髓有病，颅内压增高，火热上攻，有神志昏迷、角弓反张，颈项不能运动，一抬脖子就痛，或者一抬就喷射性地呕吐，这是颅内压增高的表现，存在项强，严重的称角弓反张。④落枕。除了老年人骨质增生、感冒、高烧这些情况可以出现项强以外，还有一种常见的病叫作落枕，就是晚上睡觉的时候脖子没有放好，或者外露出来受了风寒之邪，起床后脖子不能动，呈牵扯痉挛状态，一动就疼痛，睡觉不当引起来的，叫作落枕。所以项强这个症状，临床不少见，应当进行辨证或者辨病。

（2）项软　脖子软不耷拉的，抬不起头来，特别是小孩子，缺乏营养容易出现"五软"，就是头软、脖子软、手软、脚软、口软不能够讲话，所以项软经常见于小孩子的佝偻病。望形体的时候讲过"头倾视深，精神将夺矣"，有些老年人，一坐下来，脖子就软下去了，头就抬不起来、低着头，头就那么倾着，这是什么问题？头倾，精气衰竭的表现。

（3）颈脉搏动　颈动脉就是人迎穴，一般要摸的时候才知道在跳动。有的人在愤怒的时候、肝火上炎的时候可以看到，肝阳上亢，经常说面红脖子粗，可以看到颈动脉在那里跳动，所以颈脉搏动，多半是肝阳上亢的表现。也有认为是血虚重症，贫血很厉害的时候、血液不足的时候，也可以看到颈脉搏动，这是一种看法。

（4）颈脉怒张　颈脉搏动是讲的动脉在那里跳动，随着心脏的跳动在跳动，颈脉怒张是讲的颈的静脉充盈、胀大而可以看得到。为什么会看得到呢？多半是血液从头上回流的时候不通畅，因此多半是心血瘀阻、肺气壅塞、心肾阳虚、水气凌心，反正就是心脏的功能不好、心肺的功能不好以后，血液回流受到阻碍，血液不能够及时流到心脏里面去，都淤积在头颈部，从而出现颈脉怒张。

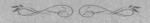

（二）望胸胁

胸部是讲锁骨以下、胁缘以上这一大片，胁部是讲两边腋下的部位，胸膺就是胸大肌的地方，气愤填膺，就是讲胸部这个地方，左面乳头的下面一点，是心尖搏动的部位，中医叫作虚里。乳房属于胃，乳头属于肝经，胁肋是肝经所过的部位。诊察胸胁部，主要是诊心、肺、膈的病变，判断宗气的盛衰，胁部是肝胆经所过，所以胁部可以判断肝胆的问题。乳房也有很多种疾病，要通过诊察乳房来帮助诊断。

1. 外形

正常人的胸部左右径和前后径之比，大约是 1.5∶1，左右两边要宽一些，前后要窄一些，上面要宽一些，下面要窄一些，胸廓两边是对称的，呈一种扁圆形。

（1）偏平胸　胸部比例如果不正常，前后很扁，前后径小于左右径的一半，到了 2∶1，人也消瘦，所以叫扁平胸，说明里面的肺组织、肺的功能不强，肺的气阴不足，肺气、肺的功能减退，气阴虚弱。

（2）桶状胸　桶状胸是前后比和左右比差不多，几乎是 1∶1，整个像圆桶一样，因此叫作桶状胸。变成桶状了，这是什么问题呢？是肺气郁结在里面了，长期的咳嗽、气喘，咳嗽、气喘使肺膨胀、胀大了，成为肺胀。肺胀是病名，肺虽然膨胀了，但是没有功能，如果膨胀以后肺的功能很强，那当然是好事，其实肺的功能并没有增强。因为长期的咳嗽，就像皮球老这么吹气、吹气，吹得很大，实际上它就很薄了，弹性很差了，功能减退了，因此多半是肺肾气虚，不是功能健旺，而是功能不足，这是桶状胸。

（3）鸡胸　鸡胸，鸡的胸脯大家都知道，鸡的胸部是往前突出来的，正常人胸部并不突出来，剑突那个地方还稍微凹进去一些，所谓鸡胸就是胸骨往前突出来了，像鸡的胸部一样。鸡胸，多半见于佝偻病，小孩子头大、方头、囟门迟闭，如果还经常咳嗽，小孩的骨头没有长成，还没有完全结合在一起，不断地咳嗽，咳嗽就把胸骨往前顶，胸骨慢慢向前凸起，久而久之就变成了鸡胸。

（4）胸廓不对称　有胸廓两侧不对称的，左面的胸部和右面的胸部不一般高，出现了不对称。如果是一边胸部塌下去了，比如动了手术，肺叶切除，把肺切掉了，或者把里面的肿瘤拿掉了，这一边肯定要低一些。或者是一边有了肿瘤，没有拿掉，或者是有液体、悬饮，气血、水、肿瘤占据这些地方，可能就膨大、高突起来。

（5）肋如串珠　肋骨和肋软骨连接的地方肿大了，摸上去好像一个一个坨连在一起，很瘦的时候还可以看得到一个一个的突出来，如串珠。那也是佝偻病，也是小儿生长发育过程中，骨质生长不正常。

（6）乳房肿溃　乳房如果出现肿块，最常见的就是乳痈，特别是在哺乳期的时候，如果乳汁流得不通畅，很可能乳汁积在里面就会形成痈肿，发烧、红肿、疼痛，到时候就穿破。乳痈是常见的，还有乳癌，也是乳房生肿块，严重时也溃破，叫乳癌翻花。

2. 动态

胸部要观察呼吸运动的情况——呼吸动态，随着呼吸运动，胸廓随之起伏，是可以看得到的。女性以胸式呼吸为主，呼吸的时候，胸部和腹部都在起伏，女的胸部起伏明显一些，男的和小孩多半是腹式呼吸为主，所以男的或小孩子腹部的起伏明显一些。

（1）呼吸形式改变　呼吸形式如果发生变化，比如胸式增强、腹式减弱，呼吸的时候，胸部很明显的在起伏，肚子的起伏却不明显，问题出在什么地方？病出在肚子里面，由于腹部有了肿块、积聚或者疼痛，或者怀了宝宝，肚子胀得很大，里面有了物质占领在那个地方，把胸膈抬高了，下面肚子不能很好的帮助呼吸，肚子随着呼吸的起伏不明显，因此就胸式呼吸明显。如果是胸式呼吸减弱而腹式增强，胸部看不到很明显的运动，而腹部的起伏很明显，那是什么问题？病出在胸部，肺痨、悬饮、肿瘤、胸部外伤等，这些物质占据胸部，或者一呼吸就痛，所以不敢用胸式呼吸，而是腹式呼吸明显。如果是胸部两边不对称，和胸廓两侧不对称是一个道理，可能是一边功能减弱，也可能是一边的功能增强，一边有气、有水、有肿瘤，占领了这个地方以后，这一边的功能就减弱了，另外一边、没有病的那边就增强，两边的呼吸运动不对称。

（2）呼吸时间改变　呼吸时间的改变，可以出现吸气延长，气吸不进去，吸气的时间比较长，并且吸气的时候常形成三凹征，锁骨的上面就是缺盆这个地方、胸骨柄的上面、肋间隙这三个地方凹进去了，就像吸筒一样，吸气的时候，这些地方就跟着凹进去了，鼻翼也跟着凹陷进去了，鼻翼扇动，出现三凹征。这是气吸不进去，吸气性的呼吸困难，经常见于急喉风、白喉。急喉风就是突发性的喉头水肿，锁喉风、急喉风发得很快，喉部水肿很厉害，或者是白喉，堵塞呼吸，气管这个地方堵住了，要赶快行气管切开。如果是呼气延长，气都积在肺里面，张口呼吸，吐也吐不完，端坐，不能躺着，躺下去呼吸就更加困难，端口抬肩、端坐呼吸，眼睛突出，那是典型的肺胀。肺胀是肺的功能减弱，肺泡膨大而不起作用，不能够收缩，没有弹性收回来，这个没有办法，把气管切开也不行。

（3）呼吸强度改变　如果是吸气强于呼气，很急促、很快、很强，多半是热邪，火热炽盛，脉跳得快，呼吸加快，呼吸运动也很粗糙、很强，是邪热或者是有痰浊。呼吸微弱，呼吸都没有劲、没有气，很微弱，腹式、胸式呼吸都比较弱，多半是肺气虚，肺的功能不足。

（4）呼吸节律改变　呼吸有暂停的现象，呼吸运动不整齐，有时候快，有时候慢，甚至不动了，点头式的呼吸，呼吸运动时头跟着点；叹气式的呼吸，呼了一下好像没有呼吸了，隔一阵子又呼了一下，这是叹气式的呼吸等，都是肺气衰竭的表现，肺气快要竭了。

（三）望腹部

正常腹部的形态，左右对称，腹部平坦，既不突出，也不凹陷，与胸齐平。腹部平坦、腹部凹陷、腹部膨隆，有三种表现形式。正常人一般应该是腹部平坦。

1. 腹部膨隆

（1）肥胖　肚子大可以见于胖子，胖子的肚子大一些，一般胖子虽然肚子大，但身体并不瘦，胖子的手脚、肌肉并不见得发达，但是一般不会瘦，多为内有痰湿。

（2）鼓胀　如果腹部膨隆，身体又消瘦，肚子很大，那是鼓胀。鼓胀病人，不但肚子膨隆，里面有水，并且腹壁的静脉也曲张，腹壁上出现蓝色的、扭曲的静脉血管，甚至肚脐突出，胀得肚脐突出来了，这是鼓胀。

（3）水肿　肚子大，身体也肿，手脚都肿，那当然是水肿。

（4）肿块　腹部某一局部膨大，而不是整个腹部都胀大，可触及里面有肿块，常见于肿瘤。比如肠覃，肠覃就是卵巢囊肿，卵巢囊肿一般偏向于一侧，如果是右边的卵巢囊肿，当然右边要大一些。有的只某个局部大，如果是胃脘下这个地方突出来了，可能是胃下垂。前不久我诊过一个胰腺囊肿的病人，肚脐两边能摸到有拳头那么大一块，很硬，是急性胰腺炎脓肿以后形成的肿块，吃了两三个月的药，才慢慢消掉了一半，现在还可以摸得到，还有一个鸡蛋大，这是局部的癥积。

2. 腹部凹陷

腹部凹陷进去了，身体一般比较瘦，腹部凹陷很厉害的，像一个船一样的，四周都高一些，中间凹进去了，瘦得很厉害，称为舟状腹。这么瘦什么原因呢？身体很瘦，腹部凹陷，一般是脾胃虚弱，气血不足。如果是腹泻，急性腹泻拉了几天，可以出现这种情况，眼睛凹陷，小孩子的囟门凹陷，腹部凹陷。如果凹陷进去以后，又出现有腹皮甲错、肌肤甲错，深凹甚至到脊，凹到脊骨上面去了，那是精气耗竭，很严重了，到了极点。

3. 青筋暴露

腹壁静脉暴露，比如鼓胀病人，实际上鼓胀病人除了肚子大以外，腹壁的静脉也是怒张的，上面可以看到一条条的静脉，皮肤像锅一样，真的像锅一样的，有的地方刮掉了，有的地方没有刮掉，非常晦暗。这是鼓胀的一种重症，不但是肚子胀大了，并且出现了静脉怒张。

4. 脐突

肚脐突出来，是脐疝，小孩子可以出现这种情况。小孩子哭闹得很厉害，咳嗽很严重，腹压一增高，把肚脐挤压得突出来了，形成脐疝。

（四）望腰背部

正常人的腰背部，侧面看像个 S 形，有两个弯曲，两边对称。腰部和背部怎么区分？后面以肋缘为界，肋缘的上面就是背，肋骨中间是脊椎，一般把肋缘的下面这一部分叫作腰。腰背部，背部为胸中之府，心肺所居，胁肋与肝胆相关，腰为肾之府，与肾有关系。

1. 外形

（1）脊柱后突　小孩的骨骼还没有完全结合、融合的时候，如果总是咳嗽，咳嗽很严重，肺胀得很厉害，胸骨向前突就形成了鸡胸，向后挤压，脊椎向后突就变成了龟背，像乌龟的背一样。脊椎的疾病也可以出现脊椎后突，形成龟背或驼背。

（2）背曲肩随　背为心肺之所在，后背弯着、弓着，两个肩往前面垂下去，就是背曲肩随。背曲肩随是精气衰竭的一种表现。头倾视深，是精明之府将竭；背曲肩随，是心肺的功能不好，心肺宗气将竭，大气不足的一种表现。

（3）脊柱侧弯　脊柱向一边弯曲，多因脊椎外伤、手术所致，小儿则多半是坐的姿势不当，发育不良所导致的。

（4）脊疳　脊疳就是人消瘦到了极点，后面的脊柱凸出非常明显，像锯条上面的锯齿，一个一个凸出来。小儿疳积到了极严重的程度、艾滋病患者，都可能表现为脊疳。

（5）发背　发背是指生于背部的痈、疽。背痈的名称很多，过去又叫作搭手，形容手向后可以搭到的地方，有上搭手、中搭手、下搭手，还有对脐发，就是背部正对着肚脐的地方生痈叫作对脐发。痈、疽生于背部、脊背这些地方的叫作发背，实际上就是背痈、背疽、腰疽、腰痈，这类病古代称为发背，多半是痰、火凝聚肌肤所致。痈生于背部、生在腰部，叫发背、腰痈，生在颈部的叫颈痈、生于腹部的就是腹痈，生在乳房上就是乳痈，生在喉咙上是喉痈。

（6）缠腰火丹　腰部出现了红色的疱疹，像水疱一样的疹子，围着腰部出现小水疱、大水疱，皮肤很红，这叫作缠腰火丹。缠腰火丹多半是热毒，或者是血热、湿热浸淫，反正是热，或者有湿、毒感染。

2. 动态

（1）角弓反张　角弓反张，曾经讲过了，中毒、惊风都可以出现。

（2）腰背拘急　就是腰背部活动不灵活，好像不能够动，难以转动，转动不利，称为腰背拘急。多半是由于寒湿内侵、跌仆闪挫，腰部受了伤，有的是痹病，比如腰部骨质增生，有的是椎间盘突出，有的是腰部动了手术，有的打了护腰，当然腰部转动就不灵了。

四、望四肢

望四肢，包括望手足、望掌腕、望指趾。

（一）望手足

1. 外形

手足外形的异常，有下面几种：

（1）四肢萎缩　肌肉消瘦、萎缩，软弱无力、四肢没劲，肌肉没劲，软塌塌的。多半是气血亏虚，或者是经络阻闭，中风的病人就可以出现半身不遂，患病那边的手脚可能就出现萎缩，萎弱无力。

（2）肢体肿胀　四肢、手脚出现肿胀，肿起来了。如果是肿而且色红，红肿胀痛，多半属于瘀血、热毒。如果只肿不红，特别是足背、踝关节这些部位肿得很厉害，按下去有凹陷的，属于水肿。脚肿，并且皮肤很厚，那是丝虫病的一种表现，叫象皮腿，和大象的腿一样。

（3）膝部肿大　膝部肿大，有多种情况，比如膝关节这个地方受了外伤。膝关节容易受伤，膝关节扭伤，里面的什么半月板骨折、撕裂，膝关节里面有瘀血了，当然可以肿起来。或者是膝关节部位有邪毒感染，热痹，热痹就是感受了邪毒，出现膝关节红肿疼痛。除了这些以外，还有一种情况叫鹤膝风。鹤膝风是膝关节明显粗大，关节的上下都小、很细，只膝关节增大、明显地增大，不红，也不是青紫色，那是鹤膝风。如果是一边的膝关节青紫，有外伤史，那肯定是膝关节损伤、受伤，一般不会两个膝关节同时受伤吧，如果是受了伤，一个膝关节肿大，色青紫，也不会出现关节上下都变小。膝关节增大，关节上下都细小，这叫鹤膝风，像白鹤的膝关节。

（4）小腿青筋　下肢的静脉怒张，小腿静脉怒张，弯弯曲曲，和瓜藤一样，瓜藤缠绕一样的，这个病叫作青筋腿。过去当兵行军，还有脚夫、纤夫，脚夫就是专门挑着担子搞运输的人，挑着担子走远路，很疲倦、很累，脚很胀，一停下来就把脚往水里面一放，就很容易出现这种情况；纤夫就是拉纤的人，现在没有了，过去在黄河拉纤、长江三峡拉纤，一边喊着号子用缆绳把船拉上去，为什么这些人要用布条把小腿绑起来呢？这叫作打裹腿、打绑腿，就是为了防止走很远的路了以后，血液不能回流，因为血液不回流，长期淤积在下肢，就会出现小腿青筋。还有一些职业也容易出现青筋腿，比如理发师，理发师为什么容易出现？理发师只能站着给别人理发，长期站着，还有外科医生也容易出现，外科医生经常动手术，一上手术台，站七八个小时、五六个小时，站着不能下来。由于长期的站，劳累，血液不能够回流，慢慢就形成了青筋腿。

（5）下肢畸形　畸形有膝关节向内翻、膝关节向外翻。膝内翻，变成了"O"形腿，向外翻就变成了"X"形腿。这是由于生病以后，比如小孩子患小儿麻痹症，走路姿势不当，发育不正常所导致的，下肢变成了膝内翻、膝外翻、足内翻、足外翻，形成下肢的畸形。

2. 动态

（1）肢体痿废　不能站立、不能行走，下肢很细，肢体痿废，甚至半身不遂，或者完全瘫痪，不能动，要杵拐杖，要坐轮椅，严重的大小便都不能控制，大小便都不知道排泄，这种情况最常见就是痿病。

（2）手足拘急　转筋，手足转筋，好多人都可能出现过，受寒以后，夜间睡觉被子没盖好，脚受了凉，或者游泳的时候，出现手足转筋，脚、小腿或者手指痛得很厉害，手或者脚不能够运动，强直性的拘急，掰也掰不开，痛得很厉害，这叫手足拘急，常见于寒邪凝滞经筋。

（3）四肢抽搐　手足强有力的抽动，手脚在动，叫作抽搐，是动风、惊风的表现，经常见于热证。寒证是导致拘急，手足不能动，热证导致抽搐，抽搐是手足在动。

（4）手足颤动　手、脚颤动，比如瘿气，就是甲状腺机能亢进，甲状腺机能亢进的人，检查时，要患者闭着眼睛，把手放平，就可以发现他的手颤动起来了。有的老年人手脚颤动，不停地颤动，手不能拿笔写字，脚在颤动，站不稳，有这种情况。

（5）手足蠕动　蠕动是动的时候没有力，一缩一合没有力量，像蚯蚓一样的慢慢蠕动，不是那么强有力。所以抽搐、蠕动和颤动这三个症状的表现不一样，病机也不一样。

（6）扬手掷足　手脚乱动，好像要打人似的，这是狂躁的表现。

（7）循衣摸床、撮空理线　在讲失神的时候已经讲过，循衣摸床、撮空理线是什么表现？记得吗？循衣摸床、撮空理线是病重失神的表现。

（二）望掌腕

望掌、手掌和腕关节。望手足也应该包括了掌腕，因为这个地方有些特殊，要单独讲一讲。

（1）手掌厚薄　手掌肥厚，是脏气充盛，胃气强的表现；手掌很薄、很瘦，是脏气不足，胃气不足的表现。

（2）掌腕润燥　皮肤是润滑还是干燥，说明津液的盈亏。

（3）鹅掌风　手掌如果出现水疱、脱屑、粗糙、变厚、干燥皲裂，自己觉得痒痛，手痒、脱皮、干燥、痒，像鹅的掌一样，这是鹅掌风。

（4）察鱼际　鱼际，大拇指本节的后面这个地方是大鱼际，小指后面的这个地方是小鱼际，鱼际上的络脉称为鱼络。鱼际这个部位肌肉丰满，鱼际丰满，是胃气强的表现。大肉尽脱，鱼际部位的肌肉削脱，没有肌肉了，是胃气亏虚、胃无生气的表现。看鱼际的颜色，如果鱼络颜色发青是寒证，这个一般不太留意，如果手指、指端青紫，多为阳虚、寒证；如果鱼络色赤，鱼际这一片很红，一般是热证、阴虚火旺这一类的表现。

（三）望指趾

（1）手指挛急　俗称鸡爪风，鸡爪子提起走时，爪子是收束的，手指痉挛像鸡爪子一样，痛得很厉害。最常见的就是血虚感寒，血虚的人容易感寒，所以容易出现手足拘急疼痛，指节拘急，就是鸡爪风。

（2）手指变形　一种情况叫作梭状指，梭子，织布那个梭子是两头小、中间大，手指骨节变粗、变形，手指关节僵硬，像织布的梭子，变成梭状指。

梭状指多半是由于寒湿、痰瘀结聚所导致，常见于尪痹，西医称为类风湿性关节炎的这种病。另一种叫作杵状指，杵，打鼓的那个鼓槌，杵状指是什么意思？就是指头变大了、变粗了，手指头、指端这个地方膨胀了，比手指的中间要大，像杵、鼓槌一样。杵状指是由于心肺气虚，血行不畅所致，心肺功能不好，肺气肿、肺胀的病人有可能出现这种情况，血液运行不好。

（3）脱疽　脱疽是种病，脚趾坏死、脱落，痛得特别厉害，不流脓、不流水，就是干枯了、坏死了，干性的坏死，为什么会这样？由于血管闭塞了，严重的时候趾头脱掉，甚至踝关节这个地方都脱掉，完全坏死，因此叫作脱疽。马王堆出土的医书《五十二病方》里面就提到了这种病，脱疽，要"急斩之"。斩是什么意思？截肢，"急斩之，不（斩）则死矣"，如果不切除，反而会死掉，这是脱疽。

（4）指头螺瘪　指头螺纹凹进去了，洗衣服洗得太久，南方种水稻的地方，要插秧，插秧插久以后，经常出现指头的螺纹瘪下去。指头螺瘪是什么问题呢？是津液脱失的一种表现。如果是呕吐腹泻的病人，上呕下泻，高烧的病人，皮肤弹性差，腹部凹陷，眼眶凹陷，小孩囟门下陷，指头也可以螺纹瘪进去。

（5）指甲颜色　指甲鲜红色，是气分有热；深红色，是阴虚内热。浅淡色，指甲下面应该是带红色，比皮肤颜色还要红一些，如果指甲没有血色，没有一点红色，叫指甲淡白，指甲淡白同样是气血亏虚。如果是指甲发黄，那也是湿热的表现。如果指甲紫黑，指甲变黑色了、变成紫色了，甚至整个指甲都变成紫黑色，当然是血液运行不良、血液运行不畅啊，血液运行不畅中医就叫作血脉瘀阻。

（6）甲皱微循环　除了肉眼观察以外，可以借助显微镜看指甲里面的小毛细血管、微血管，看里面的形态，血流怎样运动？血管长成什么样子？是不是有弯曲、扭曲？血细胞在里面跑的是不是比较顺畅？甲皱里面的微血管长得和女同志的发夹一样，发夹有很多的弯弯曲曲吧！所以叫甲皱微循环。

（7）甲态　指甲的形态。变形，按之色白，放之即红。大家按一下自己的指甲，按一下，甲床会变白，一松马上就又变红了，这是气血流畅的表现。如果按之色白，放了以后不红，红得很慢，有的红还是会红一点的，红得很慢，那是气血不畅、气血不足的表现。

第二十一讲
望诊（八）

五、望二阴

（一）望前阴

前阴是生殖和排尿的器官，由肾所主管，宗筋所聚，特别是男子的阴部是宗筋所聚之处。妇女的阴户通于胞宫，与冲任二脉密切相关，肝经绕阴器。所以前阴这个地方和肾、膀胱、肝这些脏器关系密切。望前阴，如果是妇科疾病，有时要做妇科检查，尤其是外阴部的病变要做外阴检查，同学们要注意，这种检查应该由妇科医生做，男医生检查要有护士陪同，在必要的情况下去查。

1. 外阴肿胀

（1）外阴红肿瘙痒　如果外阴部出现红肿、瘙痒、灼痛这些情况，是湿热下注。因为阴部在躯体比较下的地方，在脏腑位置的下面，所以叫作湿热下注，由于外阴是肝经、宗筋所聚之处，肝经绕阴器，所以认为是肝经的湿热下注。湿热下注的位置，应该说下注到腿上、脚趾上面也是湿热下注，阴器是肝经循行绕过的地方，所以称肝经湿热下注。

（2）阴肿　如果是阴囊、阴户肿胀，叫作阴肿，可以是水肿病的表现，水肿了，阴器也出现了水肿。

（3）疝气　阴囊，男子的阴囊肿大，一边的阴囊肿大，可能是疝气，"疝"者，里面有个小山也。阴囊里面有物质，物体从腹腔里面掉到阴囊里面来了。疝气也不单纯是男子有，女子也有疝气，只是男子的疝气更常见一些。疝气是个笼统的名称，疝气有好多种，里面是水，就是水疝；阴部这个地方被踢伤了、阴囊里面出血了，里面有瘀血，就变成血疝；有的是因为里面静脉曲张，摸上去里面好像有蚯蚓一样，像绳子一样，那多半是筋疝；还有石疝，睾丸生了癌症，肿硬像石头一样，睾丸癌。

2. 阴缩

阴缩就是外阴、阴囊，甚至阴茎往腹部收缩，妇女或者感到阴器、大阴唇、小阴唇往里面收缩，并且疼痛，痛得很严重。并不一定是阴器真的缩到肚子里面去了，可能是受寒以后，寒性凝滞收引，阴茎、阴囊都处于一个收缩状态，这是可能的。这种病俗称缩阴症、缩阴病，据说海南岛那个地方比较常见，肚子痛得很厉害，阴茎、阴囊都缩到肚子里面去了，外面看不到了，赶快要把阴茎拧住，不然就缩进去了，就会死人。实际上，可能是收缩，处于一个收缩状态，是可能的，但主要是肚子痛得很厉害，收引绞痛，是不是阴器一定缩得没有了呢？好像没有，但是得了这种病思想一紧张，特别是听说这种痛叫缩阴症，会痛死人的啊，一紧张以后，更觉得阴部寒冷、冷痛、有收缩感，认为阴囊、阴器、阴茎都缩进去了，这就叫缩阴、阴缩，是寒滞肝脉的一种表现，寒邪侵袭，寒性凝滞收引，所以痛得很厉害，要用暖肝煎来进行治疗。为什么说肝脉？阴器是肝经循绕的地方，为宗筋所聚之处。

3. 外阴生疮

外阴部位生了疮，叫阴疮，一般的生疮，多半是肝经湿热下注，和红肿灼热、瘙痒疼痛是一样的。有的是梅毒，叫下疳，现在梅毒少见了，但是性病，外阴部生疣、外阴湿疣、尖锐湿疣还是不少。有的阴疮实际是肿瘤、癌肿。

4. 外阴湿疹

男性的阴囊甚至扩展到阴茎、大腿的内侧，这些地方瘙痒、潮湿、起小疹子，痒得很厉害，皮肤增厚，就像一个绣球一样的，所以把这种病叫作肾囊风，也叫阴囊风，或者叫作绣球风。阴囊潮湿、湿疹、瘙痒、皮肤增厚，这是阴囊风，也有的称为绣球风、肾囊风，因为与肾有关系。中医所认为的肾，有两个大的，在腰部，左右两个大肾，两个睾丸的形状和肾很相像，所以把它称为肾子，睾丸是藏在阴囊里面的，所以叫作肾囊，肾子、肾囊。实际上，肾主水应该是讲那两个大肾，男人身上应该有四个肾，两个大肾主要是排泄小便，两个小肾就是睾丸，睾丸的形状像肾脏，杀鸡的时候，可以看到雄鸡的睾丸和肾很相像，所以俗称肾子，主生殖的肾，应该是讲肾子、睾丸。女性也可以出现外阴湿疹，但不叫肾囊风，就叫作女阴湿疹。为什么出现湿疹呢？仍然是湿热下注，如果病久了，瘙痒，皮肤肥厚、增厚，瘙痒很厉害，那就除了湿热以外，可能还有阴虚血燥。

5. 睾丸异常

有的睾丸过小，甚至没有睾丸，那是先天发育的问题，无睾丸当然就没有生殖能力。也有的睾丸在腹腔里面没有掉下来，也有可能的。还有一种情况，痄腮以后的一种后遗症，小孩子得了痄腮以后，他有时候就出现睾丸萎缩。痄腮，腮部怎么跑到睾丸这个地方去了呢？这个病怎么后遗、移到睾丸，使睾丸变小了？我还不好解释。

6. 阴挺

前阴这个地方有东西掉出来，当然是讲的女性，妇女的阴部有物突出来、掉出来，叫作阴挺。这种病一般认为是中气下陷，脾气主升，脾主升提，有收摄的作用。脾气下陷的时候可以出现阴挺，比如产后，妇女生小孩后没有休息好，劳累，阴道松弛，所以阴道壁就掉出来了，变成阴挺。

这是望前阴，最常见的一些改变，实际上还有很多的病，如子痈、子肿，这是讲睾丸的痈肿、阴茎的岩等。

（二）望后阴

后阴是排泄大便的地方，后阴和脾、大肠、肾的关系密切。前阴是和肝、肾的关系密切，后阴是和脾、大肠、肾的关系密切。

1. 肛痈

肛门周围生疮，红肿化脓，这是肛痈。生在腹部的就是腹痈；生在背部的叫搭手，上搭手、中搭手、对脐发等；生于颈部的是颈痈；生于项部的是项痈；生于喉咙的是喉痈，生在哪个地方就是哪种痈。生在肛门周围，肛门这个地方比较脏，细菌容易在这个地方繁殖，邪毒、湿热邪毒容易聚集在这个地方，所以容易生疮，就是肛痈。

2.肛裂

大便干燥，解大便解不出来，把肛门撑破了，撑破了以后，肛门出现裂口，容易出血，这叫作肛裂。这种出血，问诊讲过叫作近血，血是鲜红的，一滴一滴的滴下来，这是肛裂。

3.痔疮

痔疮很常见，患痔疮的人很多，现在有专门的肛肠科，主要是治这种病。痔疮生在齿线以内的叫作内痔，生在齿线外面的叫作外痔。肛门周围，肛门的皮肤和肠的黏膜交界处叫作齿线。生在齿线以内，静脉曲张、血管扭曲、血栓形成的团块，就是内痔；生在肛门外面，齿线外面，皮肤下面的血管扭曲成块，里面有瘀血，或者是赘皮、皮疙瘩，叫作外痔；有的齿线里面长了痔，外面也有痔，既有内痔又有外痔，内外都有、混合的，叫作混合痔。痔疮，常见的有内痔、外痔、混合痔。

4.肛瘘

肛门部位出现瘘管叫肛瘘。刚才讲到肛痈，肛门周围这个地方生疮，肛痈，生疮就会化脓，溃破以后就会流脓，肛门这个地方不干净，又经常流脓、经常感染，慢慢就形成一条隧道。曾经讲到脖子上可以出现瘘管，颈子上的瘘管叫颈瘘，肛门这个地方出现瘘管，就叫作肛瘘。有的肛瘘和老鼠打地洞一样，有暗道，有的暗道只通一边，是盲道，有的是两边都通，一端通到肠子里边去了，一个口在肛门外边、皮肤上面，内外沟通，有的还有交叉，通到肠的位置，又有高位和低位之分，那是复杂瘘管，像地道一样，互相沟通。瘘管很难自己好，因为这个地方比较脏，如果通到肠里面，里面的大便、什么脏东西都从管道里面流出来，很不容易好，所以一般要做手术。肛瘘的手术，中医有个比较特殊的方法，就是瘘管箍扎、结扎疗法，不是一刀把瘘管切掉，而是用有松紧的线拧上去，让它自己收紧，让这个管子坏死、脱落，长出新肉来，这样治疗肛瘘。

5.脱肛

脱肛就是直肠从肛门里面掉到外面来了，直肠黏膜或者直肠从肛门掉到外面来了，肠管、肠黏膜翻出来了，肠管从里面掉出来了，有的脱出来几寸长，甚至不能够回缩进去，很痛苦的。女性前阴掉出东西来，是阴挺，后面是肛门，男性、女性都可能出现脱肛。

六、望皮肤

局部望诊里面，望头面、望五官、望胸腹、望四肢、望二阴，都讲了。还有望局部的最后一个，望皮肤。皮肤的病不少，有专门的皮肤科，《中医诊断学》里面讲些最基本的概念，特别是和辨证有关系的一些内容。皮肤上的病变，最常见的有斑、疹、痘、疱、痈、疽、疔、疖，这是望皮肤要讲的重点内容。皮肤的异常变化，也可以由内脏的病变反映到皮肤上面来，因为皮肤为气血精气之外荣，需要气血津液的濡养、温煦。

（一）色泽异常

皮肤的色泽，全身望诊，望色的时候，实际上应该是望全身的皮肤颜色，这是望诊的重点，只是由于面部容易观察，所以才突出了望面色。全身皮肤的其他改变，其他地方的颜色和面色稍微有一些差别，面部一般暴露得多，阳光照射的时间比较多，所以面色实际上比身体的其他部位要黑一些、暗一些，其他地方还应该白一些。

1. 皮肤发赤

皮肤红，出现皮肤发赤，如果这种发赤是突然发生的，发生得很快，颜色很红，像涂的丹痧一样，粉红，边界是清楚的，并且灼热疼痛，突然消退，或见于腰部，或者在头面，或者在腿上，突然红了一片，边缘清楚，还有灼热疼痛的表现，这叫丹毒。丹毒发生在头上的，叫作抱头火丹；发生在腿上的、小腿上的，叫作赤游丹；发生在腰部的，叫缠腰火丹，这都是丹毒。

2. 皮肤发黄

已经讲过了，皮肤发黄最常见的是黄疸，又分为阳黄、阴黄。

3. 皮肤紫黑

皮肤发黑，如果是除了面部发黑以外，乳晕、腋窝、肚脐周围、外生殖器、口腔等这些部位，颜色呈弥漫性的棕黑色，颜色暗黑，这种病叫作黑疸。黑疸是肾阳虚的一种表现，肾阳虚衰。

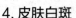

4. 皮肤白斑

皮肤上，或者面部，或者是脖子上、脸上、额头上，身上也可能有，出现一片片白色的斑块，大小不等，界限清楚，病程缓慢，也有不缓慢的，突然之间、一下子皮肤就一块块的变成白色了，这种病的名称是白驳风。白驳风的原因不是很清楚，中医一般认为可能是风湿侵袭，气血不和，气血运行不畅，有邪气，什么邪气？风、湿、毒，总是这样一些邪气侵袭到了皮肤，出现白斑。

（二）形态异常

1. 皮肤干燥

皮肤干燥，甚至开裂，特别是脚上、手上很干燥，这是阴津亏虚、营血不足，比较容易理解，皮肤失去阴血津液的濡养所导致的。津液不足，到秋天的时候，有很多人就非得用润肤霜之类的润滑品，才能够对皮肤起润滑作用。因此，干燥、开裂、脱屑，出现裂纹，都是干燥所引起来的。

2. 肌肤甲错

皮肤像鱼鳞一样、穿山甲的皮一样，肌肤甲错。肌肤甲错，状若鱼鳞，是瘀血，瘀久了以后，肌肤没有得到血液的濡养，所以就肌肤干燥、粗糙，像鱼鳞一样，这个结论是比较肯定的。凡是肌肤甲错就是有瘀血。当然可能还兼有血虚，血虚夹瘀，或者是血瘀夹虚，起码是局部的血液供应不足，没有得到血的濡养。

3. 皮肤硬化

皮肤很硬，失去弹性。比如有的新生儿，生下来以后，皮肤变硬，认为可能是受寒引起来的，实际上也可能和先天有关系。一生下来皮肤就很硬，这种硬皮病，甚至可以导致小儿死亡。

（三）皮肤病症

讲了皮肤色泽的变化、皮肤质的变化、形态的变化。皮肤还有许多常见的病症，病和症，重点是讲症，皮肤常见的症状。

1. 斑疹

斑和疹，有的是病，有的是症状，可以是独立的疾病，在其他的疾病里面也可以出现斑疹，那就是症。

（1）**斑和疹的区别** 斑和疹要区别一下：①斑是不高于皮面，疹是高于皮面，这是一个区别，高不高于皮肤。由于高和不高于皮肤，所以用手摸去按、摸的时候，斑摸不着，疹可以摸得到，疹一般可以摸得到，好像里面有一些麻粒、砂子一样的感觉，当然不灵敏的时候也可能摸不到。②从颜色上看，斑的颜色是深红色或者是青紫色；疹的颜色也是深红色、红色，或者紫红色。斑和疹的颜色并没有本质上的不同，不能说斑就是红色，疹就是黄色、白色，斑就是紫色，疹就是红色，不一定，从颜色上没有很大的区别。③斑是成片，疹是成点，这是一个主要区别。斑成片，疹成点，点状、砂子、芝麻一样的是疹；一片一片的，当然这个片也有大小，有的片比较小，一小片或一大片。④斑压了以后不褪色，斑、瘀斑，用手去按一下，不会褪色；疹按了以后，往往有一个褪色的过程，按下去，一般会褪色，一松，它又红了。总之，斑是成片，疹是成点；斑是不高于皮肤，疹是高于皮肤；疹是抚之、摸上去的时候碍手，有感觉，斑是抚之不碍手，感觉不到。斑疹从形状上有区别，从颜色上没有明显的不同。

（2）**斑** 斑是什么原因导致的呢？是热毒窜络，毛细血管，脉络受到了损伤，火热迫血妄行，血液跑到血管外面，渗透到了皮肤下面，所以出现了一片片的斑。第二种情况是脾不统血。第三个是外伤导致的，当然外伤也还是损伤了血络。斑分为阳斑和阴斑两种。

阳斑成片，不高于皮肤，色赤，有的是鲜红色。开始出的时候，多半都是鲜红色的，有的变成暗红色了，出血久了以后，慢慢就变暗了，病人可能有发烧，甚至高烧。发斑，和云片一样，锦纹、云片，因此是实热证。阳斑可以出现于一些温热类疾病中，也有独立的病，比如疫斑热，高热发斑，出血为主要表现，有传染性，叫作疫斑热。

阴斑的表现，紫暗色，颜色不鲜艳、不鲜红，特点是隐隐的青紫色，不像阳斑那样红，很多病人无缘无故身上、腿上，哪个地方紫了一片，又没有受伤，又不是撞伤，不是血管碰破了，自己不知道为什么紫了一片，什么时候出现的不知道，什么时候消退也不知道，反正不痛不痒、无缘无故，中医认为多半是脾不统血，是虚寒证，比如西医说的血小板减少性紫癜，很可能就是一种阴斑。

（3）疹　疹，很多是独立的疾病，以出疹子为主要表现。①麻疹：麻疹病人，疹子如芝麻粒大小，呈点状，有流行性，发热期间、出疹之前往往有喷嚏、流清涕、流泪这样一些表现，一般在发热3、4天以后就出疹子了，看一看耳后，原来讲耳后脉络发赤、耳根发凉，这个时候看耳后，可能就先出现疹子了，很快就扩散到全身，这是麻疹。②风疹：风疹、麻疹都是小孩容易患的病。我也发现过30多岁出麻疹的，他小的时候没出过麻疹，到了30多岁出麻疹了，开始没有注意，没想到30多岁发烧，身上出现疹子了，结果还是个麻疹。风疹一般来说是小孩子得的，成年人也可以出现风疹，但多半是小孩，幼儿园、托儿所，经常有风疹流行。风疹的特点，与麻疹不相同是，风疹一般发热不高，全身症状没有那么明显，没有什么打喷嚏、流清涕、流泪、眼泪汪汪，没有那种情况，但是它有一个特点就是耳后的淋巴结肿大，耳后瘰核肿大——淋巴结肿大。③隐疹：隐疹表现为成片，一片一片的出疹，多半是由于过敏，可能有的是打青霉素什么的，有的是吃了虾子，甚至有的是吃了鸡蛋，突然出现全身瘙痒，皮肤出现一片片高凸起来的疹子，这是隐疹，有过敏原，涉及风邪，中医认为隐疹是风邪引起来的。④除了麻疹、风疹、隐疹这几种独立的病以外，温病过程里面，也可以出现疹子。热入营血的时候，可以出现疹子，和阳斑的性质相同，脉络出血，既可以为疹，又可成片而为斑，斑疹可同时存在。

2. 水疱

皮肤上面出现水疱，或成簇，或是分散的，疱里面有水。水疱里面又分为白㾦、水痘、热气疮和湿疹。湿疹里面的水可能看不清，那个疹子很小，皮又比较厚、不透明，不是疱，看不清里面有水，但是瘙痒，抓破了以后，皮肤就处于一种潮湿的状态，说明里面有水。

（1）白㾦　最特殊的是白㾦，西医没有白㾦这个名字，但是西医有一个白疹。白㾦是中医非常重视的一个症状、体征，出现了白㾦，说明是湿热内蕴，常见于湿温病。白㾦比较小，一颗颗、一点点的，针头大小，针灸毫针的针柄那么大，白色的，颗粒不大，晶莹如粟，粟米大小，高出皮肤，用手摸的时候可以感觉得到，高出于皮肤，根部肤色不变，就是整个皮肤并不潮红，里面含了浆液、含了水分，破了以后流水，这就是白㾦的表现、特征。

白㾦实际上是出汗的时候，汗没有完全出出来，皮肤、表皮没有破，汗留在表皮里面，鼓起来，形成了一个水疱，由于里面是汗，相对来说颜色比较白，汗在皮肤的里面，汗孔没有把汗排出来，积在汗孔的周围，形成了一个一个小水疱，这个水疱与皮肤的颜色相比，显得色较白，因此叫白㾦。白㾦，常出现在胸部和颈部，颈部、胸部这个地方比较明显，四肢偶尔见到，面部不出现，腹部、背部和其他的地方很少发现，常见的是胸部和颈部这样的地方。白㾦消失、消退的时候，有皮屑脱落，汗一出来，把表皮冲破以后，会有皮屑。白㾦是湿和热蕴结在一起的表现，病人往往都有发热，发热的时间比较长，汗出不畅，湿热，湿和热互相蕴结在一起，热把湿蒸发出来，但是湿有黏滞的特点，湿并没有通过汗排出来，而是留积在皮肤里面，形成一个个小的水疱，形成一种汗疹。因此中医认为白㾦是湿热的一个典型表现。白㾦并不太多见，我还只看到过一例，并不是每个湿热病人都会出现白疹、白㾦，但是一旦出现白㾦的时候，就可以肯定地说这是湿热。中医讲的湿温病，比如说肠伤寒，我看到的那一例就是个肠伤寒，在传染病医院看到的。不是肠伤寒的病人，也有出现白㾦的，一旦出现白㾦，肯定是湿热。这种湿和热蕴结在一起，不容易缓解、不容易清除，湿因热蒸，热蕴湿内，互相蕴结，如针穿履，如针穿履是什么意思？针穿鞋底，过去有的农村老太太用针做鞋底，做鞋底时，把针穿过去，针穿过鞋底，很不容易，要用针顶，中医形容湿和热交织在一起，不容易排除、不容易缓解，如针穿履，因此身热不扬，汗出不畅，白㾦就是因为汗出不畅形成的，这是湿温的典型表现。白㾦是湿温的一种表现，是一种邪气向外透达的表现，湿热蕴结于内，正气欲使湿热之邪外达，希望通过汗将湿热排出去，但是透达不畅，汗没有真正透发出来，形成了白㾦。可以根据白㾦的表现和预后，分为晶㾦和枯㾦。①晶㾦。晶㾦是讲水疱的颗粒清楚、饱满、色白，看上去一颗颗像天上的星星一样，晶莹、明亮、饱满。晶㾦说明里面含有水，津液没有受到严重损伤，是顺证，正气尚存，预后比较好。②枯㾦。如果白㾦里面枯了，看上去根本就没有水，颜色枯槁，那叫作枯㾦。枯㾦说明津液已经亏虚了，精气不足了，是逆证，津气已亏，预后欠佳。如果出了白㾦，湿热之邪，通过汗排出来了，神志清楚了，发热退了，说明邪气排得顺畅，湿热之邪已经排出来了，邪随汗解，当然是顺证，是好现象。如果白痦出得不顺畅，甚至里面没有什么水分，邪气没有排出来，仍然在发热，热不退，甚至神志昏迷，这是热毒没有排出来，当然是逆证。所以，将全身情况和白痦结合起来，可以判断病情的预后。

（2）水痘　水痘也是一颗颗的，周围皮肤是红的，幼儿园的小孩子也容易出现，出水痘。白痦颗粒比较小，周围的皮肤没有改变，不红。虽然水痘也是一个水疱，但颗粒大一些，椭圆形，或者是圆形，有的像黄豆，有的有大拇指那么大，像蚕豆、大豆，周围的皮肤是红色，周围有红晕，里面有水，有的还可看到中间有点凹陷，像肚脐一样，有的是拱着没凹进去的，顶是满的，顶满无脐，晶莹明亮，里面的浆液稀薄，皮薄容易破，大小不等，分批出现，这么一些特点，这是水痘。分批出现，就不是看一次了，或者要经过询问，前几天是哪些地方出了？昨天是哪个地方出了？今天哪个地方又出来了？昨天胸部出现了，今天手上也出来了，破了以后流水了，这种情况，这是水痘。水痘说明什么问题呢？外感湿邪，水痘也是感受了邪气引起的，仍然是湿热。水痘的性质和白痦基本相同，但是白痦是湿温病的一种典型表现，白痦的病程长、病情重，湿热并重，而水痘是一种独立的疾病，主要是湿，发热较轻，病情较轻，可能三五天就好了，是小儿常见的一种传染病。

（3）湿疹　面部、耳朵后面、手上、脚上、阴部、肚脐，都可以出现湿疹。湿疹的特点是小丘疹，里面也有水，大一些的可以明显地看到里面有水分，小的像麻粒一样、粟米一样，可能看不到水，痒得厉害，抓破以后可以渗液、有液体，黏乎乎的，破后渗液，或者糜烂，说明里面是有水的。湿疹仍然是湿热蕴结的表现，湿热蕴结，复感风邪，又感受了风邪，是风热湿邪郁于肌肤的一种表现。

水痘、湿疹、白痦，都是有湿热。为什么？因为里面有水分，因此是湿，不只是水分，如果是单独的水，那就是水肿，里面还有热邪，有皮肤发红、瘙痒，甚至疼痛这样的表现。湿疹和水痘，都是有水疱，皮肤瘙痒，怎样区别？湿疹比较小，瘙痒，水痘也有点瘙痒，但是出了水痘以后就再也不会出了，一个礼拜就全部好了，湿疹是时间长，是长期的，不要把水痘当成湿疹，因为水痘只在一个礼拜之内、3天5天就好了，而湿疹有的可能是几个月，甚至很多年，反复发作。白痦就更不一样了，白痦有发热，发热的时间较长，然后出汗，身热不扬，汗出不彻，出现白痦，白痦是温热病过程中的一种表现。水痘、湿疹是种皮肤病，全身症状轻一些，白痦是湿热、湿温病的表现之一，全身症状重，情况较差。

（4）热气疮　还有一种热气疮，嘴唇、口唇周围生疮、烂了，口角、唇边、鼻子旁边出现米粒、黄豆大小的水疱，口角这些地方红，灼热疼痛，俗话说有火了，口唇都烂了，叫作热气疮，也叫作热疮。这个火好像是蒸气一样蒸上来的，是胃里面热气往上熏蒸所形成的。热气疮也是一个病，是感受风热之邪所导致的。

望皮肤形态的内容较多，比较零乱，有相当一部分是属于诊病的内容。同学们要知道一些带常识性的内容，斑疹，什么是斑，什么是疹，斑与疹有何不同？什么是阳斑，什么是阴斑？二者的病因病机有何不同？什么是白痦、湿疹、水痘、热气疮？知道这叫作什么，白痦、湿疹、水痘怎样鉴别？它们的病因、病机有何异同？作为一种常识，作为中医学生应该掌握。皮肤科医生一辈子就是诊这些病，有几十种病，还有癣，癣就有几十种癣，几分钟、十多分不可能讲很多，皮肤科会详细讲解，但是常识性的东西我们要掌握。

第二十二讲
望诊（九）

3. 疮疡

疮疡是外科最常见的一类疾病。疮疡里面，中医起码分为四大类，痈、疽、疔、疖这么四类。皮肤肌肉生疮，出现溃疡，北方叫作疹疙瘩，到底生的是痈还是疽，是疔还是疖子？不是外科医生，也应该能够区分得开。

（1）痈　已经讲过喉痈、颈痈、乳痈、背痈。痈的特点是什么呢？红肿高大，红肿灼热，患处疼痛，范围很大，红肿痛热明显，凡属是痈必然化脓，治疗得早也可能还没有形成脓，成脓以后中间会变软、变白，有的可见到黄色的脓点、脓头，脓肿溃破后就流出脓来，这是痈的表现。《诸病源候论》说痈的范围在9寸以上，《内经》上面甚至说是3尺，说明痈是很大的。我曾经看到一个背痈，整个背部都红肿化脓了，整个背部的皮肤下面都化脓了、都空掉了，成了一个大的蜂窝状，换一次药要2个小时，确实就超过了现在的1尺。那是当实习医生的时候，实习医生就给病人换药，将脓擦干净，然后进行冲洗，敷上药、盖纱布，换次药就要2个小时。痈的特点是未脓易消，还没有形成脓的时候，吃药、打针，可能就把它消掉了，某个部位红了一片了，好像要生疮了，一吃药打针，五味消毒饮这样的药吃进去，在没有形成脓的时候易消；已脓易溃，已经形成脓了就容易溃破，里面是脓，变软、变白、有脓，有可能自己溃破，或者用刀、用针稍微划一下，脓就出来了；脓出易敛，脓一出来以后，脓一挤尽，疮口容易收敛，很快就会好。这就是未脓易消、已脓易溃、脓出易敛的特点。痈属于阳证，属于火毒、湿热，气血搏结在一起所导致的，西医说有细菌，中医说有湿热、火毒，感染热毒以后，气血瘀积，湿热、火毒、气血壅聚在一起，腐败、化脓，这就是痈。

（2）疽　疽和痈不同，疽属于阴性的，痈属于阳性的。痈是红肿、高突；疽是漫肿无头，皮色不变。疽的特点，某个部位痛得很厉害，或者是股骨这个地方，或者是足部踝关节。比如说有的股骨颈骨折以后，股骨头在里面坏死，有的是感染了痨虫，痨虫就是结核杆菌，病字头的那个痨，痨虫跑到骨髓、骨头里面去了，骨结核骨质坏死，中医叫作骨痨。痨虫侵袭骨骼，导致骨质坏死，在坏死之前、还没有穿破之前，只知道那个踝关节，或者是髋关节、膝关节，关节里面痛，腿里面痛，由于部位很深，因此外面看不到红，也摸不到肿，痛的确切部位也讲不准，后来穿破了，流出脓来，才知道是里面生疮化脓了，这就是疽。如果是痈的话，在体表、在皮肤肌肉这些较浅的地方，一看就知道红肿明显，摸的时候灼手，自己感到灼热疼痛。疽属于阴性，部位很深，外边看不到红，肿也不知道到底边缘在哪个地方，疮头在哪个地方找不到，反正就是疼痛不已，到底是哪个地方痛得最厉害？也说不清。如果是痈的话，脓头的地方痛得最厉害，像鸡啄一样的刺痛、灼痛，随着脉搏的跳动像鸡啄米一样的痛。疽在哪个地方痛？患者自己也描述不太清楚，反正腿里面痛，具体是哪个地方痛？部位描述不清，方位难以确定。由于疽的部位深，疽的邪气也不是火毒，是痨虫，是阴寒凝结、痰湿凝聚所致，因此疽的特点是难消、难溃、难敛，不像痈是未成脓时易消；形成脓了，容易溃破；溃破以后，疮口易敛，很快就好。疽是很难消掉的，还不知道消哪个地方，从哪个地方消起，因为部位很深，很难从里面溃破出来；一旦溃破了，也不容易好，不是脓液一出来就会好的。比如有一种叫作附骨疽、脱骨疽，骨髓里面坏死以后，脓流出来，像破棉絮一样，甚至里面夹有坏死的骨组织、骨的碎片，长期慢慢流脓，长期脓流不愈，很容易形成瘘管，是不是？我们讲过瘰疬可以形成瘘管，肛门周围可以形成肛瘘。像这种情况，溃后可以伤筋、伤骨，属于阴证，属于无头疽。为什么叫无头疽？痈是明显的有个头，有个脓点，这种疽，头不明显，不知道在哪个地方，所以叫无头疽，属于阴性，属于阴寒凝滞、痰湿凝结。疽的性质和痈截然不同，但是它也具有流脓、溃破这样的特点。因此，疽属阴，痈属阳。痈者壅也，气血壅积在一起，为什么叫痈？气血壅聚在一起。疽是气血阻滞，疽者，阻也，阻滞的阻、阻碍的那个阻，疽是阻也，气血阻滞不通畅，阴寒凝结。所以疽属于阴，痈属于阳。

（3）疔　疔，疔疮。疔疮，有的是鼻子旁边生疔，有的生在人中部位，有的在口角部位，有的生在手上、脚上。疔疮总的原因，应该是感染了疫毒和火毒、疠毒，竹木的刺伤等可能是诱发因素。

①疔疮的特点：形小如粟，实际上肿的范围还是不小，并不是只有粟那么大，漫肿灼热，但是相对于痈和疽来说，疔是比较小的，痈有几寸大，甚至上尺，这个疔就显得小一点了，关键的地方只有粟粒那么大，形小如粟，这是一个特点。第二个特点是根深如钉，为什么叫作疔？像钉子一样深深的扎在里面，根很深，周围肿，中间有一个小的脓头、脓点，但不像痈，痈是易脓、易溃，痈熟成脓了，溃破就好，疔不容易好，挤不出脓来，挤也没有什么脓，这是疔疮的特点。第三个特点是痒麻痛甚，痈和疽都疼痛，疔也疼痛，疔除了痛以外，还有麻木、痒的感觉。第四个特点是未老先白头，周围还肿，没有变软、还很硬，还没有成脓，就出现了一个小小的白头，疮有了白头是有脓的表现，但是疔疮出现白头并不是脓已成，是未老先白头。第五个特点是挤压易走黄，疼痛麻痒，很难受，想用手去抓、去挤，现在又白了头、有脓了！那就把脓挤出来吧、切开吧、用刀划破吧！切记，疔疮切记不能够抓，是不能够用手抓的，切记不能挤压，挤压就很容易出现疔疮走黄，什么叫疔疮走黄？就是生疔疮时，出现了高热、神昏等症状，那是疔疮的毒邪扩散了，一挤就使邪毒内窜了，邪毒跑到血液里面去了，侵袭到脑子、心神去了。为什么？面部的血液非常丰富，特别是眼睛三角、面部三角的地方，一挤毒邪很快就跟着血液跑到颅脑里面去了，手上的血液也是非常丰富的，手和脚，这个地方一挤，容易出现疔毒走黄，毒就随着血液跑到全身去了，最容易出现这种情况，这点要特别注意啊！为什么要特别注意这个问题呢？因为很容易出现挤压，痒麻疼痛，很想用手去抓，一看到有个白点了，就以为是成脓了，就想把脓挤出来，一挤就完了！切记不能挤。疔的特点，归纳起来有这么几句话：顶小根脚深，疔比较小、不大，疔最突出的地方像一个粟粒一样，虽然范围不是很大，但是根深如钉；麻痒疼痛甚，疔疮痛得很厉害，又麻又痒又疼痛，并且发热、烦躁、口渴、脉数等全身症状也很明显；未老先白头，就是红了一片，周围还很硬，却有一个小小的白头，一个小小的白色脓点；挤压易走黄，搔抓挤压，容易使毒邪扩散。

②疔的部位和命名：痈多半发生在什么部位？任何地方都可以出现，头上、脑部、面部、项部、脖子上、胸部、腹部、咽喉、背部、手上、脚上都可以生痈。但是生疔的部位是固定的，疔生在什么地方呢？只出现于颜面和四肢，其他地方的不是疔，不能说背部生疔、胸部生疔、颈子上生疔，这是不对的。只在颜面部的、手上面的、脚上面的，才叫疔。疔疮往往根据发生的部位而命名，生在迎香穴这个位置的叫迎香疔；生在眉中间的叫眉中疔、印堂疔；如果生在人中地方呢？叫人中疔；如果生在口角这个地方呢？叫锁口疔；生在颧骨这个地方呢？叫颧疔；生在太阳穴这个地方的疔，叫太阳疔。疔生在手上的名称那就更多了，因为手指像个什么东西？像条蛇一样，于是有蛇头疔、蛇腹疔、蛀节疔，还有托盘疔、虎口疔、合谷疔等，名称很多，根据疔生部位的不同而有很多的名称。疔疮一般只生一个，不会满脸都生疔疮，也不会十个指头都生疔疮，虽然只生一个，却很厉害，顶小根深，麻痒痛甚，全身症显，且易走黄，要注意啊！我就曾经生过疔，并且是红丝疔，够厉害的啊！

（4）疖　疖子，头上、身上生疮，疖子就像竹节一样，摸上去有结节的感觉，就是说有很多的小结节这样的表现。形小而圆，这个形小是与痈、疽相对而言，与疔的大小差不多，一般只绿豆或者黄豆那么大，相对来说形小，形小而圆，有红肿热痛，但是不很严重，不像痈、不像疔那么明显。根浅，疔就是根很深，疖是根浅，并且是脓出即愈，长个疖子，挤一下，把脓挤出来就好了。疖子可以生在头面，也可以生在手上，背部、胸腹部都可以生。疖和痈不相同的是：痈的范围很大，红肿痛热明显；疖是小，像个小竹节一样的。疖和疔不相同的地方是什么呢？都可生在头面部，但是疔只生在颜面部和四肢，疖除了头面、四肢以外，胸背部也可以长疖子，不是只局限于头面部、四肢；第二点，疔，疼痛、瘙痒、麻木很明显、很厉害，全身症状明显，疖子，生个疖子，小孩照样玩得乖乖的，没一点事，没感到哪些不舒服；疔只生一个，疖子可以生多个，这也是一个区别的地方；疖子很浅，疖者节也，浅表的一个结节，疔很深，疔者钉也，根深；疔没有什么脓，切记不能挤，疖子容易化脓，化脓了以后挤破就好了。能不能够区别开来？应该是可以区别的。疖的原因，也是火热、湿热、毒邪，和痈相同，实际上疖可以说就是一种很小的痈，很小，就是在皮肤上面形成的小疮，浅，只出现在皮肤上，没有到肌肉里面去，只在皮肤上，痈则是在皮肤下面、皮下组织、肌肉这些地方都出现了，皮下组织都可以受到损害。

这就是疔、疽、痈、疖，最常见的四类疾病，不是一个疾病。痈，有很多个痈，生在不同部位，就有不同的痈。疽也是生在不同的部位，有不同的疽。疔生在不同的部位，有不同的疔的名称。疖，只是将生在头部的疖笼统地称为头疖，其余都叫疖，不再仔细区分了。啊，还有个蝼蛄疖，是说很多的疖连在一起，像蜂窝、蝼蛄一样，有很多个疖子。痈、疽、疔都有很多名字，疖的名字少一些。同学们今后虽然不一定是当外科医生，但是面对这些疮、疙瘩时，起码能区分这四大类的情况，它的表现、它的预后，应该能够区分得开，不要把痈诊成疽，不要把疔当成痈，也不要把疖子当成疔，疔不能作疖子治，要区别得开来。

望皮肤的内容多，比较零乱，有相当一部分是属于诊病的内容。第二节，局部望诊的内容更是很多、很零碎。同学们要知道一些常识性的知识，特别是见到了这种病理改变的时候，要知道叫什么，囟填、囟陷、解颅，腮肿，口眼㖞斜、瞳孔缩小、瞳孔散大、目睛凝视、昏睡露睛、胞睑下垂、耳郭瘦薄、耳郭肿大、耳轮干枯、口疮、口糜、鹅口疮、口张、口噤、口撮、口动、口㖞、口振这口形六态、齿龈、牙宣、牙疳、乳娥、喉痈、假膜，瘿瘤、瘰疬、颈痿、项背强直、角弓反张、项软、鸡胸、龟背、桶状胸、扁平胸、腹膨隆、腹露青筋、腹部凹陷、鹤膝风、青筋腿、鱼际络赤、手足拘急、指端瘰疬、疝气、脱肛、阴挺、肛裂、痔疮、肛瘘、斑疹、水疱、白痦、水痘、湿疹、肌肤甲错，痈、疽、疔、疖等，这是什么？要叫得出名称，这是最基本的。

第三节　望排出物

排出物实际上可以分为三类。

（1）分泌物　分泌物是讲的器官、孔窍里面一些正常的液体，分泌物本来是正常的，能够起濡润作用，眼睛里面有眼泪，鼻子里面正常虽然不流鼻涕，但是鼻子里面也还是有一些分泌物，口腔里面也有唾液，阴道里面正常的也应该有带下，这些都称为分泌物。

（2）排泄物 排泄物是讲的大小便和月经，应该排泄出来，并不是起保护作用，这些物质到时候就应该排泄掉。大小便、月经，正常人都是必不可少的，应当出现大小便和月经。

（3）病理产物 病理产物包括痰涎和呕吐物，正常人不应该吐痰，也不应该出现呕吐物。大小便和月经是应当有的，病理产物——痰涎和呕吐物是不应当有的。

望排出物，实际上通常并不都是由医生望，往往是病人自己或者亲属望，医生亲自见到大便、月经等的比较少，而是由医生问分泌物的颜色、质地、气味等，病人回答所看到的情况，其中有些内容在问诊，问二便、问经带等里面已经涉及了。

望排出物，包括分泌物、排泄物、痰涎、呕吐物等，总的是要观察它的形、色、质、量，当然就不好说望这些东西的神了。总的区分是，凡是色白，质稀，不臭、无臭气的，有无臭气这属于闻诊的范畴了，色白质稀的，属于虚证、寒证、阴证；色黄，质稠，有臭气的，属于实证、热证、阳证。按八纲或者六纲来区分，排泄物也好、分泌物也好、病理产物也好，可以从色、质及气的方面进行总的区分。

一、望痰涕

（一）望痰

痰，根据痰的色和质进行区分，有几种痰：痰稀，色白，一般属于寒痰；痰黄，质稠，甚至一块一块的，属于热痰；痰少而黏，很难咯出来，痰少，感觉喉咙、气管里面有痰，就是咯不出来，痰黏难咯，多属于燥痰，干燥，痰不多；痰白而量多，容易咯出来，一咯、"咔"，痰就出来了，痰量又多，颜色是白的，属于湿痰。所以，痰可以分为寒痰、热痰、燥痰、湿痰，根据痰的颜色和质来区分。如果是痰中带血，应该是肺部、气管这些地方有出血的现象，最常见于肺痨、肺癌、肺络张。肺络张这个病名现在有的还不太习惯使用，国家标准里面是有这个病的，肺络张——支气管扩张，这就是当时的医政司长陈士奎拍的板，说支气管扩张容易出血，支气管扩张既不能称为咳嗽，又不能叫作咯痰，也不能说支气管扩张就叫咯血，那么这种病叫什么呢？它是一种独立的疾病，中医书上没有一个很恰当的名称。没有很恰当的名称，陈士奎司长就问：支气管中医叫什么？大家说应该叫肺络。肺络，西医叫作支气管扩张，那我们中医叫作肺络张吧，就这样定下来叫肺络张，把它定下来了。后来有些中医认为这个名字还不太贴切，古代没有这名字，还在琢磨。如果是脓血痰，痰多并且有腥臭气，一般来说是肺痈，有脓，肯定就是痈，这个痈生在肺里面，不是长在体表，长在肺，痰里面有脓，或者还有血，所以叫肺痈。

（二）望涕

望鼻涕，流出来的鼻涕，主要是看它是新起的还是长期的，鼻涕是清稀的还是混浊的。

1. 鼻流清涕

如果是新感，鼻塞、流清涕，是外感风寒。天气冷一点，受寒以后，有时候还没有出现全身症状，没有感到怕冷发烧，也没有头痛身痛，就是打喷嚏、流清鼻涕，有点流涕，应该是风寒表证，这实际上是风寒感冒比较轻的一种表现。所以，喷嚏、鼻塞、流清涕，新起的，都是风寒表证的表现，只是全身症状不明显，还只反映在鼻子上。如果是阵发性的鼻流清涕，量多如注，伴有喷嚏频作，这个病叫鼻鼽，西医叫过敏性鼻炎，突然之间喷嚏不断，流很多清鼻涕，突发性的，这是风寒束于肺卫。束于肺卫，实际上就是风寒侵袭到鼻子这个地方，应该就是风寒犯鼻，引起流大量清鼻涕这种过敏性的反应，鼻子产生大量的分泌物，渗出很多的液体来，这叫鼻鼽。这是一个病，鼻鼽是一个病。风寒、风热，都是证。

2. 鼻流浊涕

如果是新起的，流浊涕，量不多，是外感风热。鼻涕比较浓一点，不是清稀的，鼻流浊涕，这种情况不是很常见，风寒流清涕是特别常见。如果是长期的流浊涕，量多，流出来的鼻涕有腥臭气，比较稠，那是鼻渊，西医讲的鼻窦炎，从鼻窦、颚窦里面流出来的，鼻涕腥臭、质稠，说明里面有湿热，多半属于湿热。

二、望涎唾

（一）望涎

涎或者唾，就是俗话说的口水，都是口腔的分泌物。涎和唾有什么区别呢？涎，应该是稍微稠一点，有句成语叫"垂涎三尺"，能够垂吊着的，应该说质比较稠，没有说垂唾三尺吧，只有"唾星四溅"，飞了出来，所以说唾的质应该比较稀一点。从唾星四溅和垂涎三尺这两句成语上看，涎应该比较稠一点、浓一点，唾应该比较清一点、稀一点。中医认为涎是脾之液，具有润滑口腔，帮助进食，促进消化的作用。西医将口腔分泌的这种液体叫作唾液，中医应该说是涎液，应该是涎，涎里面有唾液淀粉酶之类的物质帮助消化，涎是比较浓稠的分泌物，口腔分泌的这种比较稠的液体。

1.经常流涎

如果是口涎很多，特别是小孩子经常流涎，要用一个兜肚兜在脖子下面，涎多，涎很多一般是脾胃虚寒，脾不能够控制涎的分泌，当然这种涎就不一定很稠了，可能就稀一点。如果经常流黏稠的涎，当然黏稠到什么程度，最多只能用手去试一试，看是黏还是稀。反正印象里面就是比较稀的，属于虚寒；流的稠一点、少一点的涎，那是湿热。小儿经常流涎，甚至涎水将下巴、下颌这个地方的皮肤都浸透得溃烂了，有点糜烂的这种情况叫作滞颐。滞颐，停留在颐这个地方，口水多，长期的浸湿、摩擦，出现糜烂，把颐损坏了，这就叫滞颐。滞颐仍然是由于脾不摄津，寒和热，要么是胃中有热、胃中有虫，要么就是脾虚，脾胃虚寒，总是和脾胃的关系密切，至于到底是什么，要结合全身情况进行分析。

2.口角流涎

成年人，特别是年龄较大的老人，出现口角流涎，涎从口角流出来，自己不知道、不能控制，常见于中风的病人，是风痰的一种表现，口眼㖞斜、口角流涎，属于动风夹痰——风痰。

3.睡中流涎

有的是睡中流涎，睡着了，不知道，口水流出来，醒来才知道，枕头、枕巾上面都浸湿一片，流涎了，经常这样，应该是病态。什么原因？有人认为是胃热，有人认为是宿食，也有人认为是痰热，到底是什么原因？恐怕还得结合全身情况来看，一般来说是胃热、宿食这些原因导致的。

（二）望唾

刚才讲到唾和涎的区别，唾应该比较清稀一点。有的人在讲话、作报告的时候，唾星四溅，像把喷壶，口沫横飞，讲得很激动。所以，唾应该是比较清稀一点，就是一般的口水，里面可能就没有含什么消化酶之类的物质，这些东西可能含得少一些，这是唾，口腔喷出的一种泡沫状的液体。中医认为唾与肾有关、和胃有关，五行配五液，就是把泪、涎、涕、汗、唾，分别配属于五脏，唾配属于肾，涎配属于脾，涎和消化功能的关系密切。如果时常吐浊沫，时时吐这种唾沫，不是痰，也不是流出来的，口里面经常好像有好多的泡泡，很多的这种物质想要吐，吐出来的又不是痰，也不是水饮、呕出来的水饮，而是一些清稀的泡沫。这是什么问题？胃阳虚或者是脾阳虚，也可能是宿食、湿邪，不要机械地去记，反正是种不正常的现象，有的人喜欢这么吐，"噗，噗，噗"，吐这么一点，又不是吐的痰，也不是呕出来的饮，不是水，就是这种清稀的泡沫，一点点，不是很多，这就是唾，时吐浊沫。

三、望呕吐物

1. 呕吐水饮痰涎

如果呕出来的东西是清稀的，没有臭味，清稀没有臭味，当然属于寒证、阳虚。是从胃里面呕出来的，因此病位一般认为是在胃，认为是胃寒、胃阳虚，饮停于胃这些原因。

2. 呕吐酸馊

呕吐出来的物质，有酸臭味，那是胃热或者是伤食。没有很多食物，只是呕些水、痰涎，但是有一股酸臭气，当然就是胃热；如果还夹有食物，有酸臭，多半是伤食。

3. 呕吐苦水

如果是呕吐黄绿色的苦水，呕得很厉害，呕吐出来的水呈黄绿色，味很苦，那是夹有胆汁，呕吐苦水，黄绿色的苦水，就有胆汁了。因此，是肝胆郁热或者是肝胆湿热，病就到了肝胆，呕吐黄绿色的苦水，肝胆有了问题。

4. 呕血

呕出来的是血，血从口里面呕出来。咯血和呕血，呕出来的血要和咯出来的血相区别。呕出来的血是来自于胃，咯血、咳血是从肺来的；从肺来的血里面夹有一些泡沫，呕出来的血里面可能夹有一些食物；咯出来的血一般比较鲜红，呕出来的血一般比较晦暗，食管、胃这些部位出了血以后，一般要在胃里面停留一段时间，然后再呕出来，所以颜色会变得稍微暗一些。如果血不是呕出来，而是经过大便排泄出去，就是便血里面的远血，大便和血液混杂在一起，或者使大便变成柏油状。

四、望二便

（一）望大便

1. 大便稀水

如果是大便很稀，便稀如水，像蛋汤一样，没有臭气，全身也没有发热，多半是外感寒湿。属于寒、属于湿，属于生冷伤了脾胃，脾阳不足，才出现大便清稀，大便不臭，病人不发热，口不渴，这是肠道寒湿。

2. 便如黄糜

如果大便黄褐如糜而臭，糜是什么？小米煮的粥，小米、粟煮烂了自然带黄色、黄褐色，大便糜烂如糊状，带黄褐色，并且很臭，那是湿热、暑湿，反正是属于湿，有热、有湿在一起，病位主要是在小肠，湿热蕴结于肠。

3. 黏液和脓血

如果大便里面有黏液和脓血，最常见于痢疾，大便脓血，里急后重，这是痢疾很常见的两个表现。除了痢疾以外，肠子的癌、直肠癌，也可以出现大便有脓血，有黏液，肠子坏死了、血细胞坏死了、肠黏膜坏死了，可以出现脓血、黏液。

4.便色白如陶土

陶土就是做瓷器的那种土，陶土本身应该是带白色，和石膏差不多，陶瓷，带白色，黄色少了，大便不怎么黄，大便不黄，正常大便应该是带有一点黄、略暗，这么一种颜色，大便现在一点都不黄了，变成白色的了，说明胆汁没有经过肝胆疏泄，肝胆没有把胆汁疏泄到肠道里面来，而是逆流入血了。因此，大便色白如陶土者，很可能全身有黄疸。

5.大便燥结

大便干燥，解不出来，最严重的时候，甚至像羊屎一样的，一颗一颗的，人的大便很干燥的时候，也不会像马粪球那么大，而是变成像羊屎一样，一颗一颗，很难排出来。多半是热盛伤津，阴血不足，反正是水分少了所导致的，热盛伤津。停留的时间过久了，排大便的时间延长，水分都在大肠里面吸收掉了，所以大便很干燥，多半是阴血、津液不足。

（二）望小便

1.小便清长

小便清长，一般是虚寒证，这是一般的情况。如果这个人喝水喝得很多，习惯性的饮水很多，或者是患消渴的病人，水喝得很多，小便自然就会变得清长。喝很多的水，又没有经过汗排泄出来，就必然从小便排泄出来。水喝得多，水分排得多，小便自然就清、长，一般情况下是虚寒。如果是习惯性饮水多，或者是消渴病人，那也不一定是虚寒，要看全身是不是有虚寒的表现。

2.小便短黄

小便短黄一般是热证。实热可以小便短黄，阴虚也是可以的，阴液不足，小便也会黄。气候干燥，也可以小便黄。喝水喝得太少了，小便黄。肾功能不好了，肾阳虚了，气化不利，不能够分泌小便，肾气亏虚，既不能够分清，又不能别浊，小便排不出来，尿量很少也会黄，这就不是热证。但是常见的是实热，或者是阴虚，这是一般的规律。

3.尿中砂石

如果尿里面有砂石，砂或者是石头，大一点是石头，结石、尿石；小的是砂，有砂淋，就是泌尿系有结石，这个病叫作石淋，属于淋病里面的一种。

4. 尿血

如果小便里有血液，那是膀胱或者尿道的血络受到损伤，因此属于膀胱湿热，或者阴虚火旺，这是局部出血，可以因为膀胱、尿道、肾的病变引起。但是全身有病的时候，也可以出现小便出血，全身的病，温毒热邪、温热炽盛，迫血妄行，损伤脉络，可以出现斑疹——阳斑，可不可以损伤到膀胱的血络呢？同样也可以损伤到，如果损伤到膀胱的血络，就会出现尿血，如果损伤到肠子的血络，就出现了便血，都有可能的。因此，全身的病变也可以导致尿血，不一定是泌尿系统，不一定是膀胱、尿道这个地方的问题。

5. 小便浑浊

小便是浑浊的，甚至像米泔水、淘米水，浑浊不清。正常的人小便是澄清的、清澈的，尿放久了以后，尿盆、尿桶的底部才会有些沉淀，尿才有一些浑浊，正常的小便是清的。如果小便浑浊，甚至如米泔水，有的甚至和油一样，和脂膏一样，有一种滑腻的感觉，有两种情况：一种情况是脾肾亏虚，肾气不固、脾气不能摄精，那些浑浊的、脂膏一样的东西，应该是些正常的营养物质，这些正常需要的物质，没有及时吸收，随着小便排出来了。另一种情况是湿热下注，湿热之邪影响到小便，影响肾的气化，影响到小便的排泄，所以小便混浊可以是有湿热之邪，湿热下注也可以出现，这是常见的原因。

第二十三讲
望诊（十）

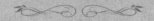

第四节　望小儿指纹

望诊的最后一节，望小儿指纹。

什么叫望小儿指纹？就是观察小儿的食指掌侧，不是背面，是掌侧，前沿，就是靠大拇指这一边，食指掌侧的前沿，靠大拇指这一边的浅表络脉。指纹在哪个地方？在小儿的食指的掌侧前沿，就像手太阴肺经是循行于手臂的内侧前沿，指纹是在食指掌侧的前沿。

望小儿指纹，最早是见于唐朝，唐朝王超有一本《水镜图诀》，里面就有这方面的资料，王超又是根据《灵枢·经脉》篇里面诊鱼际络脉的方法发展而来的。我们曾经讲过诊鱼际的络脉，鱼际这个地方有一些血管，望鱼际血络可以帮助诊断。宋朝的钱乙在《小儿药证直诀》里面，清朝陈复正的《幼幼集成》、林之翰的《四诊抉微》、汪宏的《望诊遵经》里面，对望小儿指纹都有比较详细的介绍。望小儿指纹在唐朝已经有了，它的萌芽是根据《灵枢·经脉》来的。

望指纹多半适宜于3岁以内的小儿，通过观察指纹来帮助判断小儿的病情。为什么诊小儿指纹能够判断病情？因为小儿指纹认为是寸口脉的一个分支，寸口就是现在诊脉的这个部位，桡动脉这个地方。实际上这个说法值得商榷，为什么？因为寸口脉是一条动脉，诊寸口脉是诊的动脉，而小儿指纹观察的是静脉，说它们都属于桡侧这一边的动脉、静脉是对的，但是不等于是寸口脉的分支，寸口脉的分支应该是小动脉，而指纹则是小静脉。指纹这个地方，按照经脉来划分属于手太阴肺经的络脉，由于它属于手太阴肺经所循行的部位，因此望指纹，诊这个部位的脉络，和诊寸口脉有相同的意义，它的原理基本相同。由于小儿诊脉不太方便，给他诊脉的时候容易哭、喜欢动，脉体又短，诊脉不方便，所以就改成诊小儿指纹。指纹这个地方的皮肤比较薄嫩，容易观察，小儿要哭，那就说跟他握握手啊，看看你的手干不干净啊，有没有虫子啊，拿着手，就可以看了，看一看他的指纹，比较容易观察，所以慢慢就形成了诊小儿指纹，通过诊小儿指纹积累了丰富的经验，形成了一个望小儿指纹的方法。

诊小儿指纹的方法。让家长抱着小儿，坐在面向光亮的地方，医生用左手的拇指和食指握住小儿的指端，握住小孩子食指的指端，医生再以右边这个手指、拇指的侧面，沿着被握着的小儿这只手的指纹，用右边拇指的侧面轻轻地从远端向近端这么推挤几下，或者沾上一点清水轻轻地推挤1、2下，轻轻推挤的目的是使这个脉络比较清晰，让血管清晰地显露出来，从远端向近端推，而不是从近端向远端推。是用拇指的侧面，不是用带罗纹的指端去推，推擦几下，用力适中，不能用力太大，然后进行观察。

一、正常小儿指纹

请看这幅图（图 23-1）：

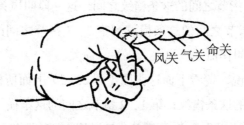

风关　气关　命关

图 23-1　诊小儿指纹示意图

指纹是在食指掌侧的前沿，实际上没有这么粗，画得粗了一点，没有这么粗，呈淡红色，还要暗一点，稍微带点暗红，因为它属于静脉。正常的小儿在食指掌侧的前沿，隐隐现于掌指横纹的附近，掌和指的横纹，就是食指的第一节这个地方，在掌和指之间的横纹附近，颜色淡红略紫，带一点紫色，一般是单支，只有一条，有的可能有几条细的分支，粗细适中，比较细，略微有点斜，正常的指纹是这个样子。小儿指纹可以出现一些生理变异，比如说越小的孩子可能显得长一些，慢慢长大以后就不太明显了。4岁、5岁有没有？4岁、5岁仍然有一点，不那么明显，甚至成年人在仔细观察时，有的也可以看到有条脉络，还可以观察得到，只是小孩子显得比较明显，肥胖的不太明显，消瘦的显得明显一些，天气热的时候显得粗一点、长一点，天气冷的时候显得细一点、短一点，由于寒则收引，血管收缩，所以显得细一点、短一点，天热的时候显得长一点、粗一点。

二、病理小儿指纹

病理性的指纹。刚才讲到正常指纹一般是单支，在掌指关节的附近，呈红而兼有一点紫色，粗细适中，这个粗细适中要经常观察，观察好多小孩以后才知道大体多粗，因为一般在1mm之内，难以测量，很难描述是零点几个毫米，所以叫粗细适中。病理指纹主要是考察指纹的部位，指纹的形态、颜色，位、形、色、态这四个方面，在诊断病情的时候，主要有这么几个方面，有这几句话。

1. 三关测轻重

三关，风、气、命三关，测病情的轻重、浅深。食指的三关是这样分的：从掌横纹到第1、2指节之间的这条横纹之间，这一段叫风关；食指的第2节，也就是从第1、2指节之间的这条横纹到第2、3指节之间的这条横纹，叫作气关；最后这一节叫作命关。风关、气关、命关。

但是有的书上说，请看下面这张图（图23-2）上面所标出的三关，风关是指掌指关节之间的这条横纹；第1、2指节之间的这条横纹叫气关；第2、3指节之间的这条横纹叫作命关。而有的又说第1、2指节之间的横纹叫风关；第2、3指节之间的横纹叫作气关，那么命关就是指尖了。这种说法似乎也没有错，关，就是关卡、关节，所以有横纹的这个地方才叫作关。

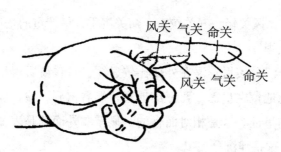

图 23-2 三关示意图

但是，作为观察指纹来说，请看上面那张图，图 23-2 下面所标出的三关，指纹在风关是指纹显露在第 1 指节的部位，没有超过第 1、2 指节之间的那条横纹，这一段距离之内叫风关；指纹超过了第 1 指节，叫作气关；指纹超过了第 2、3 指节之间的那条横纹，快要到指尖了，就叫作命关。原来是将关节、横纹称为关，我们现在是指在第 1 指节范围之内叫风关，指纹到了第 2 指节才叫气关，到了第 3 指节才叫作命关，这是指纹的风、气、命三关。

（1）风关　如果指纹仅仅见于风关，也就是指纹只显露在食指桡侧的第 1 节的时候，还没有超过第 1、2 指节之间的横纹，在第 1、2 指骨关节之内，就说指纹在风关。指纹在风关，说明邪浅，病情比较轻，可见于外感病的初期，实际上不仅仅是外感病初期，病情比较轻的时候一般都是这样，因为正常小儿也可以见到，所以不一定是外感表证，外感表证比较轻的时候，指纹一般只会到风关，不会到气关和命关。

（2）气关　如果到了第 2 节，那就是到了气关了，指纹超过了第 1、2 指节之间的横纹，但是还是在第 2、3 指节之间的这条横纹以内，到了第 2 指节，就是气关了。指纹到了气关，说明病邪深入一些了，如果是外感病的话，表证在风关，那么现在到了气关，病情就重一些了，到了气分证，甚至是营分证。

（3）命关　如果到了第 3 节，超过了第 2、3 指节之间的这条横纹，就叫命关。说明病邪重了，深入到脏腑了，病情更加严重一些了。

（4）透关射甲　严重的，有的指纹一直延伸到食指的最末端，到了指甲的旁边，这种情况叫作透关射甲。透关射甲病情就很严重了，血液回流、运行很差，血液运行障碍，不通畅，血液不能够流回去，说明静脉压增高。

三关测轻重，风关轻，气关较重，命关沉重，最严重的是透关射甲。

2. 浮沉分表里

第二句话浮沉分表里。浮在外面比较显露，一看就看得很清楚，多属于外感表证。隐隐地藏在里面，要仔细地看才能看得到，藏在皮肤里面、不太清楚，那是内伤里证。这是相对而言的，显露在外面的是表证，藏在里面深一些的是里证，这是浮沉分表里。

3. 红紫辨寒热

第三个是红紫辨寒热。辨证的准确性高一些，浮沉分表里意义不是很大，不是那么明显。红紫辨寒热是怎么辨的呢？《四诊抉微》里面是这样说的，叫作"紫热红伤寒，青惊白是疳"。这一点同学们要重点掌握：热证是紫色；红是伤寒；青色是惊风，青色比紫色还要严重；白色，浅淡，淡白，是疳积。实际上在《四诊抉微》里面还有两句，叫作"黄是脾中热，黑主慢脾端"，这两句话用得少，主要是前面两句，"紫热红伤寒，青惊白是疳"。

（1）红色　偏红色，按道理来说，红色应该是主热证，对不对啊？红应该是热证，"紫热红伤寒"，为什么红反而是指寒证、伤寒呢？因为指纹是一条静脉血管，静脉血的颜色本来就偏紫，红而偏紫一点，现在比紫还浅一点，就像红色浅一点就变成淡红、淡白色了，因此紫热，紫色才是热。现在不那么紫，比紫浅一些，显得带红色，并不是热证，这在辨寒热的时候要注意这个特殊的地方，指纹色红的时候是寒证，并不是热证，"紫热红伤寒"。

（2）青紫色　紫红色应该是热证了，指纹变成紫红色了，多属于热证。青色比紫色更暗一些了，指纹带青色，可能是疼痛，腹痛可以出现这种情况，可能是惊风，热到极点，也可能是寒到极点。紫黑色，见到紫黑色指纹，紫而变成黑色了，指纹过了气关，已经到了命关了，说明病情重，颜色紫黑，血络瘀闭、运行不畅，血液运行不畅了，病情严重。

4. 淡滞定虚实

（1）纹淡　指纹颜色浅淡，不太明显，要分浮沉的话一般是属于沉，看上去颜色淡白，比淡红还要淡，隐隐约约，看不太清楚。多半是脾虚、气血不足、疳积这样的病证，指纹浅淡纤细，一般是虚证。

（2）纹滞　指纹滞塞，是讲指纹脉络的血液运行不灵活，用指端将指纹脉络轻轻推一下，推了以后可以看到里面的血行不灵活，就是不是一推就变白了，白了以后一松手又马上变成紫红了，不是那样，推了以后颜色不容易变白，慢慢地血液还没有消退，颜色改变不明显，仍然紫暗。如果指纹浓滞、增粗，说明血液运行不畅，血液回流的时间慢，一般是实证。

三关测轻重，浮沉分表里，红紫辨寒热，淡滞定虚实，这四句话，可以用来说明指纹的状态，判断病情的性质。从指纹辨病情，三关测轻重，什么是风气命三关、什么叫透关射甲？这是要记住的，提示病情有轻、中、重、严重的区别。病情的性质，特别是"紫热红伤寒，青惊白是疳"，指纹色红反而是主寒证，紫色才是热证，青色可能是惊风，淡白是气血虚、脾虚疳积，要求同学们掌握，至于"浮沉分表里，淡滞定虚实"，稍微次要一些。

第二十四讲
舌诊（一）

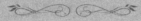

第三章　舌　诊

　　舌诊本来属于望诊的内容，可以说它是望诊的第三节或者第四节。因为舌诊的内容多，中医积累的经验丰富，有独特的经验，所以我们把舌诊单独作一章进行讨论。

　　舌诊的发展史。《内经》里面有望舌的记载，但是讲得很少、不多，望舌诊病到后来才发展起来，《内经》《伤寒论》里面都没有讲很多的舌象，对望舌没有引起高度重视。到了元朝有一本书，叫作《敖氏伤寒金镜录》，这本书把舌绘成了图，一共有36张舌诊图，是用图来表示舌象。特别重视舌诊是到清朝温病学说兴起。近代研究舌诊的很多，舌诊的客观化研究、舌诊的现代化研究，有很多的研究，现在对舌诊还是比较重视的。虽然重视，但是现在望舌诊病基本上还是靠医生用肉眼去望，因为比较简洁、简明，只要医生有经验，能够很快地判断。如果要把舌象做成舌象图，进行计算机分析，那要费很多的事，或者是把舌苔的细胞刮下来，做舌苔脱落细胞的检查，那都费很多的劲。有经验的医生就直接用眼睛去望，所以同学应当培养望舌来诊断病情的方法。

第一节　舌诊概说

一、舌的形态结构

首先了解舌的形态结构。

整个舌头的大体结构，不是详细的解剖。大体的结构，知道舌头是个肌肉器官，舌头的表面覆盖了一层黏膜，覆盖的这层黏膜，中医把它称为乳头。舌有什么作用呢？舌能够辨别滋味，口、舌头的运动可以调节声音，拌和食物，协助吞咽。巧言令色，会说话的舌头，发音啊、说话啊，与舌头有关，如果舌体强硬，就不能说话了。舌的上面叫舌背，也叫舌面，就是张口把舌头伸出来看到的地方。舌的后面有一条沟、一条"人"字形的界沟，这是由轮廓乳头构成了一个沟，舌中间有一条皱褶成的纵形沟，实际上没有明显的一条沟，看上去就是一条正中线。舌的前面叫舌尖，两边叫舌边。有人提出来，舌尖到底包括多大一个范围？我到台湾的时候，他们搞这项科研，请我给他绘一张图，问舌边到底有多宽？舌头伸出来，是 1cm 还是 2cm 宽叫作舌边啊？舌根是哪个地方到那个地方叫舌根啊？只能说大体是这样一个距离，离舌边缘 1 ～ 1.5cm 的范围是舌边吧；舌的前面、距离舌的尖端 2 ～ 3cm 的这个椭圆形范围以内是舌尖吧；舌根，注意啊，这个图（图 24-1）上有两个舌根的名称，一个是人字界沟的后面叫舌根，这是解剖学上的名称，一个是指人字界沟之前"舌根候肾"，这是中医诊舌所指的舌根，不要混淆了啊，舌根在后面；舌尖、舌根、舌边以内的这一大片就是舌中了。这只是个大体的区分，多少个厘米、多少个毫米，很难绝对地说。

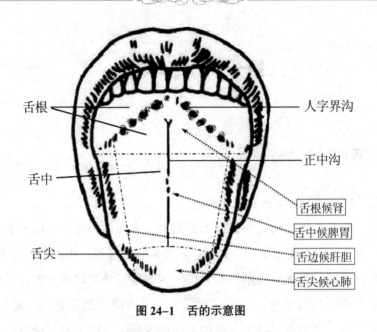

图 24-1　舌的示意图

舌头上面覆盖了黏膜，这个黏膜叫作舌的乳头，舌的乳头分为四种，哪四种乳头呢？请看这幅图（图 24-2）：

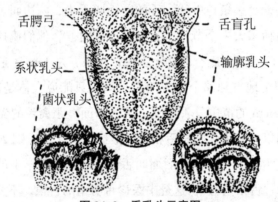

图 24-2　舌乳头示意图

一种是轮廓乳头，就是"人字界沟"那个地方，比较大的轮廓乳头；第二种是菌状（蕈状）乳头，像蘑菇一样的；第三种是丝状乳头；还有一种叶状乳头，像树叶一样的叶状乳头。四种乳头，轮廓乳头比较大；菌状乳头，这个地方有一个圆圆的菌状乳头；丝状乳头比较小，带刺一样的突起来，大量的是丝状乳头，主要分布在舌中，实际上舌尖和舌的边缘到处都分布着，细长、圆形，2～3个毫米；叶状乳头像中间夹着树叶一样，树叶状的就叫叶状乳头。丝状乳头最多，到处都分布着，做舌诊检查、做研究的时候，用一个压舌板在舌头上面轻轻地刮一下，刮下来的就是丝状乳头，看它的角化程度怎么样，丝状乳头是构成舌苔的主要成分，舌苔主要是由丝状乳头构成的，丝状乳头及其间夹杂着一些食物残渣、唾液在这里面，搅在一起就形成舌苔，舌面的舌苔主要是丝状乳头，就是舌头上面的那种像草一样的、像丝一样的乳头形成的。对望舌质来说比较重要的是菌状乳头。菌状乳头在舌尖分布得多一些，舌的尖端丰富一些，舌的中间也有，菌状乳头呈红色，实际上是个血管球，里面有很多微小血管，舌中间不可能没有血管，只是舌尖部比较丰富、明显，又没有舌苔覆盖，所以舌尖部看得清楚，呈蘑菇一样的，血液很丰富，中医望舌质的变化，什么芒刺啊、色红啊，很大程度是这种菌状乳头增生充血所形成的。另外两种乳头，一个是轮廓乳头，一个是叶状乳头，对舌诊来说意义不是很大，它和味觉有一定的关系，里面有味觉的末梢感受器。

再把舌头翘起来，看舌的底部。舌的底部中间有一个舌系带，有一条带子，就像伞的骨架一样，伞撑开来有一条带子，舌系带的两边有皱褶，就是黏膜打褶的地方，皱褶处有血管，里面有舌体的舌深静脉，舌系带一直连到口腔的底部，舌系带终点两侧各有一个小圆形突起，叫作舌下肉阜，舌下肉阜就是唾液腺开口的地方，左边唾液腺的开口处称为金津，右边的称为玉液，说明津液是从这里冒出来的，左边为金津，右边为玉液，是胃液、肾精上朝的开口处。

二、舌诊原理

为什么看舌头能够诊出病来呢？第一句话，叫作舌为心之苗，这必须记住。中医认为心、心神的活动，可以从舌头上反映出来，神昏的时候、失神的时候，舌头当然不知道动了，不会讲话了，舌强不语。舌体的运动是由心神支配的，舌头是一个肌肉器官，里面的血液供应很丰富，而血液是由心所主的，因此舌本身可以反映心脏和心神的情况，心脏血液循环的情况可以在舌头上反映出来，心神正不正常可以通过舌头的运动、讲话来反映，因此叫舌为心之苗。第二句话，舌为脾之外候，也必须记住。脾胃，脾的功能可以从舌头上反映出来，为什么呢？因为舌头上面分布着很多的味蕾，味觉由舌头来主管，吃饭有没有味，酸的、苦的、咸的、辣的，舌头可以尝一尝，脾胃功能不好的时候，舌头尝起来、吃东西，吃什么都没有味，脾经连舌本、散舌下，舌是味觉器官，因此脾胃功能的好坏，可以通过舌头的味觉、食欲反映出来，吃起来没有味，酸甜苦辣分不出，说明脾胃的功能不好，所以舌为脾之外候，可以反映脾胃功能好不好，能不能够吃，有没有食欲，和舌头的功能有关。另外一个方面，舌头上面为什么会长一层苔呢？中医认为这是胃气蒸发的谷气上朝。地面为什么会生草呢？如果这片土地没有养分、干燥，草肯定生不了。胃在里面腐熟、蒸化，胃气通过食管一直熏到口腔里面，所以胃里面的消化功能怎么样，就像烟囱向外冒烟一样，从舌头上就可以看到里面的情况，看到胃气旺不旺盛，如果胃气没有了，没有消化功能，不能腐熟水谷，当然就没有气体蒸化上来，舌头上就不生苔、少生苔，所以舌为脾之外候。同时舌头是个肌肉器官，肌器官要靠气血的充养，而脾胃是气血生化之源。舌既反映了脾胃的功能，又反映了心血的功能、心神的功能，所以舌为心之苗，舌为脾之外候。第三句话，脏腑病变可以通过经络反映于舌。舌头有很多经络分布，同学不必死记了，什么足厥阴肝经络舌本，足少阴肾经夹舌本，足太阳膀胱经结于舌本，是哪一条经？是结还是夹？不要分那么详细，知道有很多经络和舌头有关系就行了，临床并不一定据经络的夹络来辨证。肺系上达咽喉，与舌根相连，肺气的状况可反映于舌。舌底部的舌下肉阜——金津、玉液，是唾液腺的开口处。因此，脏腑的病变，气血津液的盈亏、运行情况等，都可以从舌头上得到反映。

关于舌诊的分候。舌诊分候就是认为舌头上面有很多经络分布，根据见微知著的原理，把人体的舌头分属了若干个器官，舌中候哪脏，舌尖候哪脏，分属若干个脏器。舌根候肾，舌中候脾胃，舌尖候心肺，舌边候肝胆，这个要记住，要是这个都答不出来，就是舌诊没有学到位。除了这种分候以外，另外还有一种分候的方法，《伤寒指掌》里面说，舌尖候上脘，舌中候中脘，舌根候下脘。上脘、中脘、下脘，因为舌主要是反映的脾胃的状况，所以把舌分成三部分，候胃的三脘，舌尖候上脘，就是靠近贲门的地方，舌中候整个胃体的部分，叫作中脘，舌根是候靠近幽门部位的下脘，这也是一种分法。

诊舌原理总的说，从舌头可以看出：舌为心之苗，可以观察心血、心神的情况。舌头是肌肉器官，里面有很多血液，血液靠心脏的运行，因此舌和心的功能，心血有密切关系；舌的活动受心神支配，舌头是不是运动灵敏，和心神有关系。舌为脾之外候，舌的状况和脾胃的功能密切相关。脾胃虚弱，或者伤食以后，不想吃饭，舌头没有味觉；胃气亏虚，胃气、气阴不足，舌苔生长减缓，不太生长；胃里面如果有宿食、有实邪停留，熏蒸向上，舌苔很厚，反映脾胃功能。总之，舌，消化系统可以反映出来，心血管系统可以反映出来，神经系统、心神可以反映出来。舌底部有金津、玉液，有唾液腺的开口，舌体的干燥与润泽，可以反映人体津液的盈亏盛衰。同时认为舌体与很多脏腑的经络都有关系，因此舌可以通过经络反映很多脏腑的病变。

三、舌诊的方法和注意事项

（一）望舌的体位和伸舌的姿态

按道理说，望舌应该说比较容易，把舌头伸出来让医生看一看就行了。但是有些人就不会伸舌头，不知道怎么伸舌头，有的害羞，舌头含在口里面不伸出来，怎么望得着呢！或者一下就伸得很长很长，也看不准。要注意伸舌的方法和伸舌的姿势。伸舌的姿势，医生应该略高于病人，病人站着、医生坐着，在下面怎么望得着！患者可以坐位，也可以仰卧位。自然光线，面向光线。自然地伸舌，舌面平展，舌面要打平，要告诉病人舌头不要尖起来。有的过于用劲、用力，也不好。不能伸舌过久。

（二）诊舌的方法

怎么诊舌？要注意顺序，一般是先看舌质，再看舌苔。不要以为一看就都看了，舌质、舌苔都看到了，首先要把舌质看清楚，然后再看舌苔。从舌尖到舌中，然后到舌边、舌根，按这个顺序来看，这是一般的顺序。为什么要这样看？因为舌质与血液运行的关系密切，故反映明显，如果伸舌久了以后，舌体可能受到压迫，舌质就变色了。舌苔是生长在上面的"草"，不会因为久一点就发生改变。

望舌质，要看舌质的颜色、光泽、形体、动态，要看舌的神、色、形、态。神，这里没有提神，实际上舌有没有神，舌能不能够自由地运动，上面有没有光泽，这就是神。察舌苔要看舌苔是有根、无根，什么颜色，厚还是薄，分布的情况等。看舌要比较迅速敏捷，全面准确，这个同学看一下，那个同学再看一下，病人伸舌伸了三五分钟，老伸在那里，病人舌伸累了，实际上舌质也变颜色了。如果一次没有看好，不要老是让他伸着，让他休息2分钟以后，再请他伸舌头看一看，要注意这样。除了观察舌上面以外，还要注意观察舌底的舌下脉络。

有些特殊的诊舌法，叫作扪摸揩刮。就是除了用眼睛看以外，还可以用手去摸，也可以用压舌板刮一刮，或者是用棉签揩擦，用来鉴别舌苔有根无根，是不是有染苔，或者有其他的杂物在上面，刮一刮就知道了。有几种方法：①刮舌法。就是用消毒的压舌板边缘，适中地刮一刮，力量不大，从舌中向舌尖刮三五次，看舌苔是不是刮掉了。如果舌苔不容易刮掉，或者刮了以后还仍然留有痕迹，仍然有舌苔在上面，多半是里有实邪；如果轻轻一刮，舌苔就刮得没有了，完全脱光，只见舌质，是没有根的舌苔，舌苔无根，多半是虚证，甚至是胃气将竭的一种表现。如果是上面有食物的残渣、其他什么东西，一刮也可能就刮掉了。②揩舌法。揩舌，是用消毒的纱布卷着食指，蘸上一点清洁的水，这可能是医生的讲究，怕病人口里面不卫生，或者医生的手指不卫生，用纱布包着指头去揩一揩，去抹这么几次、揩这么几次。③扪舌法。扪，就是用手去摸一摸，是不是干燥，摸上去舌头上面感到很干燥、糙涩，或者是润滑、湿润，说明津液的盈亏，这就是扪摸。除了刮舌、揩舌、扪舌以外，还可以问，问什么呢？舌头的感觉怎么样？这当然属于问诊的内容，不属于望诊的方法。实际上刚才的刮舌和揩舌，应该属于按诊的方法，并不是望诊的内容。刮不刮得掉，则结合望诊。问诊可以问病人味觉怎么样？舌体有没有疼痛、麻木、烧灼之类的感觉，舌头的运动是不是很灵活，这都可以结合起来。所以舌诊不等于单纯的望，还要结合问，还要结合按进行诊察。

（三）诊舌的注意事项

1.光线的影响

一个必须注意光线。要注意光线对舌苔的影响，使舌苔改变颜色。光线一强，照上去黄苔都变成白苔了。如果在有色的光线下面，在有色玻璃下面，比如蓝色的玻璃下面，或诊室里面如果装饰了蓝色的玻璃，望诊时，舌头的颜色可能就变得暗一些，这主要是光线的影响。光线对望舌质也可能造成影响，如果没有电灯，农村里面在昏暗的煤油灯下面，看上去舌质可能会灰暗一些，本来是红舌的不红了，变成紫、暗，很有可能，因此要注意光线的影响。

2.饮食或药物的影响

患者刚才是不是喝了水、吃了东西，吃了什么药物没有？这是很常见的，经常出现这种情况。比如刚进食以后、刚吃完饭，这时望舌，因为吃饭的时候舌头在运动，一运动、摩擦，舌苔就会变薄一些。刚喝完水，肯定舌头要润滑一些。吃了辛辣的食物，口里面辣得不得了，北方人到湖南来吃了辣椒以后，舌头可能会要偏红一些，舌头充血，会偏红一些。吃了橘子，或者喝了橙汁，橘子、橙子偏黄色，一看舌头，这舌苔怎么变黄了？可能舌苔黄了。如果吃了花生米、嚼黄豆什么的，那些残渣，嚼的残渣都堆积在舌上面，舌苔好像变成腐苔、厚苔了。吃了肥腻的食物、油腻，舌苔可能就要腻一些。喝牛奶以后，牛奶的奶瓣留在舌头上，没有及时地咽下去，奶膜敷在舌头上面，这是不是一层白腐苔、白腻苔呢？还有的是用了药物以后，吃了核黄素、黄连素、痢特灵，这些药物本身就是黄的，如果这些药在舌头上停留的时间比较久，舌苔可能就变成黄色了。长期使用抗生素，抑制了霉菌的生长，可以出现霉黑苔、霉苔。吸烟的人，烟吸得很多，烟吸在口里面，那个温度不知道有多少度？老在那里熏着，舌苔也可能会变黑一些，还有吃槟榔、喝咖啡、吃巧克力，都有可能变黑。这些都是和饮食这些东西有关，食物的残渣、药物、吸烟等，都可以使舌苔变颜色，甚至舌质变颜色。如果有怀疑，这个病人为什么会出现这么一种舌苔、舌质？是真的还是假的，要注意问一问，实在不行，还可以用前面讲到的揩舌或刮舌的方法来加以鉴别。要注意假象、染苔，是不是因为这些原因引起来的，这是第二个要注意的。

3.口腔因素对舌象的影响

口腔因素，比如说牙齿残缺、镶牙。牙齿残缺，一边缺了几颗牙齿，舌头长久放在那个地方，舌边上就形成一个牙的痕迹，舌头就出现齿痕。张口呼吸的人，呼吸困难或者是喜欢张口呼吸的人，舌苔一定会厚一些、干燥一些，注意这些问题。

四、舌诊的内容和正常舌象

（一）舌诊的内容

舌诊主要观察两个方面，一方面是舌的本体，就是整个舌的肌肉脉络组织、舌的肉体，舌的这个肉体习惯称为舌质。另一方面是看舌的苔，舌上面长的那种苔一样的物质，看舌苔。

看舌体的时候要注意神、色、形、态四个方面。望全身，就是望神、色、形、态，望局部、望舌，仍然是要望神、色、形、态，用来反映脏腑的虚实、气血的盛衰，笼统而言，脏腑气血是不是充足，阴阳是不是平衡，主要是反映脏腑气血，阴阳盛衰。

望舌苔就没有那么多，舌苔的色肯定是要看的，舌苔的形也是要看的，舌苔的神、舌苔的态能不能看到？舌苔会运动吗？看不到，舌苔怎么运动看不到。舌苔就主要是望苔质和望苔色，苔质就看舌苔的苔形，厚、薄、干、湿这些方面。

舌苔和舌体相对来说，所反映的病证重点略有不同，舌苔主要是反映病位的浅深、病邪的性质。就是有邪气的时候，外邪在舌苔上反映得明显一些；正气，体内的情况，在舌质上反映得明显一些，相对来说有这么一个区别。不能说舌质就不能反映邪气，舌苔就不能反映正气，那不一定，舌苔不生长就是正气不足，舌质深红、绛色、很红，可能就是因为血热、热邪，所以不是截然区分的，相对来说舌苔偏重于邪气的性质，舌质偏重于脏腑气血的情况。舌质主要反映五脏的病变，重点在血分；舌苔主要反映六腑的病变，重点偏重于气分，气和血，也是相比而言的，舌苔的病比较轻一点，舌质的病变比较重一点。

还有一个概念，舌象、舌诊这两个概念。舌象是讲的舌质、舌苔的综合形象。就是舌在客观上表现为一个什么样子，舌苔是什么样子，舌质是什么样子，客观上的表现。舌诊是什么呢？是医生的一种观察，对客观事物的一种观察，通过观察而了解病情。任何人都有舌象，健康人也有健康人的舌象，也有舌的样子。就像对于人一样，不管你看他没看他，人总有个人像，坐有个坐像、站有个站像，舌头同样有一个客观的像在那里。舌诊作为诊断，是医生有目地去观察舌头以后来了解病情的一种方法。这两个术语、名字，有这样一点区别。

（二）正常舌象

正常的舌头是什么样子？舌象如何？正常舌质显得比较嫩，颜色淡红，舌苔比较薄，舌苔的颜色是白的。简单的说就是淡红舌、薄白苔。正常舌质是什么样子呢？从舌的神色形态几方面考察的话，舌体柔软灵活，看舌的态，舌体是柔软的，舌头能够在口里面自由地运动，灵活，这是一个方面；第二个方面是舌体大小适中，实际上有的人可能舌头大一点、小一点，生病的时候也可能舌头大一些、小一些。怎么样知道是大小适中呢？割下来称一称，几斤几两才是适中？不能那样，大体看一看，不是很大，也不是显得很小，就说是适中，不好具体描述多大、多厚，宽多少个厘米、重多少克才是正常舌体，没有固定的说法，一看就知道，舌头显得不大又不小，舌体适中。望舌色，淡红明润，颜色是淡红的，有光泽、明润。舌色、舌态、舌体，舌体大小适中，柔软灵敏，淡红明润，看舌质重点是这三方面。神色形态，舌神如何体现？实际上运动灵活、红润光泽就是有神的表现，明润光泽，淡红，舌头运动灵活，当然是有神，所以这里面实际上就包括了神色形态。

望舌苔，主要是望苔质和苔色。舌苔的薄厚，正常舌苔是薄白均匀，薄薄的一层苔，均匀地分布，当然均匀也是相对的，不是绝对的，舌边、舌尖肯定要少一些，为什么？舌边、舌尖的活动度大一些，口腔运动、经常摩擦就擦掉了，而舌中间摩擦的机会少一些，因此舌中间稍微厚一点。并且苔质是干湿适中，不干燥也不很湿。不仅是舌苔干湿适中，舌体也是干湿适中。

正常舌象详细讲起来是几句话？第一句话舌体柔软灵活，第二句话舌色淡红明润，第三句话舌体大小适中，第四句话舌苔薄白均匀，第五句话苔质干湿适中。五句话，一个完整回答是这五句话，甚至还有更多的描述，实际上就是神、色、形、态都要观察到。这五句话太难记了、太多了，那么就简称淡红舌，薄白苔。这实际上只突出了舌色是淡红色的，舌苔是薄白的，没有讲舌的干燥还是润滑，没有讲舌运动灵活不灵活，没有讲到舌体的大和小。

为什么是淡红舌？因为舌体是一个肌肉器官，肌肉是一个什么颜色？是红色的，舌的表现有一层黏膜，覆盖在上面，黏膜是什么颜色呢？偏白色。中医按照五行来说，肺属金，黏膜、皮肤属于肺，黏膜、皮肤的颜色应该白；心属火是红，舌为心之苗，舌体内有很多血液，是红色。心、肺，红色的心火藏于白色的肺金之内，白色的黏膜包裹着红色的肌肉，既不是白色，也不是红色，因此就形成了淡红色，白里面透红，古人是这样来解释的。正常舌象，说明人体的气血、阴阳、脏腑功能是正常的。舌头上面有一层薄白的苔，这是胃气上潮，胃气能够蒸发、腐熟食物，胃像一个锅子在里面腐熟、消化食物，里面的蒸气等物质经过食管冒上来，熏在舌头上，就形成了薄白苔，这就是所谓胃气上潮。舌苔说明胃气的盛衰，胃里面是不是有宿食、邪气，可以从舌苔上得到反映。正常舌象是淡红舌，薄白苔，详细讲是五句话，这种舌象说明胃气旺盛，气血津液充盈，脏腑功能正常。

（三）舌象的生理变异

除了前面讲到的饮食可以影响到舌苔的变化、舌质的变化，光线可以影响医生的视觉、影响医生去观察以外，舌头可因为年龄、体质、性别、气候等发生一些变化。老年人的舌头肯定显得老一些，小孩子的舌头肯定显得嫩一些，几个月、一岁的小孩，舌头当然是很娇嫩的，和豆腐一样的，很嫩，老年人的舌头肯定要显得老一些。体质，胖子、人胖，舌头也会显得胖大一些，瘦人的舌头也会显得瘦一些。还有一些是先天性的，比如舌头下面、舌底有一条舌系带，舌头运动的时候有个带子在这里牵着，如果舌系带过短的人，舌头运动就不灵活。还有先天性的地图舌、齿痕舌等。妇女来月经的时候可能舌头也有点变化。气候干燥、炎热的时候，舌头可能干燥一些、红一些，等等，这都属于正常的生理变化情况，我们要注意。

第二十五讲
舌诊（二）

❧

第二节　望舌质

一、舌色

舌质，舌质要观察舌的神、色、形、态四个方面。望舌的颜色，主要可分为淡红、淡白、红、绛、青紫等几种。

（一）淡红舌

正常人是舌质淡红、舌苔薄白，简称淡红舌、薄白苔。淡红舌就是讲舌质淡红润泽，白里透红这么一种舌象。说明什么问题呢？说明气血调和，即使有病病情也比较轻，舌象比较好，接近正常，从舌色上看不出不正常，所以可以是正常人。当然有的生病以后，如果其他症状明显、严重，虽然舌色没有明显异常，也不能说一定就是病轻，只是说舌质上看不出有明显的特殊表现。病中为什么会表现为淡红舌？可以是外感病的轻浅阶段，由于没有损伤气血，阴阳气血仍然调和，所以病情比较轻，阴阳没有严重的失衡，气血没有严重的亏损，没有明显的气滞血瘀、气血亏虚、阴阳失调、阴盛阳盛，没有明显的这种改变，从舌质看不出这些表现。

（二）淡白舌

淡白舌是颜色比淡红舌更淡了，白的多了，红的少了，比正常人的舌色要淡一些，那就是淡白舌。在讲望诊原理的时候，有一句话叫作揆度奇恒，知常达变。只有知道正常人的舌质是什么样子，才能知道病人的舌质是不是正常、是不是淡白。中医天天都要看舌，虽然每个人都有舌头，但同学们可能从来就没有看过舌，不知道自己的舌头是什么样子、舌头到底是什么颜色，是红的还是白的，没有印象。所以要通过观察，观察很多人以后，就会知道正常人的舌质是什么样的颜色，某个人的舌质，比正常人的颜色淡了一些、白了一些，所以是淡白舌。舌为什么会白呢？原理应该很清楚，显然是气血亏虚不足，本质上是血液少了、红色的物质少了，舌失充养，自然会显白色。血为气之母，气为血之帅，气不能够推动血液运行，功能减退也可能显舌色淡白。阳虚也有可能，阳虚以后，不能够帮助血液运行，阳虚有寒，可以有湿，水湿多一点，舌质可能会淡白一些。如果淡白湿润、舌体胖嫩，色白，舌头上面有很多的水分，并且舌体大一些、胖一些，一胖大就显得嫩一些，舌边可能还出现齿印，这多半是阳气不足，水湿内停的一种表现。

淡白舌还是比较轻的，如果白得很厉害，很白，几乎一点血色都没有，只看到白的，看不到什么红色，那就是枯白舌了。枯白舌就更严重了，夺血夺气，实际上就是比血虚、气虚更严重，虚得很严重了。

（三）红舌

正常人应该是淡红舌。如果红的少了，就出现淡白舌了，严重的是枯白舌，白多了，红少了，主要是气血亏虚。红舌也叫作舌赤，红舌是比淡红舌、比正常舌要红一些。舌红可以是整个舌体偏红，也可能是舌的某一部分红得特别明显，舌尖或者舌边很红。如果是某一部分的舌红，可能是某一部分的热邪突出。面红有几种情况？常见的面红有满面通红，实热证；两颧潮红属于阴虚证，阴虚火旺；还有一种戴阳，泛红如妆，是虚阳浮越。舌红主要反映实热和阴虚，舌头红一般看不出泛红如妆的表现，所以主要反映实热和阴虚。判断实热和阴虚的时候，要注意结合舌体的大小、老嫩来鉴别。都是红，你怎么知道是实热还是阴虚？如果舌体并不小，甚至红肿，可能是实热；舌头虽红而很小，那是阴液不足、阴虚火旺。所以要结合舌的老嫩和胖瘦来看。机理不详细讲了。

舌红可以分成好几种情况：一种是舌鲜红的属实热证，颜色很红，红得厉害，鲜红，舌前部的菌状乳头比较明显、舌尖有些红点，这是实热证。如果只是舌尖红，舌尖这个地方红得明显，其他地方的红点不太明显，一般提示是心火旺盛，舌头分候五脏，舌尖红，可能提示心火旺盛。如果舌边红很明显，那是肝火旺盛，肝热证。舌红苔少，甚至有裂纹，舌体小，舌上面基本没什么苔，颜色也不是那么鲜红得很厉害，这种情况可能是阴虚，肯定不是实热证，不是典型的实热证。

（四）绛舌

绛舌就是比红舌的颜色更红一些、更深一些了。深红色、绛色，比红舌更红了、更深了，带深红色，甚至带有暗红色，颜色没有那么鲜艳了，就是绛舌。红舌鲜艳一些，绛舌颜色更老一些，更深了一些，带暗红色。绛舌是什么问题？和红舌的性质是一样的，也是主热盛、阴虚。红舌是热盛阴虚，绛舌也是热盛阴虚，只是绛色比红舌的热更严重一些，或者说热势更深了一些，有血液运行不畅才出现这种情况，所以颜色越红、越深，热就越盛，呈正比。辨证的时候，按卫气营血辨证，由红舌发展成为绛舌，认为已经是由卫分证、气分证，发展到了营分证、血分证了，深了一些。或者是阴液不足了，舌体的络脉运行不畅了，有这样的表现，这是绛舌的主病。

舌绛要注意结合有没有舌苔，舌绛而有苔的，是热入营血、脏腑内热炽盛的一种表现。如果舌绛而无苔，或者少苔，或者舌有裂纹，那就是阴虚火旺。绛舌主病有两个方面，一个是里热炽盛，一个是阴虚火旺，怎么判断是阴虚火旺还是里热炽盛呢？一方面从舌体的大小来看，里热炽盛，阴液亏虚不很严重的时候，舌体相对大一些；阴液亏虚，阴虚火旺，阴液严重亏少，所以舌体会小一些。另一方面，舌体干燥、有裂纹、舌体无苔这样的表现，一般不属实热证，而是阴液亏虚，阴虚火旺。阴虚火旺可以出现舌质绛，里热炽盛也可以出现舌质绛，里热炽盛可以出现舌赤，阴虚火旺也可以出现舌赤。舌赤和舌绛的性质实际上是一样的，只是绛舌比红舌、赤舌更严重一些。

（五）紫舌

紫舌的颜色更紫了、暗了，颜色很暗，舌质颜色发紫，呈紫暗色。根据舌色紫暗的程度，有浅深之分，有比较浅一点和比较深一点的不同，浅一点的是淡紫色，舌不怎么红，甚至不红，那就是淡紫舌；深一点的是紫暗色，有的舌质红，颜色很红，泛现紫色，红里面透紫色，就是紫红舌；绛的颜色本来就偏紫，舌绛，又现紫，舌质绛而现紫色，就是绛紫舌。淡紫舌甚至青紫舌、紫红舌、绛紫舌，都有紫存在，不同的地方在于红的程度有差别，一个是红色不明显、甚至不红，一个是红，一个是深红带绛，根据颜色的程度，有这样的区别。

紫暗舌可以表现为全舌的紫暗，整个舌质都变成紫色，前面讲的就是整个舌质都带紫色。也可以是舌的某部分出现紫色，比如有的是舌尖有紫暗色的斑或者点，有的是舌边带紫暗色，呈条状的紫暗色带，舌边有一条暗色，其他部位并不显得色紫，舌尖并不紫，另一边可能也有暗色，因此这是舌边青紫。舌边青紫也就是斑点舌，有斑有点，或者条，呈条纹状。

紫舌说明什么问题呢？血行不畅，是血液运行不畅的一种表现。舌的颜色由淡白而发紫，和由红绛而发紫的病机不一样。如果是淡白而现紫色，由淡白舌发展而成淡紫舌，多半是阳虚、寒盛，气血运行不畅形成的淡紫舌，舌苔白，舌质虽然颜色紫了，但是舌苔是白的，舌质并不红，那是属于缺氧、阳气不足，不能够推动气血运行，所以舌现淡紫、青紫，这是阳虚寒盛，血液运行不畅。如果是热毒深入到了营血，热毒炽盛了，血液浓缩了，阴液亏虚了，也可以导致气血壅聚、气血运行不畅，这个时候舌的颜色一定是紫红、紫绛，颜色一定是红和绛，舌体的津液一定不多。两种紫舌，一个是润泽，一个是干燥；一个是淡、青，一个是红或者绛；一个是舌苔白，另一个如果有舌苔，恐怕是苔黄、苔焦、苔黑这种表现。认为是血行不畅，为什么会血行不畅？寒凝可以导致血瘀，热盛也可以导致血瘀。

导致紫舌的原因比较多，可以出现于多种疾病、多个脏腑的病变中，肺的病、心的病、肝的病，都可以出现。肺气虚，肺气不宣，长期缺氧，呼吸困难，当然可以出现舌质紫绛；温热病，火热炽盛，可以出现舌质红、舌质绛，紫红舌、绛紫舌；心的病，心阳气虚，无力推动血液运行，舌显青紫；

肝气郁结，肝血瘀阻，可以出现舌质紫暗；外伤也可以出现，受伤以后，局部的伤或者全身的伤有时候在舌质上也可以反映出来，舌质的某些部位出现了斑点、出血；整个舌体肿大，又青紫，也可以见于食物、药物中毒。所以，舌紫暗总的原则是血行不畅，也就是说紫舌说明有血瘀。但是叫法上要注意，这种情况过去叫作瘀斑瘀点，我建议不要把这个症状称为瘀斑瘀点，还是叫作青紫舌，舌有斑点，或者舌质紫暗，舌质淡紫。为什么？"瘀"是一个诊断性的结论，瘀、气滞血瘀，那是医生的诊断，作为这个症状本身就是斑和点，不要加上一个瘀，结论是气滞血瘀、瘀血，那是对的，但是作为症状、体征来说，我建议就是斑点，青紫色的斑点，或者舌质紫暗、舌质紫绛这样的体征。

全舌的青紫是全身的气滞血瘀，局部的青紫、局部的斑点也可能是某一局部的脉络受损。具体是哪种原因导致的，一般要结合全身情况、结合病史来辨证。要求同学掌握的是血行不畅这一个原则，凡是紫舌是血行不畅。紫舌属于寒还是属于热？要结合舌的颜色，淡青而紫，还是红绛而紫，舌体是干燥还是湿润这种情况来加以辨别。如果舌的颜色既不红又不淡，既不干燥又不湿润，没有特殊的改变，就是舌质淡紫，可能就是全身、局部的血液运行不畅，不偏寒也不偏热，就是一般的气滞血瘀，有可能出现舌质紫，药物中毒、食物中毒，也可以出现。如果舌质是由淡白而变成淡紫的，原来是淡白舌，淡白舌不但是白，并且慢慢变成紫色了，多半是阳虚、寒湿、寒盛。淡白舌是气血不足，也可以见于阳虚，如果由淡白变成淡紫了，肯定是寒、湿、阳虚了，阳虚的症状可能就明显了，由于阳虚以后不能够推动血液运行，因此出现了由白而到紫的变化。如果原来是舌质红，或者舌质绛，又红又绛的舌质变成了紫舌、紫红舌、绛紫舌，并且舌体干燥，肯定是热邪进一步发展，热邪深入到营血，津液不足，血行障碍。这不仅是结合了舌体的润燥、红白，并且有时间上的动态变化，是由原来的白色还是红舌变成的，现在变成了紫舌，舌体是干燥还是湿润，结合全身是发热还是畏冷这些情况来进行辨别。

二、舌形

察舌形是看舌的形状发生的改变。舌形的改变主要有大小、老嫩、胖瘦等的不同。

（一）老、嫩舌

老和嫩，老舌和嫩舌。有的舌质显得比较苍老，什么叫舌质苍老？怎么知道舌质苍老？这要靠自己去体会、去认识。比如说人苍老、显得老，有的人显得嫩，到了60岁，看起来还只40多岁！有的说20年我看你没一点变化，好像没有老，实际上老了，但是觉得好像不老。也有的人年龄并不大，但显得老，一个50来岁的人，旁人却说还不到70岁吧！看老嫩要靠自己体会、比较。人显得老不老，从什么地方看呢？一般来说是从纹理的粗糙，有没有皱纹，坚韧还是柔软这样来判断，还加上颜色，鲜艳还是比较暗，明润光泽的可能显得嫩一些，晦暗少光泽的可能显得老一些，这是个综合性的判断，看他的皱纹，额头上有多少条皱纹就是老，多少条皱纹就是嫩？没有绝对的概念。有位医生还只有30多岁，面色显得暗一点，额头上的皱纹多一点，病人问他："老医生，你退休几年了？"可能是显得老了一点！

舌质的老和嫩也是一个综合性的判断，相对比较一看，就知道哪个是老、哪个是嫩。苍老舌，舌体看上去显得苍老、纹理粗糙、坚韧、有皱纹、欠柔软、色较暗、欠明润，多半见于实证，老舌见于实证，这是指疾病中现老舌、舌质苍老，可能是个实证。老年人的舌质本来就应该苍老一些，那就不能说老人多实证，只有年轻人、中年人的舌质显得苍老，才算苍老舌。嫩，纹理细腻，浮胖娇嫩，舌的颜色偏淡，和豆腐一样，显得很嫩，很润滑，娇嫩，一般还显得胖一点、水分多一点，才嫩得起来，那就是娇嫩舌，嫩舌多半见于虚证，什么虚？气虚、血虚、阳虚、脾胃虚，都可以出现。嫩舌主虚证，也是指疾病中舌质娇嫩，就是说本不应是嫩舌而现舌体娇嫩，多属于阳气亏虚。小孩的舌质本来就是娇嫩的，不能说小儿都是虚证，只有老年人、中年人的舌质显得娇嫩，才算嫩舌，才是阳气亏虚、水湿内停。揆度奇恒，老舌和嫩舌相互对比，一个是苍老，舌体苍老，一个是娇嫩，舌体娇嫩，一个主实证，一个主虚证。老嫩的机理，为什么会老？为什么会嫩？与舌的气血运行有密切的关系，总是从阴阳气血这些道理来进行解释。邪气充盛，对组织形成损伤，所以出现苍老舌；水液停聚，舌里面水多可能就嫩一些。

（二）胖、瘦舌

胖和瘦，舌体胖大还是瘦小。胖大，舌体大，甚至舌大满口。舌体为什么会胖大一些？可以是气血壅聚，也可能是痰饮水湿。最常见的是痰饮水湿停留，舌体胖大，往往舌边有齿印，舌质的颜色较淡，舌质淡、嫩、胖，还应该加一个滑，润滑，有津液，淡、嫩、胖、滑这样一种舌象，反映有水湿痰饮内停，水分太多了，痰湿水饮停聚在里面。舌大满口，舌边有齿痕，称为胖大舌。如果舌大满口，舌色鲜红，甚至青紫，舌伸出来后回缩都有困难，那就成为肿胀舌。肿胀也是胖大的范围，但肿胀不完全等同于胖大，如同胖子和水肿的人，概念不完全一样，表现可能有些是相似的。肿胀舌，舌体肿大满口，多半是热毒上燔，其舌质是红的，舌苔是黄的。

瘦舌，舌体小、变小了。如果舌体瘦薄、瘦小，舌苔也少，颜色不红，偏淡，这是气血两虚、气血亏虚。如果舌质红一些，舌瘦而红，舌红小、舌红瘦，那就属于阴虚火旺。

胖、瘦舌的机理容易掌握，为什么会胖大？痰热、火毒、湿热、水湿内停，可以使舌胖大。为什么会瘦小呢？气血不足、阴虚火旺、津液不足可以导致。

（三）点、刺舌

点、刺舌，舌上面显出有点、有刺，舌上面有红点凸起，甚至像刺一样，如果用手去抚摸、扪的时候，感到有一点刮手，那就是有刺，芒刺舌，像树上面长了刺一样的。舌上一个个的红点凸起，实际就是菌状乳头增生，如果点状凸起，周围还有小血管扩张，像树枝的分杈一样，那就是刺，看上去好像是刺，颜色红、深红色，因此点刺舌、芒刺舌的舌质显得很红。点和刺可以同时存在，既有点又有刺，所以可以把点、刺合在一起。点刺的部位多见于舌尖部，舌体、舌边也有，但由于舌体常被舌苔覆盖住了，所以不容易看到，最常见的是舌尖。根据点刺的大小，分为红星舌、红点舌；根据颜色分为紫红、深红、红绛；原来还有白星舌的说法，但点刺是由于热毒、热邪炽盛所致，菌状乳头里面是血管，菌状乳头增生应该都是红的，因此不存在白星舌，临床上似乎也没有看到过白色的点刺，看到的都是红色的点刺，像红色的星星，所以现在的教材里面没有白星舌了。

点刺是什么问题？热极，血分有热，热到了极点，或者是血分有热。热越严重，点刺越明显、越多、越大、颜色越深。点和发刺与热呈正比，是一种热极的表现、热毒的表现。再结合它的颜色，还可以有气滞血瘀等，总体来说是由于菌状乳头增生所导致的。舌红而起芒刺，还只是气分的热盛；如果是阴虚火旺，也可以导致起芒刺，但舌体会小一些；热入营血，营血的热毒炽盛，点刺的颜色、舌质的颜色就会更深一些，舌绛，偏紫。这是根据舌质的颜色来判断是血分还是气分，热是不是很严重，要结合舌质的颜色，点刺的多少、大小来进行区别。

（四）裂纹舌

裂纹舌是说舌面出现了裂纹、裂沟，深浅多少不一，舌的裂纹可以有各种各样的形状，"人"字形、"爻"字形、弯弯曲曲，如同刀割、剪刀剪碎了的一样，有很多形状，有的裂纹看上去很可怕，好像是刀子划开的，划得很深、很烂。裂纹舌，如同田地里没有水，干旱严重，土地开裂了，有很多裂纹。要注意舌裂、舌沟里面有没有舌苔覆盖，如果裂纹里面、沟里面没有舌苔覆盖，那是病理性的裂纹舌；如果有舌苔覆盖的，可能还是生理现象，生下来可能就有了。地形地貌本来就有小沟，与土地干旱开裂不是一回事。

裂纹舌的原因比较复杂，既可以因为热盛，也可以因为阴虚，又可以因为气血不足，还可以因为脾虚，好多种原因都可以导致裂纹，比较复杂，可以见于多种情况。怎么辨证？要结合全身的情况。①如果是舌红绛而有裂纹，很红，红绛舌，舌上有很深的裂纹，显然是热盛伤津的表现，热盛了，津液受损了，舌体失掉了濡润，舌红绛而兼有裂纹。②如果是舌淡白而有裂纹，颜色很淡，甚至是枯白舌，但是有裂纹，按道理说，颜色淡不应该出现裂纹，但是颜色淡而出现了裂纹，多半是血虚，血少了不能够营养舌体，舌乳头萎缩了，所以舌质淡而自然开裂了。③还有一种先天性的舌裂，先天、生下来就有的，并不是在生病以后出现的，大家要注意，先天性的、生下来就有，它的特点是在裂纹的地方、裂沟里面仍然有舌苔分布，属于先天性的，舌体发育得不完好。④还有一种情况，裂纹舌不一定是现在的病形成的，原来曾经得过很严重的病，舌体形成了裂纹，病已经好了，甚至好了10年、8年、20年了，但是舌体一直没有恢复过来，一直留有裂纹，有这种情况，你不要一看，哎呀，这个病情很严重，舌体有这么深、这么宽的裂纹，气血不足、阴虚火旺什么的，实际上可能是10多年、20年前生病形成的，原来得过严重的病，并不是现在有病，现在没有很典型、严重的病，要注意这种情况。

（五）齿痕舌

齿痕舌，或者写成齿印舌，舌质上面有齿痕、舌边齿印。舌边上有齿印很常见，一个个被牙齿压迫出现的印记，很典型的牙齿印。齿痕舌多半伴有舌体胖大，舌的颜色多半偏淡，舌质比较娇嫩，所以常常是舌淡胖嫩、舌边齿印，经常是这8个字连在一起。

齿痕舌多半是脾虚，水湿内盛，所以一般来说舌体要胖大一些，舌质比较娇嫩一些。由于痰饮、水湿停留在人体里面，整个人体会胖大一些，像发了酵的馒头一样。舌体也会有水分停聚、也会胖大，舌体胖大以后，长期在口腔里面受到牙齿的挤压，就出现了齿痕，因此多半是舌体大、胖、嫩，颜色偏淡，舌苔色白，润滑，这是最常见的特点、表现。多半是寒湿内盛，阳虚水湿内停，脾虚，湿困，这是最常见的原因。如果舌淡红而舌边有齿痕，那就是单纯的脾虚，或者气虚，颜色并不淡，仍然是淡红舌，所以不是阳虚，还只到了气虚、脾虚。舌红肿，舌边出现齿痕，肿大一般来说是水肿、痰湿内停，但是舌质的颜色很红，舌质红，边上有齿痕，那就不是阳虚水湿内停了，那是什么问题呢？多半是湿热、痰热，除了热以外，还有痰、湿夹在里面，有热，所以舌质就显得红一些，由于有痰、有湿，或者有水，所以舌体肿大。舌淡红嫩，舌体不大而有齿痕，舌是淡红色，正常的吧，舌体也不大，但是舌边有点齿印，可能是先天性的齿痕舌，也可能是病情比较轻，也可能是因为舌体太嫩了，比如小孩子的舌体很嫩，稍微受到一点挤压就出现了。这些可能属于正常舌，但正常舌边上显现有齿痕，很可能是舌体娇嫩，没有经过风吹雨打、没有经过锻炼，稍有影响就出现了齿印，可能是先天性的，也可能是因为舌体太娇嫩，当然，也有可能有点脾虚、气血不足，反正病情不会太重。

第二十六讲
舌诊（三）

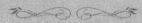

三、舌态

望舌的动态，看舌头伸不伸得出来，伸出来时有没有颤动、是不是有歪斜，或者舌头不停地在动，这就是舌的动态。正常的舌是伸缩自如，运动灵活的，说明脏腑机能旺盛，气血调和。常见的病理舌态有下面几种。

（一）痿软舌

舌体痿软，痿弱无力，伸缩无力。要病人将舌头伸出来却伸不出来，没有力量伸出来，舌肌无力，伸不出来，或者只能伸到口唇这个地方再也伸不出来了，舌体痿软。为什么会伸不出来、出现舌体痿软呢？多半是气血亏虚，或者是伤阴了，虚证，特别是气血不足，阴虚以后、阴虚火旺也可以导致。气血不足，全身得不到气血、阴液的濡养，所以舌体伸不出来，伸缩无力。到底是阴虚火旺或气血亏虚？要结合舌质的颜色，舌质淡白，伸舌无力，多半是气血亏虚；舌质红而痿软无力，那是气阴两虚、阴虚火旺。

（二）强硬舌

舌体强，强〔jiàng〕硬，强〔qiáng〕硬。同样是舌伸不出来，但不是因为没有力量伸出来，不是痿软，而是由于强硬了、板直了，很硬，不柔软，运动不灵活，舌体强硬着的，伸不出来。这种病人经常称为舌强语謇，舌体强硬，舌伸不出来，舌头转动不灵了，说话、语言必然吐词不清，不能够正常的说话，往往伴有语言的謇涩，所以叫舌强语謇。为什么会出现这种情况的呢？很可能是热入心包、高热伤津、风痰阻络这样一些原因导致的。热盛，高热伤津，热入心包，心神出现了问题，神志不太清楚了，舌头当然就不能够灵活转动，必然舌强语謇。也可能是痰热蒙蔽心包、阻塞了经络，可以是风痰，或者是痰热。中风的病人，中风以后，舌头不灵活，讲话不清，口角流涎，半身不遂，口眼㖞斜，可以出现舌强语謇的表现，那是风痰蒙闭心神、阻塞经络所导致的。这些道理应该很容易理解，风痰蒙闭心神，高热蒙闭心神，心神不宁，导致舌头转动不灵。到底是哪一种？如果舌苔是白的，白腐、白腻，舌转动不灵，可能是寒痰、湿痰、风痰；如果舌苔是黄的、干焦，舌红，肯定是热盛，或者是痰热。会不会是风热？风热病轻，一般不会出现舌强语謇。要结合患者的整个情况来判断，到底是热入心包，还是风痰阻络，要结合其他的方面。舌为心之苗，心神不宁的时候、经络阻滞的时候，可以导致舌强，舌体强硬。舌强和舌痿软不同，痿软是没有力量、没有力气，伸不出来，神志一般是清楚的，语言不一定謇涩，但是说话力气不足，声音比较低。

（三）歪斜舌

舌头伸出来歪到一边去了，偏向一侧，或者是左侧，或者是右侧。舌头伸出来歪了，可能同时口也是歪的，口眼㖞斜。如果病人舌质的颜色是红的，舌苔黄，甚至后来变为焦苔，焦黄、焦黑，舌苔黄，舌质红，肯定是热。舌为什么会歪斜呢？和半身不遂、口眼㖞斜的原理相同，中风、暗痱、风痰、痰瘀阻塞，导致经气不利，经络被阻塞了。舌尖歪到哪一边，和口眼㖞斜歪到哪一边也是相同的，就是口眼㖞斜㖞到左边，是右边出了问题，也一定是舌尖向左边歪斜；如果舌尖向右边歪斜，是左边出了问题，左边有瘀血，左边的经络阻滞了、功能丧失了。

（四）颤动舌

舌头伸出来以后颤动不停，颤动不停是什么表现呢？就是舌头伸出来时在不自主地颤动。舌颤在病历上不很常见，但可能是医生望诊时没有注意望这个问题，病人手在颤动，头在颤动、摇动，舌头伸出来时也在颤动，注意望手颤动，头在摇动，却没有注意舌头在颤动，实际上舌头也可能在颤动。舌为什么会颤动呢？是肝风内动的一种表现，肝风内动。舌头颤动，是一种动风的表现，和手足的颤动、头的摇动是一样的。还可以见于酒毒，经常大量饮酒、酒癖的病人，也可以出现这种情况。肝风内动可以由很多原因导致，具体是哪一种原因的肝风内动，要结合舌质的颜色，全身的情况进行辨证。如果属于舌质红，有颤动，很可能是热盛动风；舌质红小，没有什么舌苔而舌颤动，可能是阴虚动风。

（五）吐弄舌

吐舌和弄舌，也是舌的动态异常。吐弄舌，吐舌和弄舌不完全一样。吐舌是什么意思呢？舌头伸到外面，缩不回去，也不一定是完全缩不回，而是愿意把舌头伸到外面，要病人把舌头伸出来看一看，舌头伸出来了，伸出来以后却不很快缩回去，或者生病的时候病人自己把舌头伸到外面，这是吐舌，吐出来，吐在口外。弄舌是什么意思呢？是舌头伸出来以后，在口的周围舐动，舌头在口的四周，在嘴唇的左右上下不停的在舐动，舐口唇，或者是舌头伸缩不停，舌头吐出来又马上缩回去、吐出来又缩回去，这就是弄舌。吐舌是讲吐出来，但没有运动，吐出来不马上缩回去；弄舌是讲的上下、左右在那里转动，舌头在舐口唇，或者伸出来又缩回去、伸出来又缩回去。

吐舌和弄舌的病理性质相同。为什么会出现吐舌和弄舌呢？最常见的是热证，有热，热毒攻心，热盛动风。什么动物最喜欢将舌头吐出来？动物里面狗最容易将舌头吐出来，一到热天或者还没有到热天的时候，狗都会把舌头吐出来很长，为什么？狗的汗腺很不发达，狗是不出汗的，天热了、体内有热，要散热能怎么办？通过舌头，把舌头吐出来，把热散掉，所以狗最容易吐舌头。哪种动物喜欢舐舌头？蛇、猫科动物都有舐舌、弄舌的习惯，把舌头伸出来上下左右舐，那就是弄，弄舌。人生病以后，出现吐舌、弄舌，最主要的是热盛，热毒攻心，舌为心之苗，要把热毒散掉，或者是热盛动风，甚至是动风的一种表现。也可以是正气已经衰竭了、快要死了，吊颈的人当然舌头是吊出来了，除了吊颈、自缢的人以外，病情严重的时候也可以舌头伸出来，不知道缩回去，有这种情况。吐弄舌，还可见于小儿智力发育不全，那种小儿有点痴呆，小儿先天愚症，智力发育障碍，经常会把舌头伸出来，好像舌头比较大，要把舌放在口外，这是先天的智力发育障碍，先天愚症。

（六）短缩舌

舌体短缩了，缩进去了，当然就伸不出来。要病人把舌头伸出来，却伸不出来，舌头不能够伸长，短缩舌，也可能伴有舌体痿软。

为什么会舌体短缩呢？可能是病情危重，神志不太清楚了，舌伸不出来；也可能是寒凝，寒性凝滞收引，寒凝筋脉可以；也可能是气血虚弱，那就和痿软舌合并在一起，舌体既短缩又痿软，痿软以后当然也伸不出来，那是气血虚弱；也可能是热盛津伤，舌质红，舌苔焦、黑，那是热盛津伤了；也可能是风痰阻络，实际上是强硬舌，舌体强硬也伸不出来，中风的病人都可能出现。反正从舌头上反映为舌体短缩，伸不出来，也可能伴有痿软，也可能伴有强硬，都有可能的，要结合具体情况、全身的情况进行辨证。舌短缩，如果颜色淡，舌青紫而润滑，当然是寒凝，舌头短缩，颜色又淡，甚至变成青紫色，可能是寒凝；如果只是舌淡，而不是青紫，可能是气血虚衰，气血虚衰也可能导致；短缩而润滑的，可能是风痰，痰浊内阻；舌体短而胖，润滑，舌边有齿印，脾虚痰湿之类的可能性大；短缩而红绛干燥，可能属于热盛伤津，筋脉挛急。

还有一种先天性的舌系带过短，可以望舌底，让患者把舌头翘上来以后，可以看到中间有一条舌系带，它是连着舌体的，舌系带就像一根带子牵着舌头，不让舌头乱跑，像耍猴戏的，用一根绳子把猴子牵着，这个舌系带是牵着舌头的。舌系带过短的人，舌头自然伸不出来，甚至舌体都被拉弯了也伸不出来，说话恐怕也不灵活，口齿不清。先天性的舌系带过短、舌短缩，吃药治疗恐怕比较难，要动手术，把舌系带切断，让舌体能够自由运动。

四、望舌下络脉

望舌头下面的脉络。再复习一下舌底的结构（图26-1）。舌底中间有一条舌系带，两边有皱褶，两边各有一条或两条皱褶，皱褶像伞折叠起来的那个折，再就是舌下的静脉。望舌底主要是望舌系带两边的舌下络脉。舌底部还有舌下肉阜，舌下肉阜是唾液腺开口的地方，左边的叫金津，右边的叫玉液。

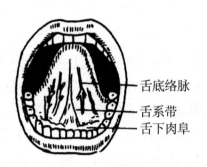

图 26-1　舌底示意图

舌下络脉是指舌系带两边各有 1 条或 2 条纵行的、比较大的、暗红带青紫色的络脉，就是舌下面的静脉，望舌下的络脉就是望这个地方。怎么知道舌下络脉正不正常？望什么呢？首先看络脉的管径，大约是 2.7 个毫米、小于 0.3 个厘米，实际上是凭肉眼一望，估计一下这条静脉是不是比较粗，或者是比较细；长度是从舌尖到舌下肉阜连线的 3/5、小于 3/5，不应该超过 3/5；颜色是暗红，带有一点青紫色，因为是静脉血管，所以是紫暗色；脉络没有怒张，不紧束，不弯曲，没有增生，排列有序，绝大多数为单支，极少数也可以有双支，有两条，一边有两条静脉，每条静脉里面还有小的分支，这都是正常的，大约是这个样子。观察舌底就要观察舌下络脉，静脉的长度不超过 3/5；形状较粗还是比较细；有没有分叉、是不是扭曲；是什么颜色，正常的是暗红带紫色；络脉的粗细，舌下小血络，边上的小血管怎么样。要观察舌下络脉的粗细、长短、颜色，排列是不是整齐，有没有扭曲、结节等这些内容。

有病的时候，如果舌下络脉不正常，可以看到这样一些表现：一类是颜色淡，并不显紫红、暗红色，脉络很细，不明显，血管又小，颜色又不是紫红，说明气血不足，脉络不充。很容易理解，直接可以看到，气血足不足，直接表现为络脉的大小，这个地方的血管就可以看得到。另一类是粗胀，脉络很粗、增粗了，脉络很长，超过了 3/5，颜色青紫、绛、绛紫、紫黑，反正是颜色很深、颜色变深了，细小络脉很多，呈网络状，或者是扭曲，和珠子一样一串串的，打结、弯曲这样的一些表现。这些表现说明什么问题？说明血络、脉络是不通畅的，血液运行不畅，因此是血瘀的一种指标。

望舌下络脉可以直接看得到，不需要仪器。通过望眼底、望指甲，也可以看到小血管，那还要用显微镜，舌下络脉是用肉眼就可以直接看得到、看得很清楚，比其他地方看得更清楚，这是通过望诊判断有没有血瘀、气血充足不充足的一个很重要的依据。因此望舌下络脉主要是了解气血的情况，通过望而判断或者是有气血亏虚、或者是有血瘀。

望舌质主要是望舌色、望舌形、望舌态、望舌下络脉这四个方面。实际上还应该有一个望舌神，舌神主要体现在舌的运动灵活，润泽，光泽、明润，就是有神的表现。

还要附带补充一点教材上没有的内容。就是舌体上还有几个病的情况。除了前面讲的舌质的种种变化，那可能是全身病变在舌体上的反映以外，在舌体上还可以单独出现的一些病状、病情。

（1）舌疮　舌头上生疮，疮生在舌头上。

（2）舌疔　舌头上也可以生疔，疔疮只生于头面部和四肢，头面部有鼻疔、承浆疔、人中疔、锁口疔、迎香疔、眉中疔、太阳疔等好多疔。生在舌头上的疔叫舌疔。舌疔的病人，舌体红肿，有烧灼的感觉，疼痛很厉害，痛、麻、痒，根据这些可以判断是舌疔。

（3）舌菌　实际上是舌头、舌组织生癌，舌癌，癌症，肿块高低不平，舌的癌肿就是舌菌，这个病名叫舌菌，不叫舌癌，叫作舌菌，舌头上长了一个菌，实际是长了恶性的舌癌。

（4）重舌　舌头下面，看上去好像有两个舌头一样，实际上是口腔下面肿胀了，所以舌头下面好像还有一个舌头。虽然并不是两个舌头，是舌下面肿胀、红肿、凸胀，就像是两个舌头，所以叫重舌。

（5）舌衄　舌头上面出血，叫作舌衄。牙齿出血很容易见，鼻子出血也容易见，舌头也可以出血。舌头轻微的出血，血液慢慢地渗透出来，使舌头显红，出血明显时舌头上会见到出血点，新鲜的血色较红、鲜红，出血的时间久了、快要消退了，就变成暗红色了，变成黑色了。反正舌头上出血，就是舌衄。

第三节　望舌苔

望舌苔，主要看两个方面：一个是苔质，一个是苔色。

一、苔质

苔质，舌苔的质，主要有厚薄、润燥、腐腻等变化。

（一）薄、厚苔

薄苔、厚苔，就是看舌苔很厚还是很薄。厚和薄怎么样区别？什么样的舌苔厚，用个尺子去量一下，多少个毫米就是厚苔，多少个毫米就是薄苔，过去没有这种方法，现在有了这方面的研究，有一种叫作光学断层扫描，就像 CT 一样的，根据光波将舌苔分成很多层，测量舌苔有多厚，多少个毫米。每个病人的舌苔都做一次光学扫描不太可能，也没有必要，平常就是用肉眼去看舌苔的厚薄，凭什么呢？凭舌苔见底还是不见底。

什么叫见底呢？透过舌苔能够隐隐地见到舌质，就是舌质上面铺了一层苔，还能够透过舌苔看到下面的舌质，可以看到里面红色的舌质，就像地面结了霜，地上面散在的、铺了一层白白的霜，但是还是可以看得到霜下面的土地，或者下雪，很薄的一层雪，并没有完全把地面盖住，这就叫作可以见底。这个底就是讲可以见到舌质。能见底的这种舌苔，就称为薄苔，也叫作见底苔。见底苔这是中医学的一种认识，写病历的时候就是写薄苔，不写见底苔。厚苔就是看不到舌体了，很厚的一层雪、很厚的霜，看不到下面的土地，看不见路面了，当然舌尖、舌边的苔会薄一些，还是可以见底的，舌中间一大片的舌苔很厚，是看不到舌质的、是不见底的，这就是厚苔，也就是不见底苔。

厚苔和薄苔主要反映什么问题呢？邪正盛衰和邪气的浅深。邪正盛衰就是说反映正气怎么样，邪气怎么样。舌上面为什么会有舌苔？舌苔是由什么生成的？舌苔是由胃气蒸发胃浊上潮形成的。薄苔可以属于正常舌象，淡红色，薄白苔，见于正常人；也可以见于表证，病邪不重，刚开始病情比较轻，病位不深，胃气没有明显受到损伤，所以是薄白苔；如果是胃气虚弱，舌苔也可能生得少，可以现薄苔。厚苔，舌苔很厚很厚，可能是由于里热，热能够加速循环、加速物质的代谢。舌苔主要是由什么乳头构成的？是丝状乳头。丝状乳头老化、老化加快，现在的说法叫作凋亡加速，细胞凋亡、坏死，丝状乳头也是一种细胞，老化快、凋亡加速，舌苔就变厚。所以里热证，或者是有宿食、痰湿，胃里面有很多的食物停在里面，胃气蒸发着这些食物的浊气往上熏，熏得舌头上面就出现很厚的苔。

如果舌苔由薄而变厚，说明邪气逐渐加深了，表证入里了，病情发展了。由薄苔突然变厚苔，当然是邪气很快就发展入里了，突然变厚，是进展很快。如果由厚苔慢慢变薄了，正常人应该是薄白苔，由厚苔慢慢变成与正常的舌苔差不多了，并且薄苔并不是由厚苔一下子就整个脱掉了变的，而是下面长了新苔，一种新的薄薄的苔，这说明邪去正复，正气慢慢恢复，邪气已经去掉了。舌苔厚的说明是邪气盛，厚的舌苔脱落了，慢慢长了新苔，当然是邪去正复的一种表现。如果突然脱落，舌苔很厚，一下脱光了，下面一点新生的苔都没有了，那是正不胜邪，虽然舌苔脱落了，下面没有新苔生长出来，是胃气将绝。

（二）润、燥苔

望舌苔的质，除了望厚、薄以外，还要看舌苔是润滑还是干燥。润滑和干燥实际上不仅仅是讲舌苔，舌质也要看润滑和干燥。舌质和舌苔都有润滑和干燥，舌苔、舌质润或燥的病理意义是相同的，讲舌质的时候，没有讲舌体干燥，舌体润滑，实际上也有舌体、舌质的润滑和干燥问题，现在和舌苔一道讲。

舌苔、舌体润泽有津。润泽，干湿适中，不滑不燥，属于正常舌象。舌质淡红，舌体运动灵活，大小适中，舌苔薄白均匀，干湿润燥适中，润泽，这就是舌润、润苔。什么样才是适中？没有很多的津液，也更不是干燥，就是适中，自己去理解，显得既不干燥也不是有很多水分的表现。如果水分多了，一看上去就显得润滑，假如不知道舌苔润滑是什么样子，先喝一口水吧，马上再看舌头，舌头肯定要润滑一些。或者扪之湿润，摸上去好像显得水分多一些，那就是润滑苔，正常的是润苔，水分太多了，就变成滑苔了，但有时候也合起来讲，舌苔润滑、舌体润滑。润滑起码说明津液没有受到损伤。如果滑得很明显，可能还有水湿内停。

如果舌体干燥，舌苔干燥，扪之无津，甚至有裂纹，那叫作舌燥、燥苔。干燥，有裂纹，看上去没有津液，舌质又是暗红色，舌质红、色暗，肯定是一个热证。甚至还有比燥苔更厉害、更严重的，变成了糙苔，就是很粗糙，像砂子一样的堆积在上面，那就是粗糙的糙，比干燥还要厉害，干燥只是看上去没有津液，粗糙是舌苔甚至有一些高低不平，像砂子堆在舌面，摸上去碍手。糙苔的病情一般更厉害，舌质有裂纹，舌质的颜色紫黑，舌苔很干燥，像公路上面堆了一层砂石一样，有些细小的高低不平，这就是糙苔，糙苔的津液损伤比燥苔更严重。

望舌苔、舌质的润滑和燥、糙，很明显是为了判断津液的盈亏和输布情况，和水分有关系。水分多，津液没有受到损伤，就会现滑苔或者接近正常的润苔；水分少了，津液干燥，没有水了，就显燥苔，甚至是糙苔。如果由燥苔变成糙苔，说明病情发展；由舌润变成舌燥，是津液受到损伤；如果由舌质燥慢慢变得润泽，说明津液、气化已经正常了，水液的气化正常，津液已经恢复了。

（三）腻、腐苔

腐苔、腻苔，这两种舌苔是学习舌苔的重点。舌苔的薄、厚，通过看几次舌象，应该就可以分辨得出来；润和燥，看几次也可以分得出来。但是腐苔和腻苔，都是常见苔，要把它分清楚、讲清楚，比较难一点。

腻苔是什么样子呢？腻苔的特点是苔质、舌苔的颗粒细腻致密。腻，这个腻，有些什么东西是腻的？肥肉是腻的吧，吃肥肉有一种腻的感觉，厨房里面的抹布，如果没用洗涤剂，有种腻的感觉，因为里面有很多油脂，肥肉也是里面有很多的油。腻苔的特点表现为颗粒很细，并不是一颗颗的，而是一片片的，很密，融合成片，中厚边薄，中间厚一些，边上薄一些，紧紧贴在舌面上，如涂有油脂，好像涂了个膏一样的，油脂、油膏溶解在里面，揩之不去，用个棉签揩一下，不但揩不掉，甚至棉签上的棉花可能都黏在上面了，棉花丝都黏在舌苔上面了，里面的油脂把棉花黏住了，揩之不去、刮之不容易脱落。腻苔说明什么问题呢？湿浊痰饮内聚。反正是有水分、有油腻，这种油腻在中医看来就是痰湿，是痰和湿，而不是一般的水，说明有痰湿内蕴，这种痰湿内蕴是密密麻麻的盖着一层，说明阳气已经被包围了，气化不通畅，阳气不能够把痰湿蒸发出来、蒸散掉，阳气被遏、没有伸张，湿浊痰饮，这是腻苔。腻苔很常见，有的是白色的白腻苔，也可能是黄色的黄腻苔，甚至是带灰黑色的灰腻苔，反正腻苔是密密的、厚厚的一层，紧紧黏贴在舌上面，揩不去，像是涂了一层油脂的这种表现，这就是腻，有一种油腻的感觉。

腻苔可以分为多种：第一种，白腻苔。白腻而滑，苔腻，润滑，并不干燥，舌质不红，有的厚有的薄，属于痰湿、寒湿内阻，阳气被困，阳气被包围着。第二种，苔黏腻而厚。苔质细腻而厚，密密成片，黏腻，好像紧紧贴在上面，苔色可能是黄白相兼，并且常伴有口甜、口黏腻，多半是脾胃湿热，湿和热结合在一起，上熏出现这种舌苔。第三种，黄腻苔。黄腻而厚，厚、黄、腻、致密，往往舌赤，或见红星点、红点舌，黄厚腻苔，说明是有湿有热，痰和热，一方面腻，说明有湿、有痰，并且又黄，舌质又红，甚至有红点，说明还有热，因此是痰热、湿热。

腐苔。腐，像豆腐渣一样的，打豆腐以后的豆渣一样的。腐苔和腻苔相比较，腐苔显得颗粒粗大、疏松，松一些，像豆腐渣一样的堆积在上面，盖满了一片、很厚一层，但是苔质比较疏松，不是密密麻麻黏在一起、成片，由于疏松，所以揩之可以去，一揩就可以揩掉，甚至是成片的脱落，而露出光滑的舌体。腻苔是揩也揩不掉，就是表面擦掉了一点，也没有揩干净，下面还有很多。腐苔说明什么问题呢？阳热内盛，胃浊，蒸发胃浊上潮，里面有食积、痰浊。腐苔也是痰湿，也有痰浊，这与腻苔有相同的地方，都有邪气。不同的地方是什么呢？腻苔是阳气不能够把邪气推开，阳气是被包围着的，痰湿包围着阳气。腐苔是阳气可以将邪气蒸发开，因而苔质显得疏松，中间还有些孔、有些漏洞，说明阳气并没有完全被包围、没有被遏制。但是有的书上提到，腐苔是胃气衰败、湿浊上泛。湿浊是有可能的，至于胃气衰败则不能一概而论，如果非常松动，容易刮掉，舌苔可以成片的脱落，脱落以后再没有新苔生长，没有一点新苔，完全显出一个净光的肉体舌质，一点新生的舌苔都没有，说明胃气没有再生长舌苔的能力了，从这个角度来理解，可以说是胃气衰败。但是，临床上胃气衰败的人，恐怕不是单纯凭一个腐苔就能够下结论的，一定是苔腐而无根，腐苔没有根，腐苔脱落后毫无新苔生长，并且必有胃气衰败的其他表现。应该说腐苔还是胃气能够蒸发胃浊上潮的，一般并不是胃气衰败，胃气衰败一般不会形成颗粒粗大疏松的腐苔。

还有一种脓腐苔。就是舌上面好像黏附着一层脓一样的，实际上也可能就是脓排出来的时候在舌质上面还黏附了一些，像喝牛奶的时候那种奶瓣黏在舌头上面，没有吞下去，没有漱口，没有洗掉，那种像脓一样的苔叫作脓腐苔。脓腐苔说明里面有脓、生痈，肺痈、肝痈、肠痈、胰痈，反正里面有腐败，气血腐败才能够形成脓，舌上面有脓一样的苔，这就是脓腐苔，多半是有内痈。要注意啊！刚才讲到喝牛奶或其他什么东西，也可以形成奶瓣之类，好像是脓腐一样的苔，你不要大惊小怪啊，"哎呀，这是脓腐苔，有内痈！"不一定啊！

腐苔和腻苔是临床上很常见的舌苔，也是比较特殊的舌苔。作为舌苔质地的改变，腐苔和腻苔是比较特殊的。腐苔和腻苔的表现，当然有不同，一个是致密，一个是疏松；一个颗粒小，一个颗粒大；一个是紧贴舌面，一个是容易刮脱，有这个区别。腐苔和腻苔都是有邪气，通过腐苔和腻苔可以测阳气与湿浊的消长。是些什么邪气呢？一个是有痰浊，一个是有食积，痰湿和食积。腐苔和腻苔又有不相同的地方，腻苔说明阳气往往是被包围着的，所以多见于脾虚湿困、食积。腐苔是阳气可以将邪气蒸发开，因而苔质显得疏松。临床上，有时腐苔和腻苔很难截然分别，舌苔既像腐、又像腻，有这种又像腐苔、又像腻苔的情况，很难截然区分，并非这是腐苔绝对不是腻苔、这是腻苔绝对不是腐苔，难以区分，那就称为苔腐腻。腐苔和腻苔的病理，从正气的情况看，相对来说，腐苔的阳气旺盛一些，腻苔的胃气、阳气一般是被包围着的，但是苔黄腻，主湿热，湿已经发热的时候，那就不是阳气被遏了。

如果舌苔由腐苔、腻苔逐渐消失，慢慢长出新的薄白苔，腐苔、腻苔消失了，特别是腐苔消失了，后面长出了新的薄白苔，说明邪气已经去掉，正气在恢复，邪去正复。如果是舌苔脱落，不能够续生新苔，那是胃气衰败，属于无根苔。

第二十七讲
舌诊（四）

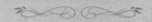

（四）剥（落）苔

剥苔或称剥落苔，是舌苔一片片的剥掉、剥落。剥落苔有多种情况，有全部剥落的，整个舌苔都剥了，几乎全剥掉了，也可以是一部分剥落的，某一个部分剥落。某一部分剥落又分为好多种：前剥苔，前面这一块剥掉了，叫作前剥苔；中间这一块剥了，那就是中剥苔；还有根剥苔，只有根部脱落了；还有花剥苔，乱七八糟的剥，不是哪一个部位剥，花剥、点点的剥、小片的剥落，有的地方还有舌苔，像花瓣一样，花剥苔；还有鸡心苔，舌中、舌根剥一点，舌苔剥落之处的形象有点像个鸡心，所以叫作鸡心苔。这是根据舌苔剥落部位的不同，有的是一部分剥落，有的是全部剥落，在名称上有这样一些区分。还有一种叫作镜面舌，舌苔全部剥落以后，像镜子一样，一点舌苔都没有，反光，就像是镜子，有折射能力、反光，上面非常光滑，一点苔都没有，那就是镜面舌。如果舌质红，就是红色镜面舌，就是舌质红而光滑如镜，一点舌苔都没有。还有地图舌，舌苔不规则的脱落，与花剥苔类似，没有规则，但是它还有个特点，就是界限非常清楚，像是画地图一样的，地图的边缘明显，省界、国界、海岸线，界限是很清楚的，所以叫作地图舌。这些舌象都属于剥落苔，舌苔有剥落的表现。还有一种类剥苔。好像是剥，但不是真正的舌苔剥落了，而是舌苔剥落处的舌面不光滑，仍然有新苔生长，就是有一部分舌苔脱了，下面仍然长出了新苔，长出了新的、薄薄的、很细小的白苔，这就是类剥苔。剥苔是说舌苔剥脱以后，下面看到的是舌质，没有苔，没有长新苔，那就是剥苔。类剥苔是舌苔剥落以后，下面有新苔生长，下面新长出来的苔把上面的、原来的苔推掉了，慢慢把它融掉了，这就是类剥苔。

舌苔为什么会出现剥落？舌苔的生成靠胃气蒸发着胃浊上潮，如果剥落以后不长出新苔来、没有长新苔，肯定是虚证，胃的生气不足了，胃的阴液干枯了，气血不足，全身虚弱，不能再生长，脱了就脱了，直接的是胃气虚了，也可能是全身的气血、阴津亏虚，剥落苔是虚证，剥苔范围的大小和病情的轻重可能有一定的关系。类剥苔不是真正的剥苔，因为舌苔剥脱了以后，下面有新苔生长，说明舌苔剥脱是正气把邪气排出去，正气仍然存在，所以是邪去正复的表现。真正的剥苔是下面没有舌苔生长，所以是胃的气阴不足，全身的气血亏虚这样的一种表现。

还有一种先天性的剥苔。生下来就有剥苔，平时可能没有发现，新生儿出生的时候，产科、产房并没有哪个说："新生儿，看看有没有先天性的剥苔？"没有那么看。没有生病的时候，也没有对每个儿童做过健康登记，生出来以后有没有类剥苔，也没有做这个登记。当就诊的时候一看，"哎呀，剥苔"，有的人甚至是好好的、没病，比如我们同学在一起，互相看看舌苔，可能有个别同学的舌苔就有剥落，却没有病痛，身体也健康，没有胃气亏虚、胃阴枯竭、气血不足的那些表现，就可能是一种先天性的剥苔，只是在检查的时候、生病望舌的时候才发现。怎么知道是先天性的还是真正有病呢？先天性剥苔的部位，常常是在人字界沟的前面，呈菱形，人字界沟就是在舌根的前面、由轮廓乳头排列形成的分界线，这个地方的舌苔出现呈菱形的剥脱，多属于先天性剥苔，是因为先天性的舌发育不良，胚胎形成的时候，舌发育得不好，先天就有的，当然这也仍然可视作为是一种病理表现。

（五）偏、全苔

望舌苔的偏和全。全就是舌苔遍布到舌面，前后、舌的根部和舌体、舌边都有舌苔。当然全也不是绝对的全，舌边、舌尖就应该要薄一点，甚至没有苔。舌苔分布偏在某一个部位，前面、后面、左面、右面，那就是偏苔，偏在一边。偏苔实际上也是剥苔，是剥苔的一种，主要表现为偏在一边。

全苔是邪气散漫、湿痰阻滞，整个舌都有舌苔，到处都有邪气。什么邪气？全苔一般来说都是厚苔，舌苔很薄就不会显得全部都有舌苔，因此是厚苔，是痰湿、湿浊，食积也可以，食积多半是腐腻苔，全苔说明邪气散漫。一般认为偏苔多半是所分候的脏腑有邪气停聚，哪个地方有苔，就是哪个地方有邪气，但这个不是很重要，不一定如此，可能和偏的位置有一定的关系，但不是绝对。

　　鉴别一下：偏苔是舌苔分布上的一种病理表现；剥苔是原来有苔，后来剥掉了。偏苔是有病的那一部分没有长舌苔，或者是因为舌的某部分不能运动，比如舌体歪斜、半身不遂、口眼㖞斜的病人，一边舌头不能运动，不能动的那一边当然舌苔就厚一些，能动的那一边摩擦多一些，舌苔就会少一些，舌头运动多的那一部分舌苔就少，舌头运动少的那一部分舌苔就厚。另外比如牙齿，有牙齿的那一边摩擦多一些，舌苔会少一些，没有牙齿、缺牙的地方当然摩擦少一些，舌苔就会厚一些，这就是偏苔。由于舌体的运动，摩擦少而舌苔厚，运动、摩擦多的那一边舌苔薄，甚至没有舌苔，因而就形成了偏苔。偏苔说明是某一部分有病变。剥苔是前、中、左、右都可以出现剥脱，主要说明胃气的亏虚。

（六）真、假苔

　　真苔和假苔，望舌苔的真假是很重要的。舌苔的真假，也就是看舌苔有根、无根，有根苔、无根苔。舌苔有根没根，一看就会知道。

　　舌苔有根叫真苔。真苔的表现是舌苔紧贴于舌面，刮也不容易刮掉、不能完全刮掉，舌苔看上去不像是涂抹上去的、不是堆积在那里的，是从舌质里面长出来的，像草是从地里面长出来的，就显得有根。舌苔有根，说明正气仍然存在，胃气没有亏竭，预后会比较好。

　　无根苔的舌苔虽然厚，但不是紧贴在舌面上，像是将草割掉了撒在地面上，草不是从土地里面长出来的，舌苔与舌质黏附不紧密，舌苔好像是堆积在舌面上，容易刮脱，稍微刮一下，整个舌苔就刮掉了，显得没有根，所以是假苔。假苔不是人造的，不是人为制造的无根，而是胃气不足、胃气衰败的表现。

　　真假苔能够识别病情的轻重、预后。一般来说正常人的舌苔，或者病情比较轻的舌苔，并不需要辨舌苔的真假、有根无根，病历上也不写真苔、有根苔。但是如果当发现属于无根苔的时候，那是很重要的，舌苔无根，说明胃气已经衰竭，要引起重视。真苔，一般情况下胃气还没有衰败，预后比较好。假苔不管新病、久病，反正出现了假苔、无根的苔，都不是好现象，这是个总的原则。

从腻苔和腐苔的有根、无根来看，腻苔是紧贴舌质，很难见到突然剥落的，因此腻苔虽然是寒湿、湿浊、痰湿，但不会一下就胃气衰亡。腐苔好像是胃气相对旺盛一些、阳气旺盛一点，但是腐苔比较疏松，可以一下脱落，脱落以后整个舌面无苔，不再生长舌苔，因此就显得是一种无根的苔。这说明无根苔一般只见于腐苔，多半是在腐苔的基础上形成的，腻苔不属无根苔，没有由腻苔发展成无根苔的。

二、苔色

望舌苔的颜色，主要分白、黄、黑这么几种。

（一）白苔

1. 舌苔薄白

舌苔薄白，隐隐地可以见到舌质，可以见底的苔，因此是薄白苔。薄白苔是比较好的，属于正常舌象，生病时说明邪气并不严重。

2. 白厚苔

舌苔厚，见不到底，整个舌长舌苔，看不到舌体，色白而厚，所以是白厚苔。白苔是舌苔的基本苔色，正常的人、正常的舌苔就应该是白色，其他的颜色是在白苔的基础上演变成的，所以白苔是舌苔的常色、本色。其他黄苔、黑苔都是在白苔的基础上变成的。见到白苔的时候，一般来说属于表证、寒证、湿证。白苔也可以见于热证，在少数情况下也可以见到热证。为什么热证可以见白苔呢？寒或寒湿虽已化热，病情发展得快，但是舌苔的颜色可能还没有变过来，还没有来得及变。

白苔的辨证：①苔白润滑。如果苔白而润滑，多属表寒证，阳气不足，水湿内停等。②白厚腻苔。如果舌苔白厚而腻，可能是食积、痰湿、痰饮、湿浊等邪。③白厚干苔。如果舌苔白厚而干燥，可能是热证，虽然颜色白，但是干燥，往往还有舌质偏红，显然不是寒湿、痰湿，是有热的表现。④积粉苔。舌苔白如积粉，像很细的粉铺在舌面上一样，很厚很厚，扪之不燥，是积粉苔、白色的积粉苔。积粉苔可以见于瘟疫或者内痈、痰湿，是湿浊和热毒相聚结的一种表现。白苔不一定只见于寒证，热证、瘟疫也可见到，很严重时候还可见到白积粉苔。⑤白糙苔。虽然舌苔的颜色白，但干燥和砂石一样，糙裂如砂石，很干燥，那是燥热伤津、瘟毒、阴液不足的表现。因此白苔可以见于热证，但是常规的、常见到的，不兼有其他特殊改变的，那还是表证、寒证、湿证，还是寒湿为多，寒湿是主要的，不能说既然白苔可以主热证，那就诊断为热证吧，不能随便说主热证就是热证，要兼有其他的特殊表现，常规的是寒证、湿证，但是可以见于热证，不等于一定是寒证、湿证。

（二）黄苔

舌苔变黄，可能是薄黄苔、黄白相兼的苔，也可能是黄腻苔、黄滑苔，或者是黄腐苔、黄燥苔等，总之苔色现黄。黄苔，主热证、里证，黄苔一般不见于寒证，个别的也有可能，不能绝对的说，一般来说不见于寒证，如果是湿证，一定是湿热，单纯的湿、寒湿应该说不现黄苔。舌苔色黄是由于热邪熏灼形成的，比如白色、青色的草，经过太阳的照射，当然就晒黄了，黄苔是阳热炽盛的一种表现，阳热过盛了，舌苔由白色老化就变成黄苔。黄苔主热证、里证，热证这一点是可以肯定的，一般不提见于寒证。白苔可以见于热证，是可以见，常规就不见。黄苔见于热证，但是没有说可以见于寒证，只说见于热证。黄苔怎么辨别病情的轻重？热证与黄苔的关系如何？

1. 程度相关

程度是指色黄的程度、热的程度。颜色愈黄，热邪就愈重，淡黄、微黄、薄黄，热邪比较轻、热的程度不太严重；老黄、深黄，黄得厉害一些，热势就重了，热邪深一些、重一些了；如果再进一步发展，黄得更厉害了，焦黄、黄黑，烧焦了一样的，很干燥，甚至中间有裂纹，说明热邪更严重了，已经是热极了。因此，黄色的程度，和病情的程度、热的程度成正比，颜色愈黄热愈深重，黄得愈厉害，热就越厉害。

还有一种苔色黄白，就是黄白相兼的苔，舌苔在由白转黄时，有的地方是白，有的地方好像变黄了，白里透黄、黄里见白，或者中间苔色偏黄，两边仍然是白苔，或者原来、昨天看是舌苔白，今天好像现黄了，由白转黄，这种情况表明是表邪入里化热，有的不一定是表邪，没有表证，但寒或湿化热是肯定的。原来是白苔、白腻苔，现在好像有点黄了，黄白相兼，说明病人原来或者是寒、寒湿、痰湿，现在正在慢慢向热、湿热、痰热方面转化，既有湿、又有热，既有痰、又有热，处于这么一个状态，不是纯粹的热证，有寒湿痰浊的一面，又有热的一面。这种情况不一定就是表邪化热入里，说寒湿在向湿热、痰浊在向痰热转化是可以的。

2. 部位相关

哪一个部位的黄，说明哪一个部位的热甚。舌尖是候上焦、候心肺，舌中是候中焦、脾胃，舌根是候下焦、肾，舌边是肝胆。这种望舌分候的临床意义不是很大，比如只是舌尖的苔发黄，舌根部的苔倒是不黄，这种情况就比较少见，一般是舌中间苔黄了、厚了，舌边还是白苔，这是比较常见的，即使这样，也不一定就是胃肠的积热，心、肺、肝的热证也可能出现舌中的苔色先黄。之所以和部位相关，就是中医在舌体分候脏腑的时候，有这么个部位划分，一般是这样分的，但是临床上不严格区分，不要机械对待，舌边苔黄就是肝胆有热，舌尖苔黄是心火、心肺有热，舌尖的苔色不黄，心肺就没有热，绝对不能这样说！这种情况临床也很少见。

3. 苔质相关

除了舌苔的颜色以外，一定要结合舌苔的质进行辨别。这点很重要，不要单纯只看颜色，还要看苔质。

（1）黄滑苔　苔色虽然黄，一般是淡黄，黄色不很深，但是比较润滑，有点反光，润滑就说明水分还比较多，这是黄滑苔。黄滑苔，淡黄润滑，说明寒湿、痰饮慢慢正在化热，苔滑，说明津液未受到损伤，或者还有湿、痰。本来是寒湿、痰饮，属于寒、属于阳虚，但是苔色在变黄，黄是有热，说明正在向热的方面转化。或者是气血虚，复感湿热之邪，本来正气就不太足，又感了湿热之邪，但津液没有受到损伤。

（2）黄腻苔　讲苔质时已经讲过，显然是湿和热，黄腻苔，舌质也往往偏红，是湿热内蕴的表现，湿热、痰热、食积化热，就是既有热的方面，又有湿、痰、水分的方面。

（3）黄糙苔　舌苔又黄又干燥，甚至开裂，舌苔黄糙和砂粒一样的堆积，是热盛伤津的典型表现。邪热炽盛，伤耗津液，燥结腑实，有大便几天解不出来、肚子痛、发热、舌苔黄糙等这些情况，说明热盛津液已伤。

（4）黄瓣苔　舌苔黄，也很干燥、焦黄，一瓣一瓣，没有津液，像花瓣，已经干枯了的花瓣一样，称黄瓣苔。黄燥苔、黄瓣苔、黄糙苔，都是热伤津液的表现，燥热伤津，腑实内结常表现为这种舌象。

黄苔本来就主热证，再与苔质结合来，如果润滑的话，肯定还有痰、有湿的邪气在里面；很干燥、没有津液了，黄瓣苔、黄糙苔，或者黄燥苔，都是热盛，津液受到严重损伤，这很容易理解。黄白相兼，不单纯是热证，还有白，有寒、湿的一面。黄苔主热证，有三个相关：程度相关、部位相关、苔质相关。

（三）灰黑苔

灰黑苔，舌苔现灰色甚至黑色。舌苔可以是淡黑色，稍微有点黑，就是灰；黑得严重，很黑，深灰色就是黑。灰色和黑色在这里是作为浅深的区分，灰得很深就是黑，黑得比较浅就是灰。灰黑本身是个程度问题，可能是有的地方是灰苔，有的地方已经变黑了，或者有时到底属于黑还是属于灰，程度分不清，那就笼统地称为舌苔灰黑、灰黑苔。

灰苔、黑苔的性质相同，只是病情的轻重不同。灰黑苔的主病是两极。哪两极？要么是寒极，阴寒内盛，要么是热极，里热炽盛。两极，都是进入了严重的程度，不是一般的寒、一般的热，比较严重。相对说，舌苔变黑了、变灰了，说明比较重。颜色愈深，病就更重一些。灰苔和黑苔相比较，灰苔的病轻，黑苔的病重。灰黑苔主热极或者寒极，但也有苔灰黑而病轻，甚至无明显病情表现者，那是什么问题呢？比如说吸烟过多就是其中的一种情况，吸烟过多的人，烟总是在口腔里面熏着，可能舌苔就熏成灰色、变成黑色的了，这就不能说病情严重，不是寒极就是热极。

到底是寒极还是热极，怎么区别呢？主要是从润和燥来进行辨别，还可以根据舌苔原来是什么色来区分。如果原来是白苔，现在变成了灰黑苔，白的可以变灰黑，一张白纸什么色都可以涂上去，正常的舌苔是白色，原来是白苔，现在变成灰黑苔了，并且有一个条件是湿润多津，舌苔的变化是由白变成灰黑，或者原来并不知道是什么颜色，现在看是灰黑苔，但是湿润多津，说明这是寒湿、寒极了，属于阴寒内盛。为什么寒湿的人舌苔可以变黑？大家知道，阴暗角落里面就容易发霉，阴暗的角落比较潮湿，晒不到阳光，一潮湿就发霉，发霉就变成灰黑色，这是寒极还是热极、是寒湿还是热盛呢？应该是寒湿。如果是由黄苔变成灰黑苔，也就是说由白苔变成黄苔，由黄苔再变成灰黑苔。白苔，一般说是表证、寒证、湿证，后来变成黄苔，变成热证了，由黄苔、热证进一步发展，变成灰黑苔，必然干燥无津，当然是热性病，苔灰黑并且干燥无津，是热盛的表现。最主要的前提是干燥，同时考察原来的苔色，多半是由黄苔变成的，经过了一个黄苔阶段，不是由白苔直接变灰黑，热证由白苔变成灰黑，中间往往有一个变黄的过程，白苔变黄，由黄变灰黑，而不是白苔直接变灰黑。所以是热极还是寒极、热盛还是寒盛，是可以区别开来的，临床上要注意加以区别。如果是舌边尖苔白腻，中部苔灰黑湿润，白腻主寒湿、痰湿，中部变成灰黑，这种灰黑是由白苔变成的，所以是阳虚寒湿内盛、痰饮内停。舌边尖苔黄腻，舌中苔灰黑，湿热内蕴，不管哪个部位，由白苔变成黄苔、黄腻苔，由黄腻苔变成了灰黑苔，并且是腻苔，因此说有湿没问题，肯定是湿热证，或者是痰热证，一方面有湿痰，一方面有热，是湿热、痰热的表现。舌苔焦黑干燥，舌质干裂起刺，或者是黑瓣苔，自然是属于热极津枯，热盛到了极点。灰黑苔的寒和热，主要是根据有没有津液进行辨别，再结合原来舌苔是什么颜色。

还有一种霉酱苔，像发霉一样的，像豆瓣酱，所以叫霉酱苔。霉酱苔一般是胃肠有湿浊、宿食化热熏蒸上潮，胃里面有很多秽浊、乱七八糟的东西，或者是宿食停留在胃里面，胃蒸发秽浊上潮，一般认为是这样导致的。

第四节 舌象分析要点及舌诊意义

一、舌象分析的要点

（一）察舌的胃气和神气

1. 舌之神气

望舌质要看舌的神、色、形、态。诊舌神有什么意义？舌有没有神，仍然是反映气血、津液、阴阳、脏腑盛衰，转归预后，与全身的有神无神是一个意思。怎么样知道舌有神还是无神呢？舌的颜色可以反映气血的盛衰，润泽可以反映津液的盈亏，舌体的运动可以反映心神的状况，所以有神之舌是颜色淡红，明润有光泽，活动自如。望全身的神主要是观察眼神、神情，因为舌头上没有眼睛，不能说看舌目，舌头上也看不出神情的变化，但是可以看色泽、看动态，从这两方面体现舌神。舌有神重点是舌明润光泽，还有舌态运动自如。说明心神正常，所以称"有神"。说明气血阴阳正常，脏腑功能正常，心神的活动正常，这就是舌有神。如果舌没有神，就是晦暗枯槁，活动不灵。有神的舌实际上就是正常舌，正常舌都是有神的舌，没有生病、正常人的舌，都是有神的，红润，有光泽，活动自如，这就是正常。颜色晦暗枯槁，舌强、短缩，或者痿软，舌体伸不出来，不能自由地运动，就是无神的表现，说明阴阳气血有问题、脏腑有问题，神气不宁，胃气不足等，反正无神的预后不太好，病情比较重。

2. 舌之胃气

舌神主要是从舌质上面看，舌的胃气主要是从舌苔上面看。因为舌苔是由胃气蒸发形成的，所以有根苔和无根苔就是判断有没有胃气的主要表现。有根苔，说明舌苔是从舌质上面生出来的，草是生在地里的。无根苔，是铺在舌上面的，刮掉以后，整个舌头上面一点苔垢都没有了，好像是豆腐渣铺在上面，无根苔说明胃气已经衰败。

（二）舌苔舌质的综合分析

我们讲课、学习的时候，是先讲舌质，再讲舌苔。临床就诊时，则是既要看舌苔，又要看舌质，要进行综合观察，不能只看某个方面。判断病情的时候，一定要结合起来看，不要孤立地只注意一点，望舌质的颜色、舌苔的颜色，一定要看有没有津液、胖不胖大、苔的厚薄等，结合起来进行分析。

舌质和舌苔的主病，相对来说，稍微有一点差别，各有重点。舌质重点，反映脏腑气血津液阴阳，主要反映人体的内部情况；舌苔重点反映邪气和正邪之间的关系，胃气的存亡。有这样一点差别，实际上舌质也可以反映邪气，舌苔也可以反映正气，不是绝对的。诊病的时候，要结合起来看。

1. 舌质或舌苔单方面异常

如果是舌质或舌苔单方面的异常，应该比较好辨证一点、容易诊断一点。单方面出现异常，就是说只有一方面发生改变，假设舌质没有明显的改变，只有舌苔白厚、黄燥、苔腻什么的，只有舌苔一方面的改变，自然就是这些变化的主病，另一方面没有出现改变，就不必分辨了。比如淡红舌，苔质、苔色有异常，舌质还是正常的，淡红、运动灵活，只是苔质、苔色出现了异常，那就对苔质、苔色进行分析。或者舌苔薄白，而舌质的颜色或形态发生了改变，舌苔薄白，是正常的，但是舌体胖大、舌色淡白、舌边有齿印，舌苔没有什么变化，看不出寒证、热证、燥、湿、风、暑、食积，但是舌形或者舌色发生了改变，那就根据舌体的颜色、舌形的改变来判断，某个病人舌体胖大、舌色淡白、舌边还有齿印，可能是什么问题？多半是脾虚、阳虚、痰湿内停。

2. 舌质或舌苔均出现异常

如果是舌质、舌苔两方面都出现了异常，舌质改变了，舌苔也改变了，那就要把舌质和舌苔的情况综合起来分析。有的变化是一致的，舌苔的变化和舌质的变化一致，比如说红舌或者绛舌，舌质红，舌苔黄，明显属于里热证；舌质红，苔黄腻，明显属于湿热、痰热等。二者的改变没有矛盾，容易判断。如果二者的变化不一致，甚至相反，舌质反映一种情况，舌苔反映的是另一种情况，怎么办呢？比如说淡白舌，黄腻或者黄滑苔，舌质淡白、不红，但是舌苔是黄滑而腻，舌体显得不胖大，舌色不红而浅淡，甚至舌边还有齿印，这是什么问题？从舌质方面看，应该是阳虚水湿内停，从舌苔方面看，色黄是有热，苔滑是有湿，二者有共同的地方，都提示有湿，不同的一个提示是阳虚，而黄色提示是有热，综合分析，很可能是体质和邪气的问题，本来是脾胃虚寒，寒湿内停，或者复感了湿热之邪，或者是寒湿正在慢慢化热，很有可能。两个好像有矛盾，综合起来分析，才能做出正确判断，比如红绛舌、紫红舌，白腐苔、白厚苔，一方面看是个热证，另一方面看，白苔应该是主寒、湿。综合起来分析，舌质红绛，提示有营热或阴虚火旺，这种苔白，很可能是热邪蒸发痰湿、湿浊上潮，所以苔腐厚，由于舌苔长得很快、很厚，还没有被熏黄，因而就表现为这种舌象。舌苔、舌质反映了多方面的情况，所以病情就复杂一些了。

（三）舌象的动态分析

要注意观察，舌象前几天怎么样，昨天怎么样、今天怎么样，要注意动态观察舌的变化过程。外感病由淡红舌变成舌赤、舌绛，由薄白苔、白苔变成黄苔，进而焦黄、焦黑，是表寒化热，向里发展。这是动态地观察。原来是厚苔，白腐苔、腐厚苔，现在突然脱落、没有了，一点新苔都没有，属于无根苔，是胃气耗竭，所以要从动态上来观察。

二、舌诊的临床意义

总的说有这么几个方面。

1. 判断邪正的盛衰

应该判断得了吧，邪正的盛衰，邪气盛还是不盛，正气怎么样，阳气亏不亏虚，从舌质上可以区分吧。

2. 区别病邪的性质

区别病邪的性质，寒热、燥湿、痰饮、宿食可以区别吧。

3. 辨别病位的浅深

舌淡红变成红、变成绛，那就是卫分、气分、营分、血分，可以分别得了吧，区分病位的浅深。

4.判断病势的进退

由哪一种舌象向哪一种舌象发展是好？原来厚，慢慢变薄了，并且有新苔生长，预后好。原来薄，现在越来越厚，甚至厚得剥脱以后不生新苔，是病情预后不良。判断病势，估计病情的预后。

这些内容同学应该自己可以体会得到，不详细地讲了。

第二十八讲
闻诊（一）

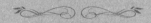

第四章　闻　诊

闻诊包括听声音和嗅气味两部分。

第一节　听声音

声音有两种情况，一种是正常人具备着的发音、说话、呼吸、心跳，甚至肠鸣，都有一定的声音。有一些是正常人、不在生病的时候不会出现的，那就是病变的声音。人人都有声音，要注意分辨声音的强弱、高低、清浊、缓急，除了这个以外，要注意发现病变的声音，病变的声音有什么特点，通过这些来诊察病情。

一、声音

正常声音称为常声，常声、正常说话时发出来的声音的特点是：发声自然，声调和畅，柔和圆润，语言流畅，应答自如，言与意符。常声应该是这样一些特点，表示人体气血充沛，发声器官和脏腑功能正常。由于年龄、性别等的不同，个体的发声可以有一些不相同，男性一般声调比较低、浊，女性一般声调高而比较清，儿童尖利而清脆，老人浑厚而低沉，年龄、男女有一定的差别，个体差异。声音可以因为情志变化，而有一定的改变，愤怒的时候声高气粗，悲哀的时候发声可能就悲惨而不够连续，喜悦、快乐的时候多舒畅而缓和，声音可能因为情绪的变化而有一定的改变，愤怒的时候说话和高兴的时候说话可能是有一定的差别，这都是一些正常的变化。

病变的声音，在发生疾病的时候，要注意病人能不能够发出声音来，发声的高低、强弱、清浊，以及除了这种正常声音以外，还有什么病理的声音，比如说鼻鼾（鼻子里面发出鼾声）、呻吟、惊呼、喷嚏、哈欠、太息等，这是经常见到的一些病变声音，当然哈欠不一定就是生病了，但打哈欠也是不正常，是阳气不足，阴气要引阳入阴的一种表现。要注意发现这些病变的声音。

（一）发音

要注意发音的高低、清浊，说话发出的声音，高、低、清、浊。声高、洪亮，连贯有力，当然是身体健壮的出现。如果在生病的时候，说话声音很高、很洪亮，一般说是实证、热证、阳证。如果声音很低，或者不想讲话，或者讲话的时候不能连贯，说两个字、说几句就没劲再说了，不愿意说话，声低、懒言，多半是虚证、阴证和寒证，这个很容易掌握。

语声重浊，发出来的声音很重浊，中医叫作声重，声重就是发出来的是种沉闷的、不高的、音调不清脆的声音，形容声音好像是"如从瓮中出"。瓮是个坛子，装酒的坛子、装水的那种坛子，对着坛子讲话，是种嗡嗡的声音，实际上可能是声带震动的频率比较慢，这种嗡嗡的声重，说明什么问题呢？可能是外感风寒或者湿浊，特别是有痰湿、痰饮的时候，发出来的声音可能比较重浊一些、浑浊一些，不是那么尖、那么高、那么清脆，可能是肺气不宣，鼻窍不通。

（二）喑哑和失音

说话的时候声音嘶哑，叫作喑哑。完全讲不出来，口在动，但是没有声音发出来，叫作失音。失音比喑哑更严重一些，喑哑还是能够发出一定的声音来，只是声音是沙哑的。失音重一些，失音这种病叫作喑，古代就叫作喑，实际上就是发不出音来，口里面不能够发出声音叫作失音。

新起的音哑或者是失音，中医认为是"金实不鸣"。金是指的肺，肺里面因为邪气阻塞而发不出声音，风寒、痰浊等邪犯肺，或者是侵袭咽喉，咽喉也属于肺系，所以是金实不鸣。有的感冒以后经常讲不出话来，声音变了，那是风寒客于喉，或者是风寒客于肺，金实不鸣。久病的失音、音哑，病的时间久，慢慢的声音发不出来了，那是虚证，中医叫"金破不鸣"。比如说喉头结核、肺结核的病人，有可能声音发不出来，喉头结核最常见，俗称鸭公痨，由于痨病、结核，发不出声音，说话像公鸭一样地叫，所以叫鸭公痨，这是属于"金破不鸣"。用喉过度可以声音嘶哑，教员讲课讲得很多，歌唱演员天天练嗓子、天天在唱，可能会出现声带结节、喉头水肿，可能出现喑哑，甚至失音，也是属于气阴耗伤引起来的，用嗓太过，耗气、耗阴，一般属于气阴亏虚。妊娠末期出现喑哑或者失音，这种病叫作子喑，子喑就是妊娠失音，妊娠到了 8 个月、9 个月的时候，胎气上挤、压迫，发不出声了，这种情况叫作子喑。

对失音和失语这两个概念要加以区别：失音的神志是清楚的，想说话而说不出来、发不出声音来，一般是喉头的病变、肺虚这些问题。失语是神志昏迷而不能够讲话、不知道讲话，或者讲出来的话糊糊涂涂，不知道在讲什么，胡言谵语，中风、脑子受了外伤、高热昏迷等，都有可能出现失语。

（三）鼻鼾

鼻子里面发出打鼾的声音，实际上鼾声是从喉咙里发出来的。为什么会出现鼻鼾？原因也有很多，按疾病来说，可能是鼻腔的问题，鼻子的慢性疾患，悬雍垂、喉头这个地方有问题，有的人睡觉以后悬雍垂就往后倒，影响呼吸，出现鼻鼾。睡姿不当可以出现，熟睡的时候，很疲倦，睡得很熟、很深，呼吸很深沉，这个时候也会发出鼻鼾。作为疾病来说，最常见的是痰湿、痰浊、湿多，鼻、喉腔这些地方可能有一些痰浊停聚，影响呼吸的通畅就出现鼾声。打鼾一般来说胖子多一些，特别肥胖的人，容易睡着，也容易打鼾，甚至鼾声如雷，肥胖的人多痰湿，痰湿停聚在鼻腔、喉腔，随着呼吸而鼾声大作。消瘦的人、失眠的人，怎么也睡不着，一般不打鼾。疾病严重的时候、昏迷的时候，也可以出现鼻鼾，病重而出现鼻鼾，昏睡的状态之下鼾声不绝，说明情况不好，神志昏迷，痰迷心窍，风痰蒙蔽心神，中风、高热、各种厥病，都有可能出现这种情况。

（四）呻吟

呻吟不止。无病呻吟，那是装病。有病而出现呻吟，哼哼唧唧、哼哼叫、哎哟，这是呻吟。呻吟，声高有力的属于实证，剧烈疼痛；久病呻吟，声低无力是虚证。结合望诊、结合动态来看，如果呻吟，又捂着肚子，可能是肚子痛；如果是捂着腮，哎哟，嗯啊，哼啊，痛啊，叫啊，那是牙齿痛；扪心是心痛；捂着腰是腰痛，这是结合望诊的姿态做判断。呻吟的辨证意义与发音是一样的，新起的呻吟，声音高，一般是实证；长期病久了呻吟，遍身都不舒服，多半是虚证。

（五）惊呼

突然叫一声，声音很尖，情绪很紧张、害怕，好像看到了什么，迷信的人会说是看见了"鬼"，有鬼啊，很害怕，这是一种惊恐的状态。惊呼有几种情况，一种是精神失常，惊恐；一种可能是因为突然发生剧痛；也可能是高热神昏，高热神志不太清楚的时候也可以出现。小孩如果出现惊呼，很可能是受了惊恐，有一种病叫小儿客忤，客人来了的"客"，忤逆犯上的"忤"，竖心旁，加中午下午的午字，客忤。客忤就是因为小孩子见了生人、异物引起的，精神受到了刺激，有时会出现惊呼，睡觉睡不好，突然叫一声，这种情况就是惊呼。

（六）喷嚏

喷嚏一般来说是感受了风寒之邪，经常和流清涕同时存在，打喷嚏，流清涕，或者是鼻子塞，有的病人也可能是鼻塞。多半是风寒表证。还有一种打喷嚏，是阳气回复的表现，病的时间比较久了，本来是身体虚弱，现在阳气慢慢恢复了，能够打喷嚏了。打喷嚏实际上是阳气、正气排除邪气的一种表现，如果阳气亏虚，没有反应，不能够排除邪气，就不会打喷嚏，打喷嚏的时候胸腹部要有很大的气压，现在能够打喷嚏了，是阳气恢复的表现。

（七）哈欠

哈欠是困倦欲睡的一种表现，《内经》的解释是"引阳入阴"，阴气要引阳入内，要把阳气引到里面去，阳气要伸张而出于外。这里讲的阴阳，实际上就是大脑的兴奋和抑制这两种状态，阴引阳入内，就是抑制状态占优势，想睡觉了，于是出现哈欠。正常人在精神疲倦的时候可以打哈欠，但经常哈欠不断、哈欠连天，那就是不正常了，一般是阳气不足，是气虚的表现。如果在疾病过程中经常出现哈欠，哈欠频频不止，《伤寒论》里面叫作"数欠伸"，打哈欠、伸懒腰，这叫作"数欠伸"，手脚都要伸开，伸个懒腰，打个哈欠，什么问题？还是阴盛，抑制属于阴，兴奋属于阳，抑制占优势，大脑处于抑制状态，因此是阴盛阳虚的一种表现。

（八）太息

太息，就是唉声叹气、长叹一息，"唉……"所以太息也叫叹息。唉声叹气是心情不愉快的表现，心情不愉快，情志不舒，所欲不遂，就会时常不自觉地发出叹息之声，中医认为这是肝气郁结的一种表现，是肝郁证的主要症状。

二、语言

这里讲的语言，是指语言表达是不是清楚、应答的能力，不是指能不能发声、会不会说话、声音的高低清浊，不是讲发声。言为心声，这个言、语言，与心神密切相关，主要反映心神是不是正常。如果语言出现异常，一般来说是心神的病变，是由于神志的昏迷或者是错乱导致的。临床上常见的语言异常有下面几种。

（一）谵语

神昏谵语，谵语的特点就是神志不清楚了，完全不清或者是不太清，高热的时候，神志可能并没有完全昏迷，意识还有一点点，说话语无伦次，声高有力，声音比较高，说话有力，说出来的话语无伦次，这是邪热、痰热闭扰心神的表现，属于实证。高热的病人、痰蒙心神的病人，都是已经影响到心神了，由于声音高、说话有力，全身并有高热之类的实证表现，因此《伤寒论》里面叫作"实则谵语"。我曾经看到两位很有名的老中医吵架的时候就用了"谵语"这个词儿，两个人不团结，一次开会的时候，两位老先生碰在一起了，由于上次开会时是张老先生受了李老先生的气，这一次张老先生就有意要报复他了，大家开会，李老先生开讲了，讲完以后说"对不起，我先走了"，这张老先生发话了，"唉，你年龄还不太大，怎么就走了，还活几年吧"，李老先生一听，火了！扇子一拍，"干什么？正式的会议，不要胡言谵语"。这位就说："啊！已经回光返照了。"两个斗嘴了，神志糊涂，胡言乱语，好像有神气，所以是"谵语""回光返照"，就把中医的这些术语顺手拈来了。

还有一种呓语。呓语是指睡着了说胡话，自己并不知道睡着了曾经说了话，说的什么自己更不知道。什么问题呢？有很多原因，如果在病中出现呓语，神不守舍是肯定的，可能是心胆的火热之邪、胃气不和等原因导致的，与谵语的机理相同。但很多人并没有这些情况，没有病理表现，而是属于习惯性，经常睡着了说胡话，这种情况只能说是神不守舍，找不到特殊的原因。

（二）郑声

郑声，为什么叫郑声？郑声这个名词，在春秋战国的时候就有了，当时有一个郑国，说这个郑国人唱歌、说话，声音很难听，就说是发郑声，那是欺负郑国人，郑声就是这么来的。郑声者的神志也是不清楚的，语言重复，时断时续，声音低弱模糊，病情很重了，讲话嗯嗯啊啊讲一句，等一下又嗯嗯啊啊讲一下，不知道讲的什么，听也听不清楚。所以郑声是指病重的情况之下，声音低，模糊不清，时断时续地说这么一句，说了又反复地说，不知道说什么，这是神志不清、脏器衰竭、心神散乱的一种表现，脏器衰竭，心神散乱，发出来的声音就表现为郑声。还会有什么动态表现呢？可能就是循衣摸床、撮空理线那种表现，郑声可能经常和循衣摸床、撮空理线同时存在，说明什么问题呢？虚衰、虚弱，所以《伤寒论》里面叫作"虚则郑声，实则谵语"，虚则郑声，属虚证，声音不高，断续不清，当然属于虚证，虚则郑声。

（三）夺气

夺气并不是神志不清楚，只是声音很低，气短不续，欲言而不能复言，能讲话，讲了两个字就没有声音了，有头无尾，头也是很轻的，尾、后面就一点都听不到了。夺气与郑声的病机基本相同，也是虚弱、脏器虚衰、宗气大虚，就是心肺、上焦没有气讲话，讲不出来，气虚到了极点。但神志还是清楚的，这点与郑声不同。

（四）独语

就是一个人喃喃自语、自言自语，独自一个人在那里讲，不知道讲些什么，见到来人了可能就不讲了，首尾不相应，因为他自己没有正常的顺序，不是有意识地要首先讲什么、然后讲什么，神志不正常，虽然不是神志昏迷，但意识不清楚，神志错乱。神乱的表现，往往是自言自语，喃喃自语，呢喃不休。独语往往属于阴证，可能是气郁痰蒙心神，癫病、抑郁性精神病，情志抑郁、郁病很可能出现这种表现，也可以见于心气虚弱，神气不足。

（五）错语

神志是清楚的，经常讲话讲错，讲出来以后他自己明白："哦，这句话讲错了。"和我们一般的口误不一样，口误是难免的，我讲课的时候有时也讲错，痈讲成了疽的表现，疽又讲成了痈的表现，把这两个字讲倒了，口误，这种情况都有的。错语是经常地讲错，神志清楚，经常讲错话，并且自知言错。错语也是神气不足、心气虚弱的表现，这个心气实际上是讲的心神之气，错语是心神之气虚弱，或者有痰浊、瘀血、气滞阻碍了心窍，这个心窍仍然是讲的心神，并不是心脏里面的窍，有精神因素，思想上不知道想了些什么事情，讲出来的话自己都不知道讲了些什么，又知道讲错了，这就是错语。

（六）狂言

狂言与独语、错语不一样，属于阳证。神志错乱，语无伦次，狂叫骂詈，声高，要骂人，独自高声唱歌，这种情况叫狂言。精神病、狂躁型精神分裂症，中医叫狂病，经常表现为这种情况。《伤寒论》里面还有一种伤寒蓄血证，说"其人如狂""如狂或发狂""甚则发狂"，可以是蓄血的一种表现。狂病、蓄血，不管哪一种，都是实证、阳证。《素问·脉要精微论》说："衣被不敛，言语善恶，不避亲疏者，此神明之乱也。"是精神错乱。为什么会精神错乱呢？很可能是痰火内结，气郁发火，扰乱心神，痰火、痰热蒙蔽心神。

（七）言謇

讲话言謇，神志清楚、思维正常而口齿不太清楚、结结巴巴不流畅，有时一个词讲几遍，有时哽住了讲不下去，这就叫作言謇，俗话称口吃。有的是习惯性的，小孩喜欢学别人说话，如果向有口吃的人、说话有点结巴的人学，也跟着结巴，慢慢地就形成习惯了，一急、情绪一紧张就结巴得厉害，看到个生人就更讲不出话来，唱歌的时候却不结巴，那是一种习惯的言謇。如果在病中出现舌强语謇，舌头强硬，语言謇涩，是风痰阻络的表现。为什么会舌头强硬，语言謇涩？病位可能在心神，痰蒙心神，也可能是风痰阻塞了经络，导致讲话不清楚。

独语、错语、狂言，这三种都属于神志错乱的表现，病位都在心神。谵语和郑声是疾病过程中，神志昏迷、神志不太清的情况下出现的，声音高就是谵语，声音低就是郑声。疾病中出现舌强语謇，也是痰蒙心神、风痰阻络。这六种都反映心神的问题，有虚有实。所以，言语、语言主要是反映心神，发声、发音多半是反映肺、肺气、喉这些地方的问题。

三、呼吸

听声音要注意呼吸情况，注意听听呼吸的快慢，可以借助听诊器，听得更清楚。望诊时是通过望呼吸运动，胸式、腹式呼吸运动的起伏来观察呼吸。听诊的时候、借助听诊器的时候，是听呼吸是否通畅、气息的粗细、呼吸音是不是清晰，有没有杂音、啰音这些情况。呼吸气粗，疾出疾入，呼吸很粗糙，呼、吸都很强，气出得很多、也吸得多，呼吸频率加快，这种情况是实证；呼吸气微，望诊时胸腹部起伏不明显，用听诊器听的时候，呼吸音很低，出气进气、呼和吸都显得比较慢，多半是虚证，这是辨证的常规。

（一）病态呼吸

1. 喘

也叫作气喘，严格地说就是一个喘字。喘是指呼吸困难、急促，张口抬肩。病人感到呼吸困难；甚至张口抬肩，张口出气，肩部随呼吸而起伏；甚至鼻翼扇动，呼吸的时候，鼻翼跟着一起一伏；难以平卧，躺下去呼吸更困难，这就是喘。为什么会出现喘？与肺、脾、肾有关系，肺主气、脾为生气之源、肾主纳气，因此说喘与这三脏关系密切。心有病可不可以出现喘啊？可以的，心阳虚、心气虚、水饮凌心，都可以出现气喘。心、肺、脾、肾有病，和呼吸、喘有关系。

（1）实喘　发作急骤，呼吸深长，气粗声高，呼出为快，属于实喘。就是突然发病、时间不长，呼吸运动加快、急骤；呼吸深长，呼出和吸入的气体都多；声高息粗，可以听到呼吸的声音，不仅用听诊器听得到呼吸音很粗，就凭耳朵也可发听到，这种情况多半为实喘。实喘常见于发高烧、外邪犯肺的病人。西医所说的吸气性呼吸困难与实喘有点近似，白喉、急喉风可以出现，白喉是喉部有白膜、假膜覆盖，急喉风是喉头的急性水肿、过敏性的水肿影响呼吸，由于喉部被堵住了，气很难吸进去，就表现为呼吸困难、急促，张口抬肩，属于实喘、吸气性的呼吸困难，这种情况应该赶快进行气管切开，或者是气管插管，保障气流通畅。

（2）虚喘　如果是病势缓慢，呼吸缓慢，呼吸短浅，肺活量很小，没有吸好多气体进去，当然也没有好多气体呼出来，自觉呼吸困难，气不够用，稍微活动呼吸就更困难了，听起来息微声低，呼吸音低微，这种情况属于虚喘。西医讲的呼气性呼吸困难，就是指肺功能减弱、丧失，如肺胀、肺心病，肺里面不能够容纳气体、清气，长期的呼吸困难，应该属于虚喘的范畴，属于虚证。

2. 哮

喘和哮是两种不同的表现，可以合并出现，但是是不同的表现。哮是讲呼吸急促似喘，喉间有哮鸣，主要是喉间有哮鸣，当然用听诊器也听得到肺里面"呜呜"在叫，喉咙的地方听得到，不用听诊器都能听到，哮病发作的时候，喉咙里面就有哮鸣音，中医形容哮是"喉中如有水鸡声"，水鸡是什么？水鸡就是青蛙，喉中如有水鸡声，就是喉咙里面有"呜呜"地叫声。因此，喘和哮的表现不同，喘是讲气息，呼吸困难；哮是讲有一种异常的声音出现，这就是哮。

为什么会有异常的声音呢？是痰饮内伏，复感外邪。哮的声音，实际上是气体通过有痰饮的地方发生振动，气体使痰饮出现振动，西医认为是气管处于痉挛状态，里面又有痰饮，使气体出进不通畅，因此就出现了这种声音。哮病到底是什么原因引起来的？并不是很清楚，有的地方容易出现哮病，比如湖南有个浏阳，那个地方哮病就很多，有的小孩子两三岁就出现哮病，一直到几十岁，很容易发，一受寒感冒，或者闻到什么气味、煤烟，气候潮湿，都可能引发，真正原因并不太清楚，但是有一点是可以肯定的，有痰饮内伏，这是哮病的一个主要病机。

喘和哮的关系：喘，呼吸困难，不一定有声音的异常，所以喘可以不兼哮、一般不兼哮，每个呼吸困难的人不一定喉咙里面都有水鸡声；哮，一般必然兼喘，肺有痰饮内停，气管、支气管不通畅，气道不利必然就有呼吸困难，因此哮必然会兼喘。由于哮必兼喘，就常常将哮病称为哮喘。其实，严格地说哮和喘是两种表现，哮是一种特殊的疾病，哮病，一定要有哮鸣音这个特点。喘，是指呼吸困难、呼吸急促，是一个症状，没有单独的喘病，而是很多疾病都可以出现呼吸困难、高热、肺部疾患，比如说肺热病，肯定会有喘吧！呼吸困难，肺胀，肺功能不好、肺气虚衰，心衰的时候，心肺气虚，宗气不足，当然也会喘。所以，喘是症状，哮是病，从概念上应当加以区别。

3. 短气

什么叫作短气？有气少，或者说少气、少气不足以息，又有喘，还要不要短气？短气的表现是什么？短气怎样和喘、少气相区别？短气是指自觉呼吸短促而不相接续，是自己觉得呼吸有困难，气短、不足以息，实际上是一种轻度的呼吸困难，就是说比喘轻一点，怎么知道比喘轻一点呢？这里强调的是自觉呼吸困难，自己感到有点出气不赢，是自己的感觉，"似喘而不抬肩，气急而无痰声"，只有自觉症状，客观体征不明显，强调的是自己感到呼吸困难，但是没有表现出张口抬肩，或者是呼吸微弱、非常短浅。喘、气喘的人，医生可以明显地看得出来。短气是自己感到呼吸困难、出气不赢，但是医生可能看不到，属于轻度的呼吸困难、轻度的喘。短气是什么问题呢？

喘有实喘和虚喘之分，短气是轻度的气喘，同样可以有虚、有实，属于虚性的短气，往往兼有声音低微，属于实性的短气，往往兼有胸闷、腹胀等症。

4.少气

少气是指呼吸微弱而声音低，气少不足以息，言语无力，属于诸虚劳损，虚劳、虚证。最主要的是心肺气虚，心肺虚了，少气不足以息，气太少了，讲话声音很低，少气懒言，气短懒言。气短和少气怎么区别？一般说少气比属于虚性的短气严重一些，属于实性的短气，又比实喘要轻一点，这就是少气、短气和喘这三者的关系。实际上短气是介于少气、喘之间的这么一个中间状态，三者的界限不是很清楚，但是历版教材、历来的书上都有短气这个概念，闻诊里面不讲短气恐怕不好交代，所以还是要保留、要交代。怎样理解、解释，怎么交代？现在明确短气是自觉呼吸有点困难，但是他觉体征不明显，没有看到张口抬肩之类的表现，是自己的一种感觉。这种感觉，如果属于实证的短气，严重一点就变成喘了，实喘，客观就看得到了；如果属于虚证的短气，接气不上，自己觉得有点气少不足以息，那么严重的时候就变成少气了。少气，不但自觉气少不足以息，气少无力，并且医生也能发现患者气息很弱，声音很低，那就是少气。喘，病人有张口抬肩，甚至鼻翼扇动，自觉呼吸很困难，那就是喘。

第二十九讲

闻诊（二）

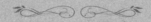

（二）呼吸音异常

原来教材上没有，这是新加的内容。为什么把这些内容加上来？长春中医药大学的任继学教授讲，中医早就有听诊器，古代叫作听诊木，是用一根木头去听声音，后来才改成用金属的接头、用橡皮管传导，听声音、听呼吸音，这些东西能够帮助中医辨证，为什么中医诊断就不能用呢？是可以用，可以为中医辨证服务，因此就写了一点，但是写得不多，西医诊断学会详细地讲，中医诊法只讲点基本的知识，同学知道一点概念、基本知识就行。听呼吸音，一般要借助听诊器来听。听些什么呢？呼吸音有肺泡呼吸音和支气管呼吸音两种。肺泡呼吸音是在肺里面，支气管呼吸音是在气管。

1. 肺泡呼吸音异常

什么是肺泡呼吸音？听上去就好像微微的风在吹，"夫、夫"，有这么一种轻轻的声音，这种"夫"的声音，好像在刮风，风刮得不猛烈，用听诊器在胸部、肺的大部分地区都可以听得到。肺是由肺泡构成的，肺泡在呼吸运动时发出的这种声音很轻，凭耳朵听不到，用听诊器能够听到，听一听肺泡呼吸音有无改变，为辨证服务。

如果呼吸音增强，"夫、夫"的声音很强、很粗糙，或者加快，它的性质就和喘、实喘差不多，张口抬肩、气粗息促、呼吸迫促，是实证、热证。不但望诊、闻诊知道鼻子出的气是息粗气壮，用听诊器也听到呼吸音很粗糙，呼吸音增强了，那是邪热迫肺，呼吸功能增强、加快的一种表现。如果是一侧或者某一个局部增强，那就是这一侧或者某一个局部有了病变，患病部位的呼吸音特别明显，其他部位呼吸音不太明显，没有那么强，那就是增强了的这个部位有问题，可能邪热就侵袭在这个地方。

如果呼吸音减弱，呼吸时肺泡没有很好的舒缩，舒张、收缩，呼吸不太明显，因此呼吸音减弱。呼吸音为什么会减弱呢？辨证时要考虑这个问题，减弱，很可能是这个部位的功能减退，肺气亏虚，也可能是因为这个地方有了邪气——痰饮、瘀血、肿瘤等，这些邪气停留在肺，肺被痰饮、瘀血这些东西阻塞住了，肺泡同样没有功能，因此，呼吸音减弱的部位可能就是病变的所在。

2. 支气管呼吸音异常

支气管呼吸音出现在什么地方？在气管、支气管的周围明显。支气管呼吸音的表现，像张口呼气时发出的"哈、哈"的声音。这种"哈"的声音，在气管的周围可以听得到，用听诊器一听就听到了。支气管呼吸音是气流通过支气管时发出的声音，气体在这个管道、气管里面进出，像拉风箱一样，气体在这里流动才发出这种声音，因此这种"哈"的声音比较高，比肺泡呼吸音要高。肺泡呼吸音是肺泡随着呼吸而舒缩，肺泡很小，因此发出来的声音比较低。

同样是要发现支气管呼吸音是不是有增强或者减弱的情况？如果不是在气管、支气管的部位，而是在肺的其他部位听到很明显的这种"哈"的声音，声音比较高，那个部位可能就是有了病变。什么病变？仍然是热、痰浊、肺痈、肺痨、肿瘤等，这些情况都有可能听到支气管呼吸音。比如肺里面形成了空洞，空洞的地方会有气体流过，气体对声音的传导会增强；有水、痰饮、脓液、瘀血，这些物质也可以使声音的传导增强，从而形成支气管呼吸音。

（三）啰音

听呼吸音的时候，要注意肺里面有没有异常的声音。啰音是指呼吸音以外的、附加的一种声音。除了"夫"的肺泡呼吸音以外，还可以听到另外的声音，夹杂了另外的声音，那叫作啰音。啰音又分为两种，一种是湿性啰音，一种是干性啰音。

1.湿性啰音

湿性啰音又叫作水泡音。水泡音就像小孩玩水泡，用根竹管子插在水里面吹气，一吹气的时候就会发出"咕噜咕噜"的声音，"咕噜咕噜"，水泡的声音。这种水泡音，又分为粗湿性啰音和细湿性啰音。为什么会有水泡音？正常人是听不到水泡音的，现在听到了这种水泡音，可以肯定里面有水，有水饮或者痰饮存在。粗与细只是病情的轻重之分，不管粗也好、细也好，都是有水饮、痰湿、痰热停留在里面，气体在水饮、痰饮里面流动、滚动，才会产生这种水泡音。比如哮病，痰饮内停是基本病机，因此哮病肯定有湿性啰音，说明有痰饮内伏。粗湿性啰音可以见于重度昏迷、中风的病人，喉中有痰鸣，当然肺里面也可以听到粗湿性啰音。

2.干性啰音

干性啰音是类似音乐的啰音，像吹笛子一样，"呜、呜"，或者是种金属的声音，较长的、音乐性的一种附加音，呼吸音一般是"夫""哈"，声音比较纯正，如果另外出现了一种像放音乐、吹笛子，甚至像打锣一样的声音，声调比较高、比较清脆的声音，那就是干性啰音。干性啰音是气道不利的一种表现。寒邪，寒性气凝，导致气管痉挛、狭窄，气管处于痉挛、收缩的状态，可能里面还有痰饮，也可能是瘀血、邪热、肿瘤等，气体通过的时候不通畅，于是就出现这种干性啰音。哮病的病人，既有痰饮内伏，又有气道不利，所以既可以有湿性啰音，又可以有干性啰音。

四、咳嗽

咳嗽，什么是咳嗽？大家都知道，却不好用文字描述。气体从喉咙里面冲出来，发出来一种"咳"的声音。咳、嗽，古代有过区分，什么叫咳？什么叫嗽？有声无痰叫作咳，实际上就是讲的干咳；有痰无声，就是吐出来就是痰，没有咳嗽的动作，没有"咳、咳、咳"的声音，一嗽痰就吐出来了，古人叫作嗽；又有咳、又有吐痰，叫作咳嗽。实际上没有必要做这种区分，因为咳、嗽、咳嗽，重点都是讲病理声音，是一个症状，吐不吐痰那是另外一个症状，临床也没有嗽痰的说法，而是叫咳痰、咯痰、吐痰，不叫嗽痰，所以现在一般对咳嗽不做区分，咳就是嗽、嗽就是咳，从喉咙里面发出来的那种"咳、咳"的声音，就叫作咳嗽。

张景岳讲"咳不离乎肺"，说明咳嗽与肺的关系最为密切。《素问·咳论》里面讲"五脏六腑皆令人咳，非独肺也"。非独肺也，就是说肺有病的时候一般都有咳嗽，但是除了肺有病引起咳嗽以外，其他的脏腑也可以引起咳嗽，"非独肺也"。咳嗽及与咯痰连在一起，有这么几种。

1. 咳声重浊沉闷

声重，发出来的声音重浊，"如从瓮中出"。如果咳嗽的声音好像从坛子里面发出来的瓮瓮瓮声，就是咳声重浊，胸部有紧闷的感觉，多半是实证，可能是由于痰饮、痰湿停于肺所导致的。咳声重浊沉闷，有时也叫咳声不扬，咳声不扬实际就是咳声沉闷、重浊，如果兼有黄痰，那是有痰热内蕴，不只是热，并且有痰，痰热内蕴。如果咳嗽有痰，并且痰滑易咯，痰色白，容易咯出来，痰滑易咯的那是湿痰，是痰湿阻肺。

2. 咳声轻清低微

咳嗽的声音不高，比较清脆，不是咳声沉重，多半是肺气虚损、肺气不足的表现。如果干咳无痰或者少痰，属于燥邪犯肺或者肺阴亏虚，干燥没有津液，自然不会有痰，肺得不到濡养、滋润，肺阴不足，因此只有咳嗽的声音，干咳无痰，或者少痰。

3. 咳如鸡鸣

有种特殊的病，叫作顿咳，咳嗽比较特殊，连续性的、痉挛性的咳嗽，一次连续咳几十声，"咳、咳、咳……"咳几十声才缓过劲来，咳得脸色变紫、颈脉怒张，喘不过气来了，接连不断的咳几十声，大人很担心，这么连续地咳没办法呼吸，小孩气会闭住、会咳死，一阵咳完以后，并且还有一个特殊表现，咳完时像公鸡打鸣一样，有个"呃"的回声，"咳如鸡鸣"一样的回声，这种病叫百日咳、顿咳，一次咳几十声，接连不断，所以叫顿咳，也叫鹭鸶咳。鹭鸶是种专门捉鱼的鸟，鹭鸶潜到水下面去，用嘴把鱼的腮夹坏，鱼就不能够呼吸、游泳了，就可以把鱼叼上来，所以打渔的渔民船头就有一只鹭鸶。鹭鸶可能也是发出这种声音，所以叫鹭鸶咳。

4. 咳如犬吠

咳嗽的声音像狗在叫一样，喉咙里发出一种"汪汪"的声音，咳嗽时发出像犬吠样的声音，声音是嘶哑的，呼吸困难，这是白喉的一种表现。是不是白喉？是不是像犬吠？当然更重要的要看喉咙里面有没有白色的假膜，有没有发烧、咽痛等表现。

五、心音

诊心脏，中医过去主要是用按诊，诊虚里，用手诊虚里的效果不是很理想，现在有了听诊器，用听诊器听一听心脏的声音，应该诊得更好一些。听心音主要是从心音的快慢、强弱，有没有杂音，判断有没有心脏的病变。通过按诊了解虚里搏动是强还是弱，听心音也是通过心音的增强或减弱，来判断心阳、心气、心血是不是正常。

1. 心音增强

咚哒、咚哒，心音很响亮。心音增强的原因有很多，身体消瘦的人，胸壁很薄，心音听起来响亮；做剧烈运动、情绪激动的时候，心输出量很大，心搏很有力，当然会增强。在疾病状态下，热邪、阴虚火旺、肝阳上亢，使心脏搏动有力，心音可以增强；血虚的人，为了提供需要的血液，起代偿作用，心脏收缩会有力一些，心音也可能会增强，这是一种虚性兴奋、一种代偿的表现，再严重可能就是阳气浮动了，浮动、躁动不安，这时心音可以增强。

2. 心音减弱

胖人，很肥胖，胸壁厚，心音可能听得不太清楚，传导出来的心音较弱；心气虚弱、心阳不振、心脉瘀阻、心阳暴脱、心肺气虚、气血亏虚，各种虚，心阳虚、心气虚、心血虚，全身的气血阳虚，心的功能减弱，都可以使心音减弱。心音减弱除了因于虚以外，也可能是由于胸壁的水肿、肺胀、悬饮、支饮。悬饮是讲饮邪停留于胸胁，支饮是讲水饮停留于心或者是肺，肺水肿、心包积液，都属于支饮的范围，被水阻隔住了，痰饮、瘀血、水饮停留在心脏的周围，可使心音遥远，外面听不太清，心音减弱。

3. 杂音

心音是咚哒、咚哒的清脆声音，如果这种心音以外听到另外还夹有其他声音，那就叫心脏杂音。根据杂音出现的时间，分收缩期杂音、舒张期杂音，还要看在哪一个部位出现，西医诊断学会详细讲。我们要知道，如果发现有杂音，听到正常心音以外，还另外有一个附加的声音在上面，说明心脏有了病变。比如心痹——风湿性心脏病，心肌肥厚；胸痹——心脏供血不足，缺血性心脏病，有的说就是冠心病；心瘅——瘅是急性的炎症，如风湿性心内膜炎、风湿性心肌炎等；再就是先天性的心脏病、肺胀等，心脏都有可能出现杂音。除了心脏直接的病变外，高热、气分热盛，阳亢、肝阳上亢，瘿气——甲状腺机能亢进等，由于阳亢，机能活动旺盛，热迫血行，在这种情况之下，心音会增强，也可以出现杂音。因此，心脏有病，心脏可以出现杂音，心脏出现杂音，一般来说是心的病。这有助于辨证、辨病位，心脏有明显的杂音，难道能说心脏好、没问题，心脏很健康？心有病，病人可能有心惊的感觉，如果病人没有心惊的感觉，但是听到明显的杂音、心律不齐，也可以认为是心的病变，是心有病的一个表现，至于是虚还是实、寒还是热，那就结合心音的强弱、全身的情况加以鉴别。

六、胃肠异常音

1.呕吐

前人将有声无痰称为咳；有痰无声称为嗽，有声有痰称为咳嗽。前人对呕吐也有区分：有声有物的叫作呕吐，既有"呕"的声音，又吐出东西来了，这是呕吐；有物无声的是吐，没有"呕"的声音，胃里面的压力太高，想吐，一下就吐出来了，叫作吐；有声无物，只有"呕、呕"的声音，呕不出东西来，那就叫作呕，也叫作干呕。现在对于呕、吐，往往没有严格地区分，统称呕吐，当然干呕还是要分出来的，干呕是有声无物。干呕也不等于恶心，恶心是病人自己的感觉，有想呕的感觉，甚至有作呕的动态，但是没有声音；干呕则是有感觉、有声音、有动态，只是没有物，没有东西吐出来。

呕吐是什么问题？总的说，是胃气失和、胃气上逆，呕吐是胃气往上逆的一种表现。为什么会咳嗽？总的机制是肺气失宣，肺气上逆。怎么解释咳嗽？反正是肺的气往上逆而发出来的声音。为什么呕吐？胃气不和了，气往上逆了，就出现呕吐，总是这个机制。至于胃为什么会不和？胃气为什么要上逆？寒还是热，是虚还是什么，要进一步找原因。怎么找呢？如果呕吐发生的势较缓、声音低，势缓声低，吐物清晰、没有臭味的是虚寒、阴证；

呕吐势猛、声壮，呕黏稠黄水，甚至酸臭苦水，那是实热证。根据呕吐的情况，分虚寒、实热。古人说"咳嗽不离乎肺"，"五脏六腑皆令人咳，非独肺也"。为什么会出现呕吐？我们同样可以这样理解，"呕吐不离乎胃"，"五脏六腑皆令人呕，非独胃也"。可不可以这样说？应该是可以的，咳嗽总是与肺有关，呕吐总是与胃有关，但人是一个整体，任何脏腑，心、肺、脾、肝、肾有病，都可以影响到肺而出现咳嗽，都可以影响到胃而出现呕吐。呕吐还有两种特殊的情况。

（1）朝食暮吐、暮食朝吐　就是早晨吃的东西晚上才吐出来，晚上吃的东西到第二天早上才吐出来。这种情况，名曰胃反。胃反是一个独立的病，很可能是幽门梗阻、幽门水肿。幽门在胃的下部，部位幽深，食物不能够经过胃的下脘排到肠子里面去，积留在胃里面，积留很长时间以后才呕出来，从而形成朝食暮吐、暮食朝吐。当然不等于说早晨吃的东西一定到晚上就吐，晚上吃的东西一定要到第二天早上才吐，只是形容隔了相当长一段时间才吐出来。《金匮要略》里面就有胃反这个病名，原因是下脘阻塞不通。

（2）口干欲饮，饮后又吐　口干要喝水，喝水以后，马上又吐了，这种情况，张仲景称其为水逆。但是水逆还不是一个病，这种典型的现象临床不常见，还定不下是哪一种病，辨证很可能是水饮内停、寒饮停胃。

2. 呃逆

呃逆是胃脘、横膈的部位突然有种紧缩感，于是从喉咙里冲出来一种短促的"呃"声，就是俗语所说的打呃，古代称为"哕"，也是胃气上逆的表现。呃逆是膈肌痉挛，呃逆起来也蛮讨厌的，有的可能是吃了辣椒等刺激性食物，呃逆了；有的可能是受了寒，出现呃逆；有的找不到明显的原因，无缘无故就呃逆起来了。新起的、呃声频作、声音高亢而有力，呃逆的时间一般不会很久，但也有呃几天几晚的，多半属于实证。如果是久病、重病，胃气已经很虚，体质已经很差，出现呃逆，呃声不高、低沉无力的，属于虚证，是胃气衰败的表现。

3. 嗳气

嗳气，打嗝，不是呃逆。嗳气是气体从胃里面慢慢地出来，发出比较长的"嗳"的声音，古称为"噫"，也是胃气上逆的表现。注意不要将呃逆称为嗳气，也不能将嗳气称为呃逆。

饮食吃饱了，可能会打个嗝，小孩喂奶的时候，可能也吸了一些气体到胃里面去了，所以小孩吸奶以后，要把小孩伏在肩上，拍拍他的背，让小孩打个嗝，将气体放出来，特别是喝了汽水以后，一般都要嗳几口气，这种嗳气，不一定是病变。

如果嗳出来的气是酸的、臭的，嗳气酸腐，有脘腹痞胀，肯定是有宿食内停。嗳气频作、响亮，嗳气以后，腹胀能够减轻，并且和情志有关系的，可能是肝气犯胃，仍然属于实证。

嗳气低沉、断续，没有酸腐臭味，食纳很少，经常地嗳气，那可能是胃气虚弱，虚证。嗳气频作，兼有脘腹冷痛、得温减轻，可能是寒邪犯胃或者胃阳亏虚。

4. 肠鸣

正常的人肚子里面也有肠鸣，只是耳朵没有听到，如果把耳朵贴在腹壁上、肚皮上面仔细地去听，也可以听到咕隆咕隆地响，借助听诊器，就听得更清楚了。肠鸣本来是一种正常的现象，正常人，每1分钟都可以听到四五次咕隆、咕隆的声音。通过听诊器听到了肠鸣，肠子里面咕隆、咕隆地响，是不是有气滞？不一定，正常人是可以听得到肠鸣的。

病理性的肠鸣，是讲不借助听诊器都能听到，病人肚子里面咕隆、咕隆作响，耳朵都能听到，听诊器听起来声音很高、很频繁，那就是肠鸣增多、增高了。所以病理性肠鸣，是指肠鸣音增多或减少、增强或减弱。

（1）肠鸣增多　肠鸣辘辘有声，像井水咕噜、咕噜地响声，那是饮水过多，或者是肠子里面有水饮停留。

肚子饿了，要吃东西了，肠子在叫唤，那是饥肠辘辘。肠鸣辘辘，得温、得食而解的，是胃肠虚寒，也可能进食太少，没有营养，肠子里面没有东西可消化了，那也是虚，所以叫作胃肠虚寒。肠鸣音高亢、声音很高，频急、时时鸣响，多半是风寒湿邪使胃肠的气机紊乱，或者是气机阻滞，肝气不调、肝脾不和、肝气犯脾，肚子里面肠鸣。呃逆、嗳气是从胃发出来的，所以叫作肝气犯胃；肠鸣是在小肠，实际属于脾，所以认为是肝脾不调、肝气犯脾。

（2）肠鸣稀少　借助听诊器去听，很少听到肠子里面有声响，1分钟、3～5分钟还没有响一次，说明肠子活动力很差、不太活动了。为什么肠鸣稀少、减少？肠道传导阻碍可以，实热之邪阻滞在肠，阻塞了；肝脾的功能不调，气机郁滞，肠道气机欠通畅；脾肺的气虚，脾气虚弱，运化迟钝，可以；寒性收引，寒凝气机，气机不通畅，可以出现肠鸣稀少。

如果肠鸣音完全消失，一点肠鸣音都没有了，那是气滞不通的重症，是气闭。寒凝，或者是湿热，或者是食积等，都可以导致，比如腹部手术以后，用了麻药，肠子麻痹了，不知道动了，当然就没有肠鸣音，也没有矢气，不放屁，所以外科医生讲"千金难买一屁"，腹部手术以后，如果一放屁，有矢气了，说明肠子已经活动起来了，所以外科医生对放屁感兴趣，希望手术以后，病人很快就出现肠鸣。肠鸣消失，中医诊断多属于肠痹，或者是肠结，这是两个病，肠痹和肠结都是肠子不通了，肠子里面没有气体流动、没有肠鸣音出现。肠痹和肠结的区别在于：肠痹是麻痹，相当于麻痹性的肠梗阻；肠结是完全堵结了，相当于梗阻性的、机械性的肠梗阻，

第二节　嗅气味

闻诊还包括用鼻子闻，嗅气味。内容很简单，一般是气味酸腐、臭秽的，是热证；气很淡，没有什么气味，没有腥气、臭气的，多属虚证、寒证。这是常规，应该要掌握。

一、病体气味

从病人身体发出来的气味。

1.口气

（1）口臭　口里面有臭气，比较常见，口臭的人，自己往往不知道，是不是因为习惯了？久居兰室而不闻其香，长期的口腔里面有臭气，自己闻不到了，旁人却可能一下就注意到他有口臭。为什么会出现口臭？最常见的原因是胃热，胃火上炎、熏蒸；口腔不清洁，比如说龋齿、牙疳；便秘的病人、消化不良的病人也可以出现；有的没有明显症状，没有病理改变，就有口臭，过了一段时间又不臭了。

（2）口有酸气　口里面有一种酸气、酸臭，可能是食积。

（3）口气腐臭　像物质腐败了一样，口气像寡鸡蛋、臭鸡蛋一样，有种腐臭气，很可能是有食积，或者是胃肠有脓疡等情况。

（二）汗气

汗液发出的气味。很重的汗气，一般是湿热内蕴。汗臭气，甚至是狐臭，腋下一种很难闻的怪臭气，多半认为是湿热引起来的。

汗出腥臭，可以见于瘟疫等热性病，发热、出汗，出汗以后没有及时擦掉，湿热蕴结，形成有腥臭的汗气。腥臭的汗气最常见的是脚气，很臭，有的人脚容易出汗，穿了不透气的橡皮鞋，汗没有散发，当脚一伸出来时，哎呀！臭得要命，脚气应该也是湿热蕴结，汗气闷在里面发臭。

（三）痰、涕之气

痰，有腥臭脓痰，是肺痈、有热；痰没有气味，当然是寒。

鼻涕，鼻渊可以流腥臭如鱼脑一样的鼻涕；外感病的鼻涕，一般没有腥臭气味。

（四）二便之气

放的屁、排出来的大便很臭，臭如败卵，是伤食的表现。

小便混浊，有臊气，氨的气味很浓，可能是湿热的表现。尿里面如果有一种苹果样的气味，那是消渴厥，就是消渴、糖尿病到了严重的程度，出现了昏迷，尿可以出现苹果样的气味。

（五）经、带、恶露之气

月经、带下、恶露的气味，同样是腥臭为湿热，没有腥臭气是寒湿、虚寒。如果崩漏或者带下奇臭，臭得特别厉害，要怀疑是不是有癌症的可能。

（六）呕吐物的气味

仍然是气味酸腐、臭秽，是热证、伤食；没有腥气、臭气，多属虚证、寒证。

二、病室气味

病室的气味，实际上可能是病人身上出了汗，或者是呕吐物、排泄物，没有及时处理掉，通风又不良，使整个病室都充满了气味，所以病室气味，实际上是病体气味的延伸，是呕吐物、排泄物散发出来的气味。

如果病室臭气熏人，很可能是瘟疫的表现，是严重疫毒引起来的。

如果病室有血腥气，可能有失血。

有汗臭气，说明病人可能出了汗。

病室有尸臭气，像肉腐烂了的那种气味，可能是脏气衰败。

病室有脓腥臭气，可能是有痈脓。

如果病室里面有很浓的尿臊气，要考虑有没有肾衰的可能，肾的功能是不是衰竭了。

病室里面有烂苹果的气味，可能是消渴厥。

闻到大蒜臭的气味，病人又瞳孔缩小，针尖一样的瞳孔，要考虑有机磷农药中毒的可能。

第三十讲
脉诊（一）

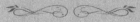

第五章　脉　诊

　　中医历来对脉诊都特别重视，很多来看病的人，也把脉诊看得最神，所以请中医诊病都要诊脉。什么叫作脉诊？脉诊，又叫作切脉、候脉、持脉、按脉、诊脉等，有种种提法，古代并非经常是以脉诊或者切脉来代表诊法。诊法，望、闻、问、切四诊，古人有时候是用脉或者说切脉、切诊来代表，实际上诊法不单纯是切诊，由于对脉诊最重视，因此以脉来代表诊法，有这样的概念。

　　所谓脉诊，就是医生用手指对患者身体特定部位的动脉进行切按，通过医生体察脉搏跳动的情况，形成一个脉象——跳动的形象，根据这个形象来了解病情。由于脉象是脉搏跳动的形象，因此对健康人、有病的人都可以诊脉，这样一种方法叫作切脉。中医对诊脉有独特的经验，比西医更重视脉象，西医也测脉搏，那是由护士完成的，每天早晨护士巡查的时候，就要摸摸脉、量量体温，数一分钟跳多少次，仅仅是测脉跳的次数。中医在切脉上有非常丰富的经验，考察的内容非常多，全面考察脉搏跳动的形象，并且形成了非常完整的理论，脉象对于诊察疾病、各种脉象的原理、怎么样的诊察，有完整的理论体系，成为中医诊病的常规方法。如果中医诊病不摸脉，那还算一个中医吗？现在临床确实就有不诊脉的，我看不算中医。脉诊应该是中医诊病必不可少的、常规的方法，即使病情危急，也应该要切一下脉。

脉诊的发展简史。《扁鹊仓公列传》里面讲"今天下之言脉者，扁鹊也"，所以认为脉诊是由扁鹊发明的。《内经》里面已经提到了"三部九候"诊法，也提到了一些脉的名称。《难经》就特别强调"独取寸口"。张仲景是"平脉辨证"。王叔和《脉经》里面有 24 种脉象。后世的脉书很多，历代都特别重视脉诊，脉诊的著作也特别多，从古到今，估计不少于 100 本，100 部专门的脉诊著作。在其他的著作里面，也都必须要谈脉。

对于脉诊，古代记载有好的，讲得神乎其神，非常灵验。也有在脉诊上出问题的，举两个例子。一个是《后汉书·华佗传》记载，华佗曾经诊过一位李将军的妻子，这个李将军的妻子怀孕以后身体受了伤，出现流产的情况。华佗诊脉后说：这是受伤，伤了身子，胎儿已经出来了。李将军回答说：对，胎儿已经出来了。但是华佗讲：按脉象，胎儿还没有出来，小孩还在里面。李将军说：不对啊，已经出来了，怎么还在里面呢？就不以为然，以为华佗搞错的，跌了一跤，把小孩跌下来了、已经流产了，胎儿都出来了，怎么说还没有生呢？不以为然。华佗开了药，吃了以后，稍微好一点。隔了 100 多天，这个李将军的妻子又肚子痛起来了，要生小孩一样的。又把华佗请来，华佗一看，脉理如前，按脉和原来讲的一样，胎儿没有下来。为什么呢？原来是生过一胎，但是还有一个小孩没生下来，是个双胞胎，上次生了一个，还有一个。上次流产的时候，可能出血太多，因为没有血了，后面这个就没有生下来，这个胎儿已经死在肚子里面了，已经附着在子宫上面了。于是，华佗就给她扎针，并且吃了汤药。吃药以后，肚子痛，真的要生小孩了，因为这个胎儿已经死在里面了，不能够自己生下来，就用手去探，用手把这个胎儿弄下来，"使人探之，果得死胎"，果然弄出来一个死的胎儿。这个胎儿有头、手、脚，人形已经都具备了，就是因为死在母腹里面有百来天，已经变成黑色的了。这个病，通过华佗的诊脉，一诊就诊出来了，胎儿已经生下来一个，肚子里面还有一个死胎。这是不是很神啊？华佗的医术真是非常之高明，凭诊脉就诊出来有两个胎儿，还有一个没有生下来，很灵，所以形容名医是华佗再世。

但是也有在诊脉问题上失败了的。有一个医案，《冷庐医话·医鉴》这篇书里面就讲到：江苏的苏州有一个姓曹的医生，状修伟多髯，状修伟，就是人比较瘦、高，胡子很多。他当时医术也不错，远近都有名，很多人找他看病，他自己以为是名医了，就抬高身价，贫穷人家诊病他不愿意去。有一天，一个财主家的女儿生病了，这个财主就打发个仆人，要奴仆请曹医生来给小姐看病。请曹医生的这个奴仆，对这个曹医生不满，他不是穷人家的人生病都不去、架子很大嘛，不愿意为劳苦人们服务，只给有钱的人看病。这个奴仆对这位姓曹的医生有意见，恨死他了，在路上就想了个法子，要惩罚一下这个曹医生。他见了这个曹医生就讲：我们家小姐已经出嫁了，怀有身孕，好几个月了，现在生了病，主人请你去给她看一看。这个曹医生到家以后，古时很封建，女孩子、没有出嫁的大姑娘是不能见生人的，有病只能睡在床上，把帐子放下，伸出个手来，请曹医生按脉。这曹医生也不思考，听仆人说已经怀了孕，一诊脉就说：是有孕了、有喜了、怀宝宝了。这个主人、财主就想：我家姑娘才十多岁，在家里守着，怎么会怀孕呢？这是怎么回事？大惊！很奇怪！不对！第二天又请这个曹医生再诊，试试这曹医生是不是诊对了。要他儿子睡在床上，装成他女儿的样子，也把帐子放下来，又把手伸出来让曹医生诊脉。这曹医生诊过之后，还说是怀孕了。这一下就不得了了，他儿子把被子掀开，把帐子打开，一下跳出来，把裤子扒下来，说：你看我是男的还是女的？你看我是有孕了吗？说我有孕，侮辱我可以，侮辱我妹妹不行，就要奴仆打，往死里打，打了一顿以后，还要灌他吃大便，灌完大便以后，把他的胡子，他不是胡子很长嘛，长得很漂亮嘛，把胡子也通通刮掉，脸上用白粉涂上，将全脸涂白，把他赶出去。看热闹的人很多，这个曹医生这一下就完了。从此他回来以后，半年不敢接客、见人，不敢出来，躲在家里。他原来是身价高、威信高，一下就一落千丈。这位曹医生就是在诊脉的问题上出了个大茬子、误诊，跌了一大跤。这两个例子，一个是讲华佗看脉是如何的神；一个是讲这个曹医生自吹牛皮，不小心没有看准，跌了个大跤。所以，对诊脉要高度重视，必须认真，要看准，不能马虎。

第一节　脉诊概述

讲脉诊的一些基本情况，脉诊的方法和诊脉的部位、诊脉的特点等。

一、脉诊原理

讨论一下脉诊的原理，为什么诊脉能够诊病。首先要明确几个概念：① "脉"。什么叫作脉？《中医基础理论》讲过，人有皮、肉、筋、骨、脉，这个脉就是指的脉管、脉道，它是气血运行的通道，脉这个概念、这个脉字，是讲气血运行的通道。② "脉搏"或者叫"脉气"。脉搏的跳动，是由心脏的机能形成的，要通过心脏的跳动脉搏才会跳动，有一种力量、有一种动气，所以脉搏又叫脉气。脉气是指脉搏在跳动，出现脉搏跳动的信息，有脉气，脉搏不跳动了，就没有脉气了。脉搏是指心脏跳动的时候，推动血液在脉管里面运行所产生的一种波动，心脏跳一下，压着脉管里面的血液向前跑，产生一次波动，脉搏是讲脉产生的波动。这个波动、脉气，活着的人都有，死人心脏停止跳动，就没有搏动了、没有脉气了。所以脉搏是不管诊脉不诊脉，只要人活着，必然就会有脉搏在那里跳动。就像有呼吸、有心跳一样，正常人都有脉搏跳动、都有脉气。③ "脉象"。什么叫作脉象呢？脉象是指脉动应指的形象。脉搏在那里跳动，可以用一个探头、用个传感器把它探查出来。医生的探头、传感器是什么？就是医生的三根指头。医生的指头按在动脉管上，知道脉搏在跳动，跳动得快还是跳动得慢，跳动得强还是弱，有力、无力，大、小，跳动的是个什么样子，医生头脑里形成一个印象。诊脉就像看人一样，某个人很瘦、下巴比较尖、腮部凹进出，可能会说这个人有点像个猴。医生通过诊脉，对脉搏跳动的状态、形象，头脑中形成的一种印象，这就叫脉象。脉象一定是中医的体认，得到的一个印象。为什么强调是中医？西医也看脉，有时候也摸一下脉，但是没有全面体察脉搏的形象，只是数了一下快慢。中医则要从很多方面，部位、速度、强弱、形态，各个方面来考查，综合形成一个印象。脉搏是客观存在的，诊不诊都在跳动，脉象是医生诊察了病人的脉搏，考查、体会，头脑里面产生的，比如脉搏跳得好、有力，这个脉怎么跳得这么慢，形成的这么个印象，所以这就叫作脉象。④ "脉诊"。按道理说脉诊就是脉象，但是脉象只是有了一个形象，迟、数、有力、无力、洪还是细，是客观存在的事物在医生头脑中形成的印象。什么是迟脉？每分钟跳多次算数脉？细脉是什么问题？什么情况会出现洪脉？脉弦说明什么问题？要让这些脉象为诊断服务、为辨证服务，那就有一个思考、分析的问题。脉象还只是个形象，脉诊是既要诊察出是什么脉象，又要知道这个脉象的意义。某个人看上去很瘦，有了这个瘦的印象以后，就会产生瘦的人可能体质不好、营养不良、力量不足，甚至多火这么个结论。因此，脉诊或者叫作诊脉，是医生通过摸病人的脉象以后来判断疾病的一种诊断方法。总结这四个概念，"脉"只是形体中一条运行血液的管子；"脉搏"是血液在脉管里面流动时产生的一种跳动、搏动的现象；"脉象"是医生手指按着脉管时，根据脉搏跳动的形象，在头脑中形成的印象；根据这个印象、脉象，按照中医学的理论进行分析，属于什么病情，这才叫作"脉诊"。这四个概念的层次不一样，当然又密切相关，四个里面都有一个脉字。

中医为什么通过诊脉能够判断病情呢？脉诊的依据是什么？这就是诊脉的原理。

（一）心、脉是形成脉象的主要脏器

心和脉是形成脉象的主要脏器。脉搏跳动，形成脉象，作为组织器官，主要是心脏和脉管。一是靠心脏的跳动，心脏如果不跳动，脉搏就不会出现，所以脉动是源于心，"心动应脉，脉动应指"，心脏跳动就反映在脉搏上，脉搏的跳动情况，医生的手指可以体会到，所以心脏是动力。二是靠脉管的舒缩，心脉相连，只有心脏没有脉管也不行，脉管是气血运行的通道，能够约束、控制、推动血液向前运动，使血液在血管里面运行，脉管也有推动作用，血管扩张以后，自身可以收缩，缩的时候也有挤压作用，所以心和脉是脉象形成的主要器官。

（二）气和血是形成脉象的物质基础

气和血是脉象形成的物质基础。脉管里面跑的、心脏压出来的是血液，没有血液也不能形成脉象。脉赖血以充、赖气以行，需要血液的充足，依靠气的推动。如果血不充足了，脉搏肯定细，如果机能不足，心和脉管的气不足，脉气不足、心气不足、心阳不振，当然脉搏跳动的力量就不够，就会出现虚弱的脉象；心脏跳动很有力，脉搏也就显得有力。所以气和血是形成脉象的物质基础。

（三）其他脏腑与脉象形成的关系

其他脏腑与脉象形成也有关系。心主血脉，不仅仅是心、血、脉这三个方面，不仅是功能、物质、器官的关系，和其他的脏腑也有关系。

比如说肺主气，肺和心脏都在上焦，肺气是宗气形成的重要条件，就是说肺呼吸的氧气和水谷之气相结合，形成宗气。肺和心的主要功能，一个是主气，一个是主血，心和肺都居于上焦，二者是君相的关系，好比皇帝和宰相的关系。肺朝百脉，肺对推动血液运行也能起帮助作用。

脾胃能运化水谷精微。血是脉象的物质基础，血是从哪里来的呢？脾胃为气血生化之源。因此，脾胃的功能怎么样，和血、和脉搏有关系。同时，脾还有统血的功能，脾的功能旺盛，有约束力，就能够控制血液运行，使血沿着一定的道路运行，所以脾和脉象有关系。

肝的主要功能是疏泄，肝主疏泄，能够贮藏血液、调节血量，人卧血归于肝，动则血行诸经。比如说肝窦里面原来贮藏了一些血液，活动的时候，肝脏能把这些血释放出来，参加到血液循环里面去，如果血液需要减少的时候，肝又将它贮藏起来了。所以肝能够贮藏血液、调节血量。

脉象和肾有什么关系？肾藏精，是全身阴阳之本。精还具有生血的作用，这是间接来说，有这么一些关系。

因此，诊脉为什么能够判断病情？理论上大体可归纳为这么两个方面：直接的是与心、脉、气血，密切相关；同时，还跟肺、脾、肝、肾有一定的关系，是间接的关系。这就是诊脉的原理。为什么脉搏能够反映病情？因为脉搏能够反映心气、心血、心阳、脾胃的功能，血液的盈亏，脉管的约束力等，能够反映这些情况。

二、诊脉部位

诊脉到底诊什么部位？现在一诊脉，就是伸个手出来，这是手上的脉。中医诊脉，常规是诊手上，按动脉。实际上古人诊脉不仅仅是诊手上，诊脉从古到今有好多部位，临床必要的时候也不单纯是诊手上。有这么几种诊脉部位。

（一）三部九候诊法

三部九候诊法，也叫作遍诊法。三部九候诊法，就是全面的诊、普遍的诊，全身的脉都诊。三部九候诊法见于《素问》，《素问》有一篇叫作《三部九候论》，里面讲："人有三部，部有三候，以决死生，以处百病，以调虚实，而除邪疾。"人有三部，每一部里面有三个候，通过三部九候就可以判断全身的疾病，判断预后，了解病变的虚实。遍诊法分为上、中、下三部，头上、手上、脚上三部，头上也按、手上也按、脚上也按，全身都按到了，并且每一个部位还有三个地方，头上要按三个地方、手上要按三个地方、足上要诊三个地方，按九个部位，这样把全身都诊遍了。通过按三部九候的有关动脉，来了解全身各个脏腑经脉的状况，来诊断疾病。三部就是指头部、手部、足部，九候就是每一部、每一个部位，又分为天、地、人三候。天在上面，地在下面，人在中间，头、手、足三部是上、中、下，每一部又分天、地、人三候，也就是上、中、下三候，就形成了三部九候。头上有三个诊脉的地方：太阳、耳门、鼻子旁边的巨髎。手上有三个诊脉的地方：一个就是现在通常诊脉的这个地方，叫作太渊；一个是诊神门，在尺侧这一边；还有一个诊合谷，所以手上是诊三个部位。脚上也有三个地方，脚上的三个地方有不同的说法，脚上的三候：一般是说太冲、太溪和冲阳这三个部位，也有的把五里、箕门和太冲这三个地方称为下面的三候。遍诊法实际上还不只诊九个地方，而是一边诊九个地方，两边加起来是十八个地方，遍诊就不能只诊左边，或者只诊右边，而是两边都诊，两个太阳、两个耳门、两个巨髎，两个寸口、两个合谷……实际上是十八个地方，因此叫作遍诊法、全身诊脉法。同学们要记住，什么叫作遍诊法的三部九候？遍诊法的三部是诊哪三部？就是诊上部，即头部、手部，即中部，和足部，即下部。每部的三候叫什么？天、地、人，也就是上、中、下三个部位，合起来叫作三部九候，这是要记住的。至于所诊的具体部位叫什么，是诊的哪一条经脉，在哪个地方诊，同学可能记不了那么多。但是每个部位是有名称的，一个是在太阳、一个在巨髎、一个在耳门，一个在太渊、一个在合谷、一个在神门、一个在五里或者是在冲阳、一个在太溪、一个是在太冲。每个部位都有脉搏的跳动，同学如果感兴趣，自己可以去摸，可以摸得到脉动的，太阳这个地方有脉搏跳动，耳朵的前面有脉搏跳动，巨髎有脉搏跳动，三部九候的部位都有脉搏跳动。至于脉动的部位是哪一条经脉，是足少阳胆经还是足厥阴肝经，或者是足阳明胃经、手太阴肺经、手少阴心经，可以不记那么多。

诊这些部位是干什么？要掌握个原则，诊头上的脉动，就是候头面的病情，看头部有没有问题，手上和脚上就反映内脏和下部有什么问题没有，目的就是这个。不要以为候头部脉动上是为了诊脚，候脚是为了诊头。头上是反映头面之气；手上是反映胸中、心肺之气；脚上是反映中下焦、肝脾肾的功能。上面反映上部的病变，中部反映中部的病变，下面反映下部的病变，知道这么一个原则，这是遍诊法的三部九候。

（二）人迎寸口诊法

人迎、寸口诊法是诊什么地方呢？要诊两个部位：一个是人迎，一个是寸口，将两个部位的脉动互相参照，用来进行诊断的一种方法。这种方法出于《灵枢·终始》篇。寸口就是我们平常诊脉的这个部位，寸口、桡动脉，手的桡侧、内侧、桡侧缘的这条动脉，这就是寸口诊脉的部位，这个地方主要候内脏的情况。第二个是人迎，人迎在哪个部位呢？就是颈总动脉这个地方，耳朵下面的颈部，可以摸到有脉搏跳动，诊颈总动脉这个地方叫作诊人迎。

把两个地方对照起来，《内经》的《灵枢》里面认为：人迎脉反映体表的情况，躯壳外面的情况；寸口脉反映内脏的情况。《内经》有这种认识。诊脉时要对寸口的脉和人迎的脉进行比较，哪一个大？寸口脉跳动得厉害还是人迎脉跳动得厉害。正常人一般两个地方脉动差不多，力量大小差不多，人迎脉和寸口脉应该是相等的。在疾病的情况下，二者就有可能不同了，人迎脉大于寸口脉一倍、两倍，甚至三倍，这是人迎脉大，说明什么问题？《内经》认为是体表、躯体、躯壳的问题。寸口脉大说明什么问题？内脏的问题。如果人迎脉跳得特别旺，比寸口脉跳得厉害一些，说明病位在什么地方？在体表，也就是说，外面的病比里面的病要严重一些。因此，人迎脉大，大于寸口脉，多半是体表的病明显。如果大于四倍，这个似乎是不太可能，人迎的颈动脉搏动得很大、很有力，大于寸口脉的四倍！大一些是可能的，但是大于四倍这种情况恐怕难得见到。但是《灵枢》说，人迎大于寸口四倍，叫作

"外格"，格拒了，格在外面了，气血主要在外面，所以叫作外格。如果反过来，寸口脉大于人迎脉，寸口脉很明显，颈上这个脉搏人迎脉搏动得不太明显，前面讲过寸口脉是说明内脏，病位在内，人迎脉说明是躯体、体表，病位在表，如果寸口脉跳得很厉害，说明病位是里证，在里面、在内脏。如果寸口脉大于人迎四倍，大四倍那也不可能，但是如果说寸口脉确实大于人迎脉，这一情况古人把它叫作"内关"，关在里面了，因为寸口脉是主内脏，这种脉说明病邪被关在里面了，因此叫作"内关"。"内关"与"外格"两个合在一起就叫作"关格"，关格这是一个名称，一个中医的术语，关格这个术语最早的含义是讲人迎、寸口两个脉搏的大小比率，是讲这个问题。但是后来关格这个概念慢慢就演变了，后来变成什么了呢？大便不通称为格，小便不通称为关。再演变，又演变为大小便不通叫作格，并且还呕吐不止就称为关，有大小便不通，下面不通就往上，出现呕吐，这就叫作关格。最后，我们现在的《中医内科学》教材上面、五版《中医内科学》里面就有关格这个病，这个病是指的什么病？实际上相当于尿毒症，小便解不出来了，尿毒症出现了呕吐，这种情况把它叫作关格，关格变成一个病了。中间那个阶段，宋朝、明朝那个时候，是把关格当成症状，大便不通、小便不通、呕吐，这就叫作关格，到了近代把关格变成了一个病，肾功能衰竭、尿毒症叫作关格。因此，关格这个名称的概念出现了180度的大转弯，从开始的时候讲脉搏，人迎和寸口脉搏的比率，人迎脉大于寸口脉四倍叫作外格，寸口脉大于人迎脉四倍叫作内关，原始含义是这个，后来变成了尿毒症、肾功能衰竭的表现，变成了这么一种病。要了解人迎寸口诊脉法是怎么回事，关格这个名称这样来的。

（三）仲景"三部诊法"

张仲景诊三个地方，显然这个方法是张仲景提出来的。学《伤寒论》时，《伤寒论·序》里面，张仲景就曾经批评过："按寸不及尺，握手不及足，人迎、趺阳，三部不参。"除了人迎、趺阳，还有一个寸口，"握手不及足"，握手就是诊寸口脉，不及足就是不按足部的趺阳脉，人迎、寸口、趺阳，加在一起是三部。如果"三部不参，动作发息，不满五十，短期未知决诊，九候曾无仿佛。"这就是张仲景采用的三部诊脉法，因此叫作仲景三部诊法。遍诊法也是三部，头、手、足三部，三部里面各有三候，那就是三部九候，人迎、寸口、趺阳也是三部，如果问三部诊法是哪三部？加上一个仲景三部诊法，只诊三个地方，不是诊九个地方。人迎寸口诊法是诊两个地方。

《伤寒论》的三部诊脉法，诊寸口脉常用，寸口脉当然是候脏腑的情况，除了寸口、人迎以外，还有一个诊趺阳脉，趺阳脉在哪个地方呢？在足背，足背部中间系鞋带的地方，趺阳脉是足阳明胃经所过，诊这个地方的脉搏，因此趺阳脉是候胃气。其实还有一个诊太溪脉，太溪脉在哪个地方呢？在足跟，足踝的内侧，内踝的后面，用手诊内踝后面这个地方，这个地方是足少阴肾经所过的部位，因此太溪脉是候肾气。诊趺阳脉、诊太溪脉，这种诊法现在临床上一般不用，不是每个病人都诊脚上的趺阳脉、太溪脉。许叔微有两句话，叫作"趺阳胃脉定生死，太溪肾脉为根蒂"，就强调了诊趺阳和太溪。趺阳脉是干什么的？趺阳是足阳明胃经循行部位的一个穴，趺阳脉搏跳动是诊胃气的，人以胃气为本，实际上是强调后天的重要性。太溪脉是强调先天的重要性，太溪是足少阴肾经所过的部位。所以现在对于危重病人，病情很重时，再摸摸趺阳脉还有没有、太溪脉还有没有，如果趺阳足背动脉还在那里跳动、太溪脉还在那里跳动，说明胃和肾还没有完全衰竭，胃和肾，胃气、肾气还仍然存在。

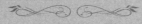

第三十一讲
脉诊（二）

（四）寸口诊脉法

寸口诊脉法，寸口这地方又叫作气口，也叫作脉口。寸口是因为这个诊脉部位大约是一寸多长；由于脉搏的跳动是靠气的推动，所以叫作气口；通常是在这个部位诊脉，所以叫作脉口。气口、脉口、寸口，常用的是寸口，但是也有叫气口的，也有叫脉口的。寸口诊脉法，只单独诊一个部位；全身三部九候诊法，九个部位，两边加在一起是十八个部位；由三部九候到张仲景的人迎、寸口、趺阳或者太溪三部诊法；终于变成寸口一个部位了。

1. 寸口诊脉的部位

寸口的部位在哪儿呢？桡骨茎突内侧，桡动脉的这段动脉，按桡动脉的跳动情况，用来诊察疾病的方法叫作寸口诊脉法。

《难经·二难》说："从关至尺内，阴之所治也；从关至鱼际是寸内，阳之所治也。故分寸为尺，分尺为寸。故阴得尺内一寸，阳得寸内九分，尺寸终始一寸九分，故曰尺寸也。"什么意思呢？请看这幅图（图31-1）。寸口诊脉的。

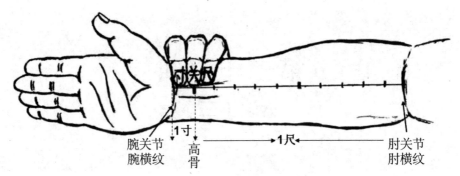

腕关节
腕横纹

1寸

高骨

1尺

肘关节
肘横纹

图 31-1　寸口诊脉部位

这个部位分为寸、关、尺三部。桡骨茎突这个凸起的部位称高骨，就是关部，关，就是关口，分界的地方；关的后面是尺，就是从关往后，到肘关节、肘横纹的部位，大约是 1 尺，将这 1 尺分为 10 等分，靠近关部的这 1 等分是 1 寸，诊脉的尺部大约占 1 寸；关的前面是寸，就是从关往前，到腕关节、腕横纹、鱼际边缘是 1 寸，寸部脉大约占 9 分。寸是什么意思？从关到鱼际是 1 寸。为什么叫尺？从关到肘横纹是 1 尺。所以《难经》说分寸为尺，分尺为寸，阴得尺内 1 寸，阳得寸内 9 分，尺寸终始 1 寸 9 分，以关为界，所以叫作寸、关、尺三部。

寸口诊脉法就是诊这 1 寸 9 分的地方，1 寸 9 分的地方分为寸、关、尺三部。三部又各分为浮、中、沉，就是轻轻的按、中等用力的按、重力的按，分为三候，这样又形成了一个三部九候。这个三部九候和遍诊法的三部九候，是名同而实异，名称都叫作三部九候，但是寸口的三部九候与全身的三部九候，实质内容完全不同。所以如果要问，诊脉有几个三部九候？有两个三部九候，一个遍诊法的三部九候，一个寸口的三部九候。

2. 寸口诊脉的原理

"独取寸口，以决五脏六腑死生吉凶之法，何谓也？"寸口诊脉法只诊一个部位，就这么 1 寸 9 分的地方，为什么能够诊全身的疾病呢？古人有很多说法，在《素问·五脏别论》《难经·一难》里面都有不同说法。归纳起来有这么几个方面：①寸口为脉之大会。脉在寸口这个地方跳得最明显，十二经脉的运行是从手太阴肺经开始的，手太阴肺经是起于胸中，从胸部走到手上的时候，其他的部位都没有寸口这个部位跳得明显，因此认为寸口是脉之大会。②脉会太渊。寸口这个部位的脉气、脉搏跳动最明显，这个地方的经穴叫作太渊，太渊也就在寸口，为脉之大会，是五脏六腑之气交接、终始之处，所以说脉会太渊。③候宗气的盛衰。能够反映宗气的盛衰，由于宗气积于胸中，宗气的生成与肺密切相关，脉搏的跳动靠心脏的鼓动。因此脉搏跳动的旺盛、大小、有力无力和宗气、心脏的功能密切相关，能够反映心脏的盛衰。这些理由，具体说是三句话：脉之大会、脉会太渊、候宗气也。

诊脉之所以独取寸口，还可以做这样的理解：①最理想的诊脉部位。寸口这个部位从解剖上看，是个理想的部位，循行在这个部位的血管比较固定，有桡骨垫在下面，外面的体表组织比较薄，上面没有很多脂肪，也没有肌肉，因此脉动非常清楚，是理想的诊脉部位，其他部位的脉气可能就摸不太清楚，脉动没有这么明显。②诊脉方便。将手伸出来就可以诊脉，其他部位可能要脱掉衣服、脱掉裤子、脱掉鞋袜，诊脉不方便，特别是古人，由于"礼"的束缚，在头上触摸、暴露身体，都是不礼貌的。诊人迎脉甚至还会出现瘙痒感。虽然其他部位也有脉动明显的，但都没有诊寸口脉这么方便，不受"礼"的拘束。③脉气准确。为什么说脉气比较准确？因为诊寸口脉的时候，要求手的高低与心脏保持在同一个水平上，脉与心同位。人迎脉虽然跳动明显，但是要把血液压到头上去，所需要的能量可能多一些；脚上的血流可以自然向下，不要花很多的能量就流到脚上面去了；寸口和心脏在同一个水平上，这个地方的脉气应该更能反映脏腑的功能状况，反映心阳、宗气的功能状况，所以脉气准确。④经验丰富。长期在寸口这个部位诊，就围着这1寸9分的地方，几千年来多少个中医都在积累经验，都在体会，都在考察，都在分析思考，体会最多，经验最丰富，把这些经验不断传授下来，形成了高超的技能。人迎脉、太冲脉等，诊的人很少，甚至有没有脉动可能都不知道，长短、快慢、反映什么问题等，就更不清楚了。唯有诊寸口脉积累的经验最丰富。

3. 寸口脉的分候

寸口脉可以分候脏腑。分候脏腑要记住两句话：左手心、肝、肾，右手肺、脾、命。就是左手和右手各反映不同的脏腑部位，左手的寸、关、尺反映心、肝、肾，右手的寸、关、尺反映肺、脾、命。另外还有一种说法，两手的寸脉候上焦，两手的关脉候中焦，两手的尺脉候下焦。其实差不多，心、肺在上焦，肝、脾在中焦，肾、命门在下焦。

三部分候各脏腑，部分分候部位有点分歧。请看下表（表31-1）：

表31-1　三部分候脏腑表

文献	寸		关		尺		说明
	左	右	左	右	左	右	
《难经》	心	肺	肝	脾	肾	肾	大、小肠配肺、心是表里相属，右肾属火，故右尺候命门
	小肠	大肠	胆	胃	膀胱	命门	
《脉经》	心	肺	肝	脾	肾	肾	
	小肠	大肠	胆	胃	膀胱	三焦	
《景岳全书》	心	肺	肝	脾	肾	肾小肠	小肠配右尺是火居火位，大肠配左尺是金水相从
	心包	膻中	胆	胃	膀胱、大肠	三焦命门	
《医宗金鉴》	心	肺	肝	脾	肾	肾	小肠配左尺，大肠配右尺，据尺候腹中
	膻中	胸中	胆、膈	胃	膀胱、小肠	大肠	

从表中可以看出，分候五脏，心、肝、肾、肺、脾、命没有分歧。哪个部位候胃？脾胃在一起，应该是在右手的关部；胆跟着肝，应该在左手的关部；膀胱在下焦，跟着肾，应该在左尺部，也没有分歧。不同的地方，分歧在大小肠和三焦。大肠、小肠分候于哪个部位？配的方法有两种：一种是按照脏腑表里相配，心和小肠相表里，肺和大肠相表里，肺在右寸部，大肠就在右寸部，心在左寸部，小肠就在左寸部。王叔和的《脉经》之前是这种配法。到了宋朝、明清的时候，配法就不一样了，是根据器官的解剖位置确定的，大肠、小肠、膀胱在下面，所以《景岳全书》《医宗金鉴》就把它配在下面、配到尺部来了，而不是将小肠配于左寸、大肠配在右寸。配在尺部也不完全相同，张景岳将小肠配在右手的尺脉，将大肠配在左手的尺脉，而《医宗金鉴》则把小肠配在左手的尺脉，大肠配在右手的尺脉。到底以哪一个为

准呢？我认为《医宗金鉴》配得好一些，为什么？它结合了脏腑相配的原理，心在左，肺在右，因此小肠在左尺，大肠在右尺，和古代配法不同的只是从寸部移到尺部来了。

寸口脉的脏腑分候，大同小异。现在临床上，一般只是讲脏，左手心、肝、肾，右手肺、脾、命，六腑的分候未做严格考察，用得不是很多，或者经验还不足。而寸、关、尺的心、肝、肾，肺、脾、命，作为中医来说是应该掌握的、必不可少的。

除了这种分候以外，还有另外一种分法，不分寸、关、尺，而是按轻、中、重来分。就是左手浮取候心，中取候肝，沉取候肾，左面的寸、关、尺三部都是轻取候心，中取候肝，重按候肾；右手寸、关、尺三部都是轻取候肺，中取候脾，重按候命门。两种分法，一个是按寸、关、尺来分心、肝、肾，肺、脾、命，一个是按轻、中、重来分心、肝、肾，肺、脾、命。这是讲寸口脉的脏腑分候。

4. 分候脏腑的理论依据

同学可能要问，为什么是左手心肝肾、右手肺脾命，而不是右手肺脾命、左手心肝肾呢？分候的根据是什么？回答同学的问题：一是根据气血阴阳的理论。古人认为从气血阴阳的角度来说，右手偏于气、左手偏于血，肺主气，故右寸配肺；生气之源是脾胃，所以配在右手的关部；右肾属火，故右尺候命门。左面偏重于血，心主血，配在左手的寸；肝藏血，配在左手的关；左肾属水，故左尺候肾。这是根据气血阴阳理论来配属的，陈修园的《医学实在易》讲得很清楚，"心主脉，肝主血，血脉生于肾精"，"是以左手三部俱主血"，心、肝、肾都和血有关系；"肺主周身之气，脾主元真之气，气生于火，是以右手三部皆主气，此皆阴阳互换之妙"。就是说右手是肺主气，脾为气血生化之源，命门之火又是生气之源，所以右手是肺、脾、命，左手是心、肝、肾，就是心主血，肝藏血，肾藏精，精生血，这个道理非常奥妙。第二是根据脏腑的位置。心肺在上焦，所以配在寸脉；肝和脾在中焦，所以配于关脉；肾位于下部，所以两个肾配在两个尺部。这就是《内经》"上竟上""下竟下"的原则，《难经·十八难》说："上部法天，主胸以上至头之有疾也；中部法人，主膈以下至脐之有疾也；下部法地，主脐以下至足之有疾也。"寸脉反映上部的问题，关脉反映中间的问题，尺脉反映下部的问题。第三是根据五行相生的理论。古人怎么解释呢？还是用五行相生来说，"天一生水"，人体的水应该是肾藏精、肾主水，肾在左边，所以将肾配在左手的尺部；然后是水能生木，因此肝配在左手的关部；木能生火，于是心配属于左手的寸部。这是由肾水到肝木、到心火，由尺到关、到寸。心火与命火同气相求，于是由左寸的心火转到了右手的尺脉、命门；命门之火能生土，因此脾胃之土配在右手的关脉；土能生金，所以肺金就配在右手的寸脉；金生水，又交叉到左手的尺脉来了。这样形成一个五行相生循环，用这个道理来解释，所以《难经·十八难》讲："此皆五行子母相生养者也。"张景岳的《类经·类经附翼》说"经文虽无五行所属之分"，虽然没有按五行分候的提法，"而后世诸贤以左尺为水，生左关木，木生左寸火，君火类从于右尺而为相火，火生右关土，土生右寸金而止，甚属有理"。这是五行相生的理论。

前人就是用阴阳、气血、脏腑上下、五行相生等这样的理论来解释寸口脉的分候的。寸关尺分候脏腑，按脏腑的上下位置划分比较好，心、肺在上焦，所以在寸部；脾胃、肝胆在中焦，所以候关部；肾、命门，就是肾阴、肾阳在下焦，小肠、大肠、膀胱也在下焦，应该配在尺脉。五脏配在左右手，左手是心肝肾、右手肺脾命，是根据五行相生、气机的升降、气血阴阳原理而确立的。

5. 分候的应用和原理

分候到底有没有意义？临床用不用？我以为有这么个原则：第一，六部脉基本是一致的，六部的脉象一般指感没有明显的不同，要大就六部脉都大，要有力六部脉都有力，要浮就都浮，特别是迟数，不可能像某些医案里面描述的那样，什么寸脉迟、左关脉数之类，不可能一边数一边缓、一边迟一边快，应该基本是一致的，六部的脉象基本上差不多，没有很明显的差别。所以周学霆《三指禅》主张"分而不分，不分而分"。就是说应该知道左手心肝肾，右手肺脾命，有这样的区分，而不分就是说诊每个病人的脉象，不一定要全部分出来，左手寸怎么样、关怎么样、尺怎么样，右手寸脉弦，关脉缓，尺脉弱，或者哪一部脉偏数，不一定那么仔细分。我理解"分而不分，不分而分"，就是可分则分，不要机械地去分，如果六部脉确有不同、可以分辨的时候，就应该区分，本来没有明显差别，而在医案上非要写上什么左寸弦、右寸缓、左关疾、右尺弱之类的话，那是不对的，没有必要。所以我说是可

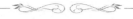

分则分，不要机械地去分。

　　第二，当某一部脉有独异的时候，张景岳很重视独异，讲得比较多，独大、独小、独盛、独弱。这个独异，也不是讲某部脉独迟、独数、独慢，不是讲的速度，也不是讲某一部脉搏出现了结脉、代脉，其他的部位不现结代脉，那不可能。可能就是某部脉搏显得大一点、小一点、有力一点、无力一点，可能是这样的区别。当某一部如果出现了独异的时候，应当考虑它所候脏器出现病变的可能，我后面加了个"可能"，是要考虑这种可能性，而不是一定。诊独异脉，我是有体会的，遇到过不少的例子。有的病人确实就是某一部脉显得虚弱一些，或者显得特别的有力、旺一些，这种情况是有的，如果出现了这种情况，要考虑该部是候的哪一个脏器，是不是这个脏器有病变的可能。比如经常碰到的，左关弦、右关弱，肝气犯脾或者肝郁脾虚；肺热炽盛的时候，可能右寸脉大一点；肝阳上亢、上实下虚的时候，可能关弦尺弱、寸大于尺，这种情况是可能有的，肝阳上亢，肝肾阴虚，阴虚阳亢，关脉就弦，尺脉就弱、没有力量，关脉较弦硬。这种情况临床还是可以见到的。我这儿举两个例子，其实有好多个典型例子，就举两个。一个例子是在很早以前了，那是三十多年之前，一年春节时我到丈母娘家去过年，春节没什么事干，大家都放假，丈母娘家隔壁住的是铁路上的一名技术员，是有文化的人，我们两个人闲聊，他说七几年那会儿，我没什么事，就找了些中医的书来看，中医的诊脉、望舌头，我都看了一下，但是就不知道诊脉里面的浮中沉、寸关尺是什么意思？我就告诉他，哪个地方是寸，哪个地方是关，三部九候是怎么回事，我跟他讲一讲，他理解了。接着他又说，那你给我看看，我是什么脉？我就仔细诊了他的脉，发现他的右寸脉比较弱，右寸脉，两个手的寸脉比较、与关尺比较，发现他的右寸脉弱一点。他问：你看我的脉怎么样？有什么问题没有？我说：整个脉象还好，只是右寸脉好像显得弱一点，话不能说绝啊，我说好像右寸脉显得弱一点。他说：右寸脉显得弱一点那是什么问题呢？我说：按道理来说，左手心肝肾，右手肺脾命，应该是你的肺比较虚弱，应该是肺有点问题。他说：你说得对，我原来患过肺结核，原来咳嗽了很多年，不过这几年已经好了，没有问题了，后来照片说没事了，已经都钙化了。我说：没事，可能就是你肺功能还没有完全恢复吧，肺气虚了一点吧，我只能把话讲到这个程度。春节以后，隔了一个月，他给我写了一封信来，说：你这个脉看得很灵，你上次说我肺有一点问题，我心里有点怀疑，一上班就去检查了一次，一透视说我的肺结核复发了，你通过诊脉，一下就把我这肺结核看出来了。不能说我如何高明、很灵，确实我发现他的右寸脉是弱一点，就是根据寸口分候的道理这么推论的，不幸言中。这是一个例子吧，还举一个例子，那时是西学中，部队里面举办西学中班，我到北京去上课。那是个导弹部队，就是现在的二炮，发射火箭的部队，在北京的昌平办西学中班。讲完了脉诊以后，那些西医同学，大家都要我给他们看看脉，教他们怎么摸脉，都要试一试，摸摸他们是什么脉。在摸脉的过程里面，其中有一名女西医，她的右尺脉特别弱，两手尺脉弱的我看过不少，唯独右尺脉很弱却很少见到。尺脉弱，并且右尺脉比左尺脉更明显，于是在那个部位反复诊察、体会，摸了左手又摸右手，摸了右手又摸左手，反复在那里摸，那位医生她觉得有点奇怪，别人摸一下就过去了，说还好、比较正常、没事，你怎么老是摸我这个脉，是不是有什么问题？我说：你右边的尺脉好像比较弱。她问哪是什么问题？我说：按中医理论讲，尺脉是候肾，尺脉弱应该是肾虚。她说：你说得对，我这个肾切除了。过了一下，又说：唉哟，不对，我切的是左边的肾，你刚才说我右尺脉弱，我右边的肾是好的、没切。西医认为左肾就是左边这个腰子，右肾就是右边这个腰子，她说右边的肾没切，切的是左边的肾。我说：中医讲的肾不完全等于西医讲的肾，是指肾气、肾精、肾阳这些问题，按理说，左手心肝肾，右手肺脾命，你的右尺弱，应该是肾阳不足，应该有畏冷、肢凉、小便清长这样一类的表现。她说：对，我肾切了以后，经常腰痛，小便清长，夜尿多，怕冷。这不就完全对了吧！从这个例子来看，也不是我高明，确实很明显的右尺脉弱。脉独异，这个独异就是特别显得大、特别显得小、特别有力、特别没有力，当某部有异的时候，要考虑其所候脏腑的病变。这就是我的观点：不是每一个病人都要分，左手怎么样，右手寸关尺又怎么样，不必都分，但是当发现有异的时候，应该要区分，应该考虑它所候的脏腑。

对这个问题有不同的看法，并且有的说得很难听。说中医是玄学，为什么？一个心脏压出来的血液，在同样的一条血管里面跑，这么一寸多长的地方，就能把心肝肾肺脾命的问题都反映出来！简直是胡说、玄学。比如余云岫，余云岫知道吗？就是废止中医、要消灭中医的那位，他在那个废止中医提案的第 2 条里面讲："其临证独持桡动脉，妄分一部分之血管为寸关尺三部，以支配脏腑，穿凿附会，自欺欺人。"也有的认为，寸口分候，有按寸关尺分的，也有按浮中沉分的，既然是分候，为什么不相同呢？刚才讲过，一种分候是左手浮取候心、中取候肝、沉取候肾，右手浮取候肺、中取候脾、沉取候肾；另一种是按寸关尺三部，左手心肝肾，右手肺脾命。既可以按寸关尺来分候，又可以按浮中沉来分候，到底按哪一种分呢？说明中医本身就没有一个准头，就是自己在这里穿凿附会、自己乱讲。同一个部位的划分也不完全相同，既然是这样，为什么又把小肠配在这里、配在那里，大肠配在寸脉、又可以配到尺脉，这都是人为的，并不是客观实在。因此对这个理论是不承认的，认为这个理论是没有客观基础的，采取一种不承认的态度。

　　临床确实发现有某一部脉独异的时候，并且可以反映不同脏腑的状况，这确实不是玄学，不是有意欺人，不是炫耀我的本事高、脉诊得好，一摸脉就诊出来了，不是这个目的。确实发现有的部位有特殊的改变，这是怎么回事？又怎么去解释呢？经常在想，却想不出个好道理来，讲不通，难以令人信服。后来一次偶然的机会，看演出时，发现吹笛子，突然想到诊脉不是和吹笛子的原理相似吗，笛子是一根管子、由一个孔里面吹气，为什么按着不同的笛孔就发出了不同的声音呢？一个心脏压出来的血、一条血管里面跑的血，为什么会有不同呢？我就这么想，一根管子、一个笛子里面同样吹气，却可以发出不同的声音，这是个事实，不是玄学、不是欺人。再比如说二胡也是这样，二胡正好是两根弦，按的地方不同，也会发出不同的声音。为什么心、肝、肾、肺、脾、命在脉象上会有不同的变化？我现在没有好的道理、好的办法解释，解释不了，要解释，那就请看看拉二胡、吹笛子吧，可以帮助我们理解，道理有相似之处。其实《内经》里面曾经有过这样的解释，《灵枢·动输》篇有这么一段话："黄帝曰：气之过于寸口也……气之离于脏也，卒然如弓弩之发，如水之下岸，上鱼以反衰，其余气衰散以逆上，故其行微。"这段话就是说寸口脉搏跳动的时候，气血从心脏里面出来，就像拉弓射箭一样，箭射出去，像水流下滩一样，关部这个地方不是高出一点吗，水从这里流过，要从这个滩上面流过去，流过去以后，还缓冲一下，然后水势就缓慢下来了，"其余气衰散以逆上"。水势就像脉气，心脏收缩、跳动的时候，形成一种压力，就形成脉图上面的升支，升支以后是降支，降的过程中还有一个回波、一个返折、一个重波。古人已经认识了这个问题，寸口脉动，如同水流过滩，与血液在这个特殊部位的流动有一定的关系。有人可能玩过漂流，漂流时坐在皮划艇上，在小河平坦的地方，看不出什么问题来，一到过滩的地方，水流急冲下去，波涛起伏，水花四溅，这一下就特别感到惊喜。河的深度、水的流速、流量大小，在这个地方反映得最明显，在平坦的河道上看不出来，一过滩的时候就体现出来了。那么寸、关、尺，寸口这个地方，就像水流过滩一样，《内经》已经做了这种比喻，用来解释寸口分候的原理，通过寸口这个地方的脉气、脉动情况，有可能反映脏气的盛衰，里面的流速、流量，下面的坡度有多大，水有多深等，就反映得很明显。这样一个问题，实际上属于现代《流体力学》要研究的内容，要请专门研究流体力学的人帮我们解释，解释流体在运动过程中的一些力学原理。我们就曾经与湘潭大学的袁农蔚教授合作研究过，脉搏跳动，脉过寸、关、尺三部时，从流体力学的角度看，会出现一些什么样的特殊变化。桡动脉，寸关尺这个特殊的部位，血流、脉气在这一段距离之内，应当相当于一段水流过滩的变化，可以反映出很多的信息。对这些信息现在还研究得不够，我想这里面是应该有差别的，现在的脉诊仪一般只有一个探头放在关部，或者是三个探头放在寸、关、尺的部位，主要是探脉波的波幅、升降的速度等，整个信息、力学原理还远远没有研究透，还没有完全认识清楚。中医的脉诊、三部九候不是玄学，道理肯定是有的，只是现在还没有一个很好的理由，还没有拿出充分的资料说明它的科学原理，理论还没有办法讲透，只能够举这么一些例子来进行解释。

诊脉的部位讲了很多，从全身遍诊，开始的时候恐怕是"广络原野"，凡是有脉搏跳动的地方就去按，从中发现有没有特殊的变化？所以是遍诊全身。由全身的三部九候，变成只诊寸口、跌阳、人迎、太溪，范围缩小了，后来发现遍诊全身太多了，就找几个重点的部位来诊，由九个缩减成三个，三个部位也还是比较多，再由三个部位慢慢又变成了只诊寸口一个部位。所以是由繁、由广，慢慢到精，紧缩了。但是寸口这个部位又太简单，于是又把这一个部位放射开来，变成寸口三部九候。这样由全到简，简中又有繁，可能是整个脉学的一个认识发展过程。

第三十二讲
脉诊（三）

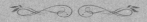

三、诊脉方法

（一）时间

诊脉的时间，《素问·脉要精微论》主张"诊法常以平旦"。什么叫平旦？太阳刚从地平线上升起的时候，这个时候诊脉最好。这个时候为什么最好？"阴气未动，阳气未散，饮食未进，经脉未盛，络脉调匀，气血未乱，故乃可诊有过之脉。"这个时候气血阴阳没有受到干扰，处于基础水平，这个时候容易发现不正常的脉象，诊脉最准确。平旦，不可能要求每个病人都天亮的时候来诊病，不可能，但是我们要求病人的心情平静、气血平静，就是要求"阴气未动，阳气未散，饮食未进，经脉未盛，络脉调匀，气血未乱"，要求这么个环境，不管是平旦、还是中午，下午也好、晚上也好，应该要使病人的气血阴阳相对平静下来，慌慌张张、紧张害怕，肯定会脉气不匀。选择平旦诊脉是对的，这个时候最适宜诊脉，这个时候的脉象比较接近正常。做基础代谢检查选在什么时候？刚醒过来、刚起床，还没有活动的时候，没有进食之前，这个时候做的基础代谢最准确，活动以后就不太准了。

（二）体位

诊脉时病人的体位，强调"平臂"，这是第二个"平"字，第一个是平旦，第二个是平臂。病人的手臂应该伸展，不能够受到压迫。伸肘仰掌，仰掌、掌侧立都可以，反正手臂应该是平放，不能被压着，侧着睡时下面这只手的脉肯定弱一些，上面这只手的脉应该强一些，所以要平臂。其中还有一个叫作"平心"，什么叫平心？就是手的位置和心脏的位置应该在一个水平位上。为什么寸口诊脉最理想，因为寸口脉和心脏基本在同一个水平。病人站着，你给他诊脉，病人的手是悬在下面的；病人躺在床上，你将病人的手提起来诊脉，病人的手是高悬着的，这样诊出来的脉怎么会准呢？所以要严格操作，应该是平臂、平心。

（三）指法

1. 选指

前面讲了诊脉要平旦、平臂、平心，三个平。指法，第一是选哪个指头？达到什么目的？目的是"指端平齐"，第四个平了。就是食指、中指、无名指，选择这三个指头，俗话说"十个指头不一般齐"，食指、中指、无名指，三个不一般长，按脉时则应该三个指头处在同一个水平上，不齐平，指端所到之处就不会在同一条线上。三个指头平伸肯定不齐、不可能齐平，要达到"指端平齐"，那就只好将手指稍微弯曲一点，弯曲的角度大约是45度，才能平齐。

应该是手指的哪个部位接触脉搏呢？指目，强调用指目接触脉搏。指目在什么地方呢？看下面的图（图32-1），手指的最前面是指尖；指甲根部两边的角成一条直线连起来，这个最突起的地方叫指腹；指目就是在指尖和指腹之间的地方。三指齐平，呈45度弯曲，这个接触脉搏的地方就是指目，用三指的指目接触脉搏，就要指端平齐，呈45度"弓形斜按"。如果用指尖诊脉，那里有指甲，那样按下去，脉搏还没有摸到，病人已经喊痛了；如果是用指腹来接触脉搏，指腹的皮肤比较粗糙一点，感觉欠灵敏，同时医生自己的脉搏也可能在这里出现跳动，到底是病人的脉在跳，还是医生自己的脉？体会不到。所以强调指目触脉，弓形斜按。

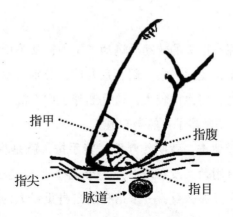

图 32-1　诊脉指法示意图

2. 布指

三个指头怎么样分别按寸、关、尺？布指就是强调要"交叉取脉"。什么叫作交叉取脉？就是医生的左手按病人的右手，医生的右手按病人的左手，这样的交叉取脉。只有这样取脉，才能够使三个指头——食指放在寸脉上，中指放在关脉上，无名指才能够取到尺脉，这才是正确的布指、正确的取脉。现在很多医生不是这样，右手拿着笔，用左手按一下病人的左手，再按一下病人的右手，怎样取右手脉是按对了，而左手脉就按反了，食指按在尺部、无名指按在寸部了，所以必须交叉取脉，才是正确的布指。

第二点是中指定关。三个指头按诊，首先用中指把关脉定下来，关脉就是寸口最突出的地方，关部比较高，手一摸就知道了，沿着高骨往前一滑，触到脉搏了，那就是关脉，中指定关。然后将食指、无名指按在关脉的前后，分别诊取寸、关、尺脉。

疏密适当。就是根据个体的大小、高矮、胖瘦，医生指头的粗细，适当调整三个指头的疏密。一名瘦瘦小小的女医生，指头很纤细，诊一个一米八以上的运动员，医生的布指肯定要放得比较疏一些；医生肥胖，指头粗如鼓杵，病人个子矮小，三个指头就要放得密一点，反正是三个指头要按在病人同身寸的一寸九分的地方，疏密适当。

小儿可以一指定三关。小孩子可用一个拇指，也可用一个食指，指头可以横着按，也可以竖着按，用一个手指按寸关尺三部，体会寸口脉的脉象，这是一指定三关。

3. 运指

运指是讲什么呢？指头的转动、运动、用力，就是用指力的轻重，挪动指头的位置，以及布指变化来察三部、别九候，分别考察三部九候。轻轻地用力，中等度地用力，用力比较大，这是测浮、中、沉。指头用多大的力算浮取、中取、沉取？切脉多了自然会知道。

（1）举法　轻轻地按，就叫作浮取。轻手按，就是将手指放在皮肤上，基本上不加力、没有用劲、没有按下去。《脉经》形容是三菽之重，"菽"就是大豆，只有三颗大豆那么重，一个指头的自身重量大约就是三菽吧，没有另外加压、没有用力。

（2）按法　是重手按、用力去按，用的力比较大，甚至按到骨骼上面了，如九菽之重，形容九颗大豆那么重的力。

（3）寻法　有的就叫作中取，是不轻不重，委曲求之，脉不是在皮肤之下，也不是在筋骨之上，而是在肌肉之间，指力是六菽之重。

举、寻、按是用力的轻重，也叫浮、中、沉，根据用力的大小，区分脉位的浮中沉，寸、关、尺每一部都有浮中沉之分。除此之外，还有所谓循和推，循是用指目沿着脉道轴线前后移动，用来诊察脉搏的长短，沿着脉管的轴线向寸部和向尺部方向移动，像拉琴时的指头移动，看尺部有没有脉、是长脉还是短脉，这就叫作循。什么叫作推呢？指目对准脉道的横径，左右内外微微推动，将脉道沿两边稍微推一推、拉一拉，用来体察脉的大小，这就叫推。举、按、循、寻、推，都是诊脉所用到的指法。

（4）总按　总按就是三个指头同时按下去，并且用同等大小的力量，这是常规的方法。虽然是同等大小的力量，但是寸关尺三个部位的高低是不完全相等的，关部稍微高起来一点，寸脉次之，而尺脉本身所处的位置要低一点。如果三个指头都是平放上去，势必每一个病人的尺脉都会不太明显、显得沉弱一点，这么一个常识。

（5）单诊　单诊是用食、中、无名三指分开来体会寸、关、尺的脉象。当然三个指头分开来体会脉象，并不是只将某个指头按脉，另外两个指头就翘起来、抬起来，不是一指按脉，而是另外两个指头虽然也放在那里，但重点是在用某指体会脉象，另外两个指头无非是空搭在上面、没有翘起来而已。分别察寸、关、尺的脉象，是不是某部脉的力量大一些、某部脉显得小一些，

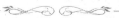

这就叫作单诊。

（四）平息

平息，这就是第四个平了，平旦、平臂、平心、平息。平息是讲医生要注意调匀呼吸。为什么要调匀？古代没有钟表，只有凭呼吸来数病人的脉搏，现在有了表、有了钟，平息没有那么重要了。怎样算呢？1分钟，正常人呼吸18次左右，古人说一息四至，4×18，就是每分钟72次左右，但还有一句话，"闰以太息"，就是说一呼一吸的时候，还常常太息、稍微深吸一下，实际上是等于四次半，一呼一吸是四次半的样子，4.5×18，就是81次左右，常人大约是在这个范围。

平息除了测脉动的快慢以外，还有另外一个意义，就是调呼吸的时候，医生要清心宁神，用心仔细体察脉象。有的人手指是在按脉，但不知道心里在想什么，根本就没有专心，有的甚至按着脉的时候慢慢睡着了！你说病人生不生气。所以平息的目的，是要医生调鼻息、谨容颜、专思念，注意体会脉搏，是这个意思。

（五）五十动

什么叫作五十动呢？就是诊脉的时间要数到脉搏跳动50次以上，强调要诊50个脉动周期。实际上并不在于50次这个数字，而是诊脉不能仓促、不能马虎，简单地摸一下，脉搏还在跳，行了！我说这不行，要用一定的时间去认真、仔细地体察脉象。如果只专心数脉跳的数字，1、2、3、4，数了50次，根本没有去体会脉搏的浮中沉、大小、有力无力这些问题，那有什么用呢。过去有的老医生诊病，不问病情，单凭诊脉，手按着脉，脑子里在反复捉摸、推敲，什么病呢？一个脉诊半个小时，恐怕也太长了。诊脉一般诊多长时间为好呢？每只手1分钟左右吧，1分钟应该有50动。为什么强调50动？那是根据卫气五十周而复大会，认为脉动50下，卫气可能在人身上走了一圈，五脏六腑都走遍了，某个脏腑有什么问题都可以反映出来了，这是原始用意。我们现在强调的是不能草率从事，要认真地体察脉象。

四、脉象要素

脉象要素，就是诊脉的时候主要应考察些什么，诊察哪些要素。要从四个方面考察：位、数、形、势。周学海说："求明脉理者，须先将位、次、形、势讲得真切，各种脉象了然，不必拘泥脉名。"应该从四个方面来考察，不能够单纯地说这是个弦脉，弦脉是有了，但还没有全面考察它的脉位、脉体、脉次，是弦细还是弦大？是浮弦还是沉弦？是弦数还是弦迟？不知道！单有个脉弦不行、不全面。周学海的话讲得好，单纯讲这是浮脉、紧脉、数脉、虚脉……还不够，要从几方面来考察，要考察脉搏的频率、节律、显现的部位、长度、宽度，这就是脉象要素，它可以反映脉管的充盈度、紧张度、血流的通畅度、心脏搏动的强弱等，从脉搏上可以考察很多内容。脉象要素是诊察脉象的基本点，每次诊脉都要从这几方面进行考察，通过这些基本点，形成一个综合的、完整的脉象。

（一）脉位

脉位是指脉搏跳动的位置。有两个位置，一个是浮和沉，浮在上面还是沉在下面；再一个是长和短，寸关尺部位的宽窄，尺脉后面还明显有脉搏跳动，那是脉长；在尺部脉就跳动不明显了，那是短脉。

（二）脉数

脉动的次数，主要考察脉搏是跳得快还是跳得慢，中间有没有歇止。成人的脉搏频率一般每分钟 70 ～ 90 次，没有歇止。有病时可以出现迟、数、结、代、促等脉。

（三）脉形

脉的形状是大还是小？一摸脉，脉体可能显得粗大或者是显得细小。脉道的软硬也属于脉的形状。

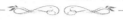

（四）脉势

主要是诊察脉搏跳动有没有力量。脉动应指很有力，属于实脉；脉动应指无力，属于虚脉。

主要从位、数、形、势这四个方面来进行考察，这是诊每个病人的脉都必须要考察的内容。当然还有其他内容也应该考察，比如位、数、形、势还不能完全反映流畅度，弦、紧、滑、涩等脉是由脉形、脉势等综合形成的。但是脉象的要素是位、数、形、势四个方面。

第二节　正常脉象

正常脉象也叫作平脉、常脉或者是缓脉，有这样几种称呼。什么是正常脉象呢？就是在生理条件下所表现的脉象，没有病的平常人所表现的脉象，所以又叫平脉、常脉。正常脉象有其基本特点，有一定的表现特点，但又不是指某一个固定的脉，除了有时将正常脉象称为缓脉以外，其余哪一种脉都不能说是正常脉，其余的脉也不都属于病理脉象，就是说一般不能说某种脉就是正常脉象、哪种脉就是病理脉象。如果没有发现脉象要素有特殊改变，从脉象方面看基本正常，应该是正常脉象，但是写病历时也不写脉象正常，而往往写成脉缓，因为病人觉得自己明明有病，你写个正常脉象，那不是有问题嘛！写个缓脉，或者平脉，病人就不知道是怎么回事了，就用缓脉、平脉来代表正常脉象。除此之外，浮脉、沉脉、数脉、滑脉……哪一种脉象都不好说是正常脉，也不一定就是病脉。脉象正常，说明气血充盈，气机健旺，阴阳平衡，精神安和，就是气血、阴阳、精神都是正常的，因此就表现为正常的脉象。

一、正常脉象的特点

怎么知道脉象正常呢？正常脉象的特点是：①不深不浅，不长不短，三部有脉，中取明显。从部位上看，不深不浅，就是不浮不沉，轻手诊脉可以体察到，中取就很明显，沉取也仍然有脉跳。如果轻取明显而重按不明显，那是浮脉；反之则是沉脉。从脉的纵轴上考察，不长不短，正好三部都有脉，大约是同身寸的 1 寸 9 分。假如只 1 寸 5 分，可能就是短脉；如果有 2 寸多长，可能就是长脉。②不快不慢，七九十间。从速度、脉数率上看，什么是快、什么是慢呢？1 分钟呼吸 18 次，一息 4～5 至，大约每息脉动 4.5 次，那就是每分钟 80 次左右，70～90 次之间都还是在正常范围，不快不慢。太快了就是数脉、疾脉；太慢了就是迟脉。③形体适中，大小不见。从形体上看，脉体是不大不小，到底有多大呢？没有具体测量，估计正常脉道是 3 毫米左右吧。太大了就是洪脉、大脉，太小了就是细脉。④应指有力，从容和缓。从力量上看，从容和缓，脉动应指有力，从从容容、不快不慢，虽然有力但还是和缓的，不是强硬有力。⑤节律整齐，没有间断。从节律上看，如果跳若干下，中间停一下，那就是有歇止、有间断，就是结、代、促脉。

正常脉象是不深不浅，不快不慢，不大不小，和缓有力，节律整齐，六个不字，似乎没有什么实际意义，讲了等于没讲。但是，这就是正常脉象的特点，至于到底多大、具体多深、有多大的力、怎么个和缓法，要靠自己去体会，老师诊察到洪脉、浮脉、细脉、弱脉等时，可能让你也体会一下，但是这种机会不多，所以要靠自己多诊脉、多体会。

这种正常的脉象，现代写病历时，并不会记脉象不深不浅、不快不慢、不大不小、和缓有力、节律整齐，不会记这么五句话，而是用脉缓、平脉加以代替，缓脉可以视为正常脉。古代对正常脉象怎么说的呢？古人把它称为有胃、有神、有根。

（一）有胃

所谓有胃，是讲脉象中体现出胃气，从脉中体现出胃的功能、胃气的状况，胃气充足。并不是说脉里面还藏有胃这个器官，就像说"胸有成竹"一样，并不是胸中有根竹子。怎么知道脉有胃气呢？《灵枢》称"谷气来也徐而和"，谷气就是胃气，脉搏跳动徐缓而柔和，徐而和，和缓。因此《景岳全书》解释说："谷气即胃气，胃气即元气，夫元气之来，力和而缓。"具有力量从容和缓特点的脉象是有胃气的表现。有胃的脉主要是从容和缓，当然应指有力、节律一致、不浮不沉、不快不慢、不大不小，这些特点也是有的。脉有胃气，不说脉有肝气、有肾气，什么意思呢？说明脾胃的功能好，气化、气血的生化比较正常。脾胃功能健旺，营养物质充足，脉搏跳起来就会从从容容、和和缓缓，"手中有粮，遇事不慌"，胸有成竹，不慌不忙，从容大方；脾胃功能不健旺，可能就会失掉和缓从容的状态。脾为气血生化之源，胃气是物质基础的保障，因此将脉动从容和缓叫作有胃。如果脉失和缓，是胃气不足，一点从容和缓的感觉都没有，是脉无胃气，就是胃气衰败。

（二）有神

全身望诊首先是望神，得神就是有神。脉中也有神，脉象也可以反映神的状况。脉中有神是个什么样的表现呢？李东垣说得好："不病之脉，不求其神而神无不在也，有病之脉，则应求其神之有无。"就是说正常人、健康的人，自然是会有神的，望诊有神，脉中也是有神，生病的时候就要考察病人的神气足不足，是不是少神、失神，诊脉也是这样。常人的脉搏是有神的，脉之神重点体现为有力无力，柔和有力重点是体现有神，从容和缓重点是体现有胃，都有一个"和"，有胃是从容和缓，有神是柔和有力。脉之神气，特别强调有力，但是有力并不是像钢管那样的强硬，而是跳起有力，有柔和的特点，这就是脉有神的表现。脉有神说明精神和生命活动正常，有病也比较轻。脉有神和脉有胃，两个能不能区别开？实际上很难区别开，如果从容和缓而无力，或者有力而不从容和缓，都不正常，只是有胃是从速度上看，突出从容和缓、不急不慢，有神是从力量上看，突出有力而不失柔和。正常人的脉象不可能有胃而无神，也不可能有神而无胃，从容和缓势必有力，有神、有胃势必有力而和缓，所以从容和缓、柔和有力往往难以分开，有神即有胃，有胃即有神。

（三）有根

脉有根基，脉气未断，根本存在。脉的有根有两种说法：一种表现是尺脉沉取不绝，左手心肝肾，右手肺脾命，两尺脉候肾，肾是生命的根本，因此《难经·十四难》说："人之有肾，树之有根，枝叶虽枯槁，根本将自生。"

树木到了冬天就落叶了、枝也枯萎了，但是它的根本还是好的，一到春天又会长起来，如果"脉有根本，人有元气，故知不死"。《脉经》也讲："寸口虽无，尺犹不绝，如此之流，何忧殒灭。"如果尺脉沉取仍然有脉，说明肾气未绝、根本未断，仍然有根。另一种认为脉之有根，是指足部的三脉，一个是太溪，在内踝的后面；一个是冲阳，也叫趺阳，在足背系鞋带的地方；还有一个太冲，在足蹲趾的本节后面。这三个部位如果有脉搏跳动，说明脉有根，趺阳是测胃气，太溪是测肾，太冲测肝，肝藏血。许叔微《普济本事方》说："趺阳胃脉定死生，太溪肾脉为根蒂。"尤其是趺阳、太溪，这两个部位仍然有脉搏跳动、没有绝，说明胃气、肾气，没有消亡，是根没有绝的表现。所以有根可以从两方面来理解，一个是尺脉沉取不绝，一个是足部三脉——太溪、冲阳和太冲仍然有脉跳动，说明肾气没有衰竭。

古人称正常脉象为有胃、有神、有根，实际上三者是从不同角度强调正常脉象应当具备的条件，所谓正常脉象，应当是从容和缓，柔和有力，尺脉沉取不绝，或者太溪脉不绝，这就叫有胃、有神、有根。三者的目的无非是强调脾胃运化正常、气血物质基础丰富，心和心神的活动正常，先天之本、肾气存在。常人不求胃、神、根而自在，有病的时候就要注意考察脉象是不是从容和缓、柔和有力、尺脉沉取不绝。正常脉象有五句话，不深不浅，不快不慢，不大不小，从容和缓，节律整齐，其中关键是从容和缓，柔和有力，尺脉按之不绝，这就是古人所讲的胃、神、根。

二、脉象的生理变异

正常的人脉象可以出现很多变化。

（一）个体因素的影响

1. 性别、年龄、体质

性别、年龄等的不同，脉象有差别。比如女性的脉一般稍弱一点、快一点、细小一点。年龄，小孩子每分钟100次可以是正常的，青年人往往脉搏有力一些，老年人脉管比较硬、多弦脉。体质上，个体高大、手较长，脉也会长一些，所以布指要疏一点；瘦人脉浮，胖子脉沉，运动员缓而有力，这都是和体质有关系。

有个比较特殊的提法——六阴脉、六阳脉。有时也考什么叫六阴脉、什么叫六阳脉？答错的不少。所谓六阴脉、六阳脉，是讲人的禀赋不同，有的人生来六部脉就比较沉、细，这个"六"是讲的左手心肝肾、右手肺脾命，这六个部位的脉都显得较沉细，就是脉形小一点、力量弱一点、脉位深一点，生来就是这样，属于阴的方面，这是六阴脉；有的人生来两手的寸、关、尺六部脉都显得浮一点、大一点、有力一点，属于阳的方面，这就是六阳脉。六是指寸、关、尺六部，六部脉都显得属于阴——沉、细、弱一点，六部脉都显得属于阳——浮、大、有力一点，这就是六阴脉、六阳脉的概念，与体质禀赋有关，不一定是病理表现，可以是正常现象。

2. 脉位变异

脉动部位在解剖位置上的异常，属于生理上的变异，常见的有两种：一个叫作斜飞脉，一个叫作反关脉。什么叫斜飞脉？就是脉管从尺部斜向手背去了，尺部这个地方有脉，从尺脉就斜过、飞到手背上去了，要理解斜飞是斜着飞过去了。反关脉是见于寸口脉的背面，寸口脉在前臂的内侧，现在寸口部位没有发现脉跳、没有脉道，而是出现在前臂的外侧，完全反了，在高骨的另一边，所以叫反关脉。一个叫斜飞脉，一个叫反关脉，不要记反了啊。斜飞脉、反关脉，都是生理上的变异，生下来就如此，脉管移位了，是先天形成的，诊脉时如果遇到这种情况，不要大惊小怪，哎呀！怎么没有脉了！不要害怕，仔细找，可能是斜飞脉，也可能是反关脉。

（二）外界因素的影响

1. 情志

《素问·经脉别论》说，"人之居处、动静、勇怯，脉亦为之变乎？"情绪变动是可以引起脉象的变化的，"凡人之惊恐恚劳动静，皆为变也"，高兴时脉多缓，愤怒时脉多弦，惊恐时脉搏可能稍微有点乱。

2. 劳逸

活动、运动、劳动时，脉较洪数；睡觉时脉会显得缓一点、迟一点。体力劳动者的脉搏显得大而有力一些，并不一定跳得快。

3. 饮食

进食、饮酒，特别是喝酒以后，脉显得有力一些，饥饿时脉会虚弱一些。

4. 季节

《内经》强调脉搏会随四季气候变化而有差别，春脉微弦、夏脉微钩、秋脉微毛、冬脉微石，《内经》没有浮脉、沉脉和洪脉的提法，而是称为毛和石、钩，毛就是浮，石就是沉，钩脉就是洪脉。随着季节、气候的变化，脉象稍微有一点变化，不是很明显，微弦、微钩、微毛、微石。有人做过研究，对健康人在春天、夏天、秋天、冬天，各测一次脉象，描一个脉图，发现四季的脉象是有一点差别、有微妙的差别。

5. 昼夜

白天活动多，脉浮而有力一点，动则血行于诸经，卧则血归于肝，所以夜晚、睡眠以后，脉要沉细而缓一点。

6. 地理环境

应该说地域还是比较明显的，东南方的人可能脉细柔偏数，西北方的人可能脉沉实一点。比如福建、广东这些地方，出汗多，天天洗澡，毛窍比较疏松，脉管也显得柔软、柔和一些；西北方的人洗澡的机会少，缺水，沙漠地带，皮肤腠理比较厚实，脉搏可能偏于沉实一些。

这么多的变化，有生理上的，形体高矮胖瘦、男女性别，又有情志、饮食、气候、环境，这么多的变异，到底怎么判断脉象正常不正常呢？已经讲了很多了，正常的脉是不浮不沉、不深不浅、不快不慢、不大不小之类的话，都不是绝对的，要体会、要对比，是讲脉象的特点，并不是精确数据。判断脉象是不是正常，重点是什么呢？就是《内经》讲的胃、神、根，从容和缓，柔和有力，尺脉沉取不绝，有这种特点的，很可能属于正常脉象，这是确定平脉、缓脉、正常脉的根据，有胃、有神、有根的脉，属于正常脉。如果脉发生了变异，用生理变异可以进行解释，可以从个体因素或者外界因素方面找到理由。这个人的脉为什么跳得快啊？他刚跑了一段路，当然脉搏跳得快；

这个人的脉好像是浮脉？人比较瘦、皮下脂肪比较少；有的人看上去身体健康，为什么脉搏只跳 50 多次、60 次？他是名运动员，经常锻炼。脉搏似乎不正常，但是能够用生理变异来加以解释。判断是不是正常脉象，有三条：一是有胃、有神、有根；二是有没有生理变异的因素；三是综合评判，脉搏跳得不太正常，到底有病没病？没有把握，应当结合全身的情况进行分析，全身好，没有病痛反应，可能还是正常，全身已经有了症状，脉搏也有了异常，当然是病脉。

第三十三讲
脉诊（四）

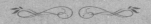

第三节　病理脉象

什么叫病理脉象，就是疾病反映在脉象上的变化。生了什么病，这个病证的脉象会有什么样的特征，这就叫病脉。一般除了生理变异、气候环境的影响以外，凡是其他所见到的不正常的脉应该都是病脉，比如洪脉、滑脉、沉脉可以见于正常人，身体健康的人，但是他们不是健康人，已经有病了，这种洪脉、滑脉、沉脉，当然属于病理脉象。

一、常见病脉

脉诊的重点是常见病脉，主要内容是常见病理脉象。病脉有 20 多种，常见的、要掌握的大约是 19 种。

由于对脉象感觉与体会的差别，历代对于常见病脉的分类和命名存在一些差异。到底有多少种病脉？最多的提到了 30 多种、38 种脉，最少的只提了 16 种脉，《内经》有 21 种脉，《伤寒论》提到了 26 种脉，王叔和的《脉经》里面是 24 种。近代所说的脉象有多少呢？一般是 28 种，这 28 种是：浮、沉、迟、数、洪、细、虚、实、滑、涩、弦、紧，12 种，位置上有浮脉、沉脉，速度快慢上有迟脉、数脉，脉形上有洪脉和细脉，力量上分为虚脉和实脉，这八个脉是纲脉；还有滑、涩、弦、紧，既常见，又比较特殊，较难辨识。节律上看有结脉、促脉、代脉；脉势方面的缓脉、濡脉、弱脉、微脉、散脉，缓、濡、弱、微，也是常见脉，已经有19种了。还有长脉、短脉、伏脉、牢脉、芤脉、革脉、动脉，再加疾脉，共28种，这是经常要考试的，能记住28种脉的名字吗？学了脉诊，名字都不知道，那怎么行！

（一）浮脉

【脉象特征】

浮脉是轻取即得，重按稍减。脉跳的部位比较浅，位置不深，只要手指放到皮肤上，就能体会得到脉动，轻取即得，中取非常明显，重按反而力量弱一些，但是并不是空虚、不是没有了，沉取没有了，那是无根了，沉取减弱了一点，但是没有空虚，所以叫作举之有余，按之不足。古人对浮脉有生动的描述，"浮如水上负轻舟""浮如水上漂木""如寻榆荚似毛轻""微风吹鸟背上毛"，水上轻舟、水上漂木、鸟背上毛，都是显得浮，这要靠自己去体会，你去按水上的漂木，浮是浮，脉道可没有木头那么粗啊！捉只鸟来做试验，用扇子吹一吹鸟背上的毛，是不是浮脉啊！体会不到，要在人身上体会，反正脉位比较浅，轻手取脉就能明显感觉到的脉是浮脉。如果做个脉图的话，探头的压力，75g的时候已经有脉搏在跳动了，到100g的时候，跳动最明显，125g的时候还是比较明显，到150g的时候就不明显了，75g就相当于浮取、100g相当于中取、150g就相当于沉取，说明这是一个浮脉。

【临床意义】

浮脉一般见于表证，李时珍讲，"浮如水上负轻舟，总是风寒先痛头"，风寒表证就有脉浮、头痛、身痛，描述得很好。

【机理分析】

表证为什么现浮脉？应该可以理解，气血趋向于体表，卫气抗邪于外，当然浮脉，是正气抗邪外出的表现。表证要分表寒、表热，表证的浮脉，就有浮紧、浮数的分别。但是要注意：①浮脉在《内经》里面称为毛脉，秋脉微毛，秋天、三秋的时令，脉可能稍微浮一点，可能是正常，所以李时珍讲，"三秋得令知无恙"。②在脏应肺，为什么在脏应肺啊？肺主体表、皮毛属肺，体表由肺主宰。③瘦人的皮下脂肪较少，脉常显得浮浅一些。④阳气浮越的脉也偏浮，重按没有力、显得根不牢，但是不等于是表证，并不是受了风寒，并非表证。李时珍讲："浮脉惟从肉上行，如循榆荚似毛轻，三秋得令知无恙，久病逢之却可惊。"病的时间久，体质虚弱，阳气亏虚了，如果出现脉浮，那就要考虑是不是有阳气外越的可能，"久病逢之却可惊"。

【相类脉】

属于浮脉这一大类的脉象，还有散脉、芤脉、革脉。

1. 散脉

散脉实际上就是浮而无根，就是"久病逢之却可惊"的那种脉象。散脉的脉象特征是浮取散漫，中候似无，沉取不应。轻手取脉还是应指，但是已经散漫，浮而无力，中取就不明显了，沉脉就更没有了，实际上就是无根的脉。不但是散漫、无力、无根，并且还不匀，脉动的形、势、节律不太整齐，有时跳得快一点、有时跳得慢一点，有时力量还比较明显、有时就没有了，大小也不一致。

散脉是虚阳浮越的表现，说明元气离散，心肾衰竭，心气已经到了快要衰竭的时候，"散似杨花无定踪"，好像是花、杨柳的花，在空中飘散，没有根的表现，病情已经相当危重了，所以"久病逢之却可惊"。

2. 芤脉

什么叫芤？芤就是葱的别名，芤就是葱，草中有孔者名曰芤，中间是空的。芤脉的脉象特征是浮大中空，如按葱管。轻手取脉还显得比较明显，并不虚弱，但是稍微用力，中取没有了、不明显了，再用力，根部也还有一点。这有点怪，上面有，中间不太明显，沉取又有，实际上是有边而中空，血管还是随心跳而有搏动感，但是脉管里面的血液很少了，所以中取不明显，浮取、沉取、左取、右取还有。什么叫左取、右取，就是用手指向左或向右推一推脉管，左、右、上、下，边上好像都有脉搏跳动的感觉，但是中间没有，这样一种脉，就是芤脉。芤脉常见于大失血、伤阴之际。什么叫"之际"？正在大量出血、津液大量流失的时候，正在进行时。

理论上说芤脉是有边无中、如按葱管。但是对不起，我没有见到过芤脉，我没有真正体会到芤脉是什么样子。芤脉应该是可以见到的，这种病人我也遇到过的，肝硬化大失血，呕血盈盆，当时应该是现芤脉。但是那个时候，抢救生命，很紧急，根本就没有想到、也不可能去体会一下是不是芤脉，病人在大出血，哪有精力去体会他是不是芤脉。尿崩症，小便像水流一样的不停，这时也可能现芤脉。大失血、津液大量流失之际，注意"之际"两个字，应该说这种脉象不能维持多久，突然大量出血、突然津液大量丢失的时候，血管里面的血液、液体突然大量减少了，血管空虚了，这个时候血管可能还来不及收缩、没有缩小，血管还那么大，而里面的血液很少，比较空虚，成了一个空洞，于是出现芤脉。芤脉是暂时性的，如果经过一段时间，半个小时、一个小时以后，血管必然会缩小，可能就见不到芤脉了，或者是经过了输液、输血，血管里面充实起来了，脉也不会再芤了，所以强调的是大失血、大失液之际。

3. 革脉

革就是皮革，牛皮、马皮、羊毛、猪皮。革脉的特征，中空外坚，如按鼓皮。革脉和芤脉有相同的地方，都是中空，外面、周围摸得到，里面空虚、中空。不同的是，芤脉的脉管比较柔软，浮虚而软，如按葱管；革脉的脉管比较硬，浮弦而硬，如按鼓皮。革脉的主病，也是亡血、失精、半产、漏下，还是损伤精血。革脉的精血损伤，按理应该比芤脉的缓，芤脉是很急，突然大失血、大伤津，血管的弹性、柔软度还比较好；革脉也有亡血、失精、半产、漏下，但并不是半个小时、一个小时之际，而是失血、伤精的时间比较长、比较久，长期的、慢慢的失血、亡精、漏下以后，不但血管里面充盈不足、很空虚了，并且血管也失掉了阴血的濡养，变得比较硬了、弹性很差了，所以显得边硬中空。革脉出现的时间久，也是危象，虽然不是很急，不会是几分钟、半小时、一个小时，可能是三五天、一个礼拜、半个月，时间比较久，但也是危象，血管不但里面没有血，弹性也丧失了，从这个意义上看，芤脉的血管弹性还比较好、比较柔软，而革脉更是失掉了弹性，硬如鼓皮，预后更差一些。

浮脉的三个相类脉：散脉是散漫无根，脉气不匀，属无根脉，是阳气浮越、元气将竭的表现，临床还是比较常见的，心脏快要停止跳动的时候，容易出现散脉。芤脉和革脉也是病情很严重的脉，都是中空，都是主失血、亡精、失液，只是芤脉的脉管还比较柔软，可能是在短时间内出现；革脉是管壁比较硬，形成的时间可能比较长。

（二）沉脉

【脉象特征】

轻取不应，重按始得。轻轻按脉的时候，没有发现脉搏跳动；中按的时候，也不太明显；只有用力按的时候，脉搏才明显。所以沉脉是举之不足，按之有余，形容如石投水、如棉裹砂，棉花里面裹了很多砂子，砂子当然就存在下面，简单地理解，沉脉就是深脉，脉位比较深。从脉图上看，压力在100g 的时候，脉搏不清楚，到150g 的时候，才比较明显，到了175g 的时候，脉象更明显了，所以是轻取不应，重按始得。

【临床意义】

沉脉主里证，也可以见于正常人。《三指禅》讲"沉而无病世人多"，世上的人，沉脉而没有病的很多，所以不等于沉脉都是有病、都是里证。原来讲过正常脉象是不浮不沉，现在是轻取不应、重按始得，为什么又可以是正常呢？我们不是又讲过六阴脉，女子、冬天、较胖的人的脉可能沉一点嘛，是可以见于正常人的。正常不正常，都可以见沉脉。

【机理分析】

沉脉在《内经》里面称为石脉。①"冬脉微石"，其时应冬，冬天、寒冷的季节，脉象偏沉。②在脏应肾，肾有病的时候，脉象一般应该沉一些，因为肾在下焦，所以肾病脉沉。③六阴脉，就是生来寸、关、尺六部脉就比较沉、细、力量弱一点，可以是正常人，"沉而无病世人多"。④沉脉有没有病？要结合其他方面进行综合分析。沉而有力是里实证，有实邪，里热、痰、瘀、湿之类邪气停留在里面，里实证；沉而无力，多半是虚证，气血虚、阳虚鼓动无力，脏腑虚弱都可以。

【相类脉】

属于沉脉这个范围的相类脉有伏脉和牢脉。

1. 伏脉

伏是埋伏，埋伏在里面，这种脉，要推筋着骨始得，实际上就是按脉的力量要大，并不是真正要把筋推开，是讲脉位很深，轻取、中取根本按不到脉搏，要用很大的力，几乎要按到桡骨上面才感到脉搏跳动，这就是伏脉，比沉脉更深的脉。伏脉不等于无脉，还是有脉，是要用力按才有脉搏跳动，这就是伏脉。

伏脉主邪闭、厥病、痛极，多见于暴病。气机闭塞了，邪闭住了。厥病，比如痰厥、气厥，气厥就是精神受到刺激以后，气得发抖，突然昏过去了，气机闭塞，脉搏显得很深，比沉脉还深，沉伏有力。痛极，寒性收引，痛到了极点的时候，脉搏可以现伏。伏脉是埋伏在里面，必然是深而有力，属有力脉、实脉，邪闭、厥病、痛极现脉伏时，都必然有力。残灯将灭，会现伏脉吗？不会。残灯将灭、回光返照的时候，应该是现散脉。

2. 牢脉

牢是牢固、牢房的意思，牢房就要建得很坚固，不然坏人就会跑掉。牢脉的特征，深居于内，坚固牢实，实际上牢脉是沉、实、大、弦、长五个脉的复合脉，五个脉合在一起。脉位的浅深是沉，纵轴显得长；脉势是实，有力、力量大；脉的形体是大；弦，脉道比较硬，缺乏弹性。沉、实、大、弦、长五种脉合在一起，具有这五个脉的特征。

牢脉主阴寒内盛，疝气癥积之实证。疝气癥积之实证，就是有实邪、属于实证的疝气癥瘕，不是所有疝气都现牢脉。反正是内有实邪、寒邪，或者有积块、肿瘤等。脉沉说明病位在里，实、大、弦、长，是有邪气搏结。牢脉，应该说正气还没有衰，如果正气衰，必然无力、脉弱，失血、伤精、阴虚的病人，脉体必然细小，也是不应该显牢脉的。如果失血、阴虚的病人，反见牢脉，说明里面的邪气很严重，邪气非常嚣张，正气已经非常不足，属于危重征象。

牢脉和伏脉同类，都是脉位沉，脉势有力，都主里实证。但是伏脉多见于暴病、邪闭、厥病、痛极，时间较为短暂，治疗起来可能是来也匆匆、去也匆匆；牢脉主阴寒内盛，里面有癥积、肿瘤，时间会比较长，不是突然长出来的，不容易除掉，因此，牢脉的病比伏脉显得更严重一些。

（三）迟脉

【脉象特征】

迟脉的特征是脉来迟缓，1 息不足 4 至，70 次以下就可以算迟脉，一般每分钟不到 60 次才是典型的迟脉。60 多次算不算迟脉？要看具体情况，有没有相应的病证表现，是不是属于生理变异。

【临床意义】

迟脉多见于寒证，迟而有力是实寒，迟而无力是虚寒。邪热结聚的时候，也可以见到迟脉。

【机理分析】

①寒性凝滞、收引，血管处于凝滞状态，心脏被抑制了，或者是心的阳气不足，心跳减慢，所以寒证见迟脉，迟而有力是实寒证，迟而无力是虚寒，比较容易理解。②邪热结聚的时候，为什么会出现迟脉呢？较难理解。注意是"结聚"，有邪气搏结、阻塞，邪气阻塞了脉气，比如发热、几天不解大便，可以导致脉气不匀，脉动相对较慢，每分钟 70 来次、60 多次，可以视为迟脉。《伤寒论》里面就有这个说法，阳明腑实、燥屎阻塞肠道，可以出现迟而有力的脉，必须是迟而有力。③迟脉也不一定都是疾病。有的运动员，经过锻炼以后，脉搏可能会慢一些；睡觉、休息的时候，脉搏跳得慢一些，可能只 70 来次、60 多次，属于生理性的变异。

【相类脉】

缓脉

前面讲缓脉是正常脉象，正常脉象在写病历的时候就写脉缓，缓脉可以见于正常人。形容缓脉是"如初春杨柳舞风之状""露颗圆匀宜夜月，柳条摇曳趁春风"，这都是讲从容和缓、正常缓脉的表现。

但是缓脉有属于病理性的，这种病理性的缓脉有两种情况：一种是脉象具备从容和缓的特点，有胃气，从容和缓，但是脉次稍微慢于正常而显得有一点迟，每分钟60多次、70来次，稍微慢一点，但也不是典型的迟脉，不是60次以下。另外一种表现叫作怠缓，就是力量差一点，应该是柔和有力，如柳条摇曳、露颗圆匀，脉动的力量稍微弱一点，但也不是典型的无力脉、虚脉，只是稍微弱了一点。这两种情况可以是病理性的缓脉，可能是阳气稍微亏虚一点，也可能是有湿邪，脾胃虚弱、脾胃的功能稍微差一点，气血稍微亏少一点，应该说缓脉的病情比较轻、不严重，由于脾虚、湿困、阳气不足、湿困脾阳，因而脉搏稍微显得慢一点、力量弱一点。缓脉实际上可分为三种：一种是完全正常的缓脉，就是正常脉象；一种是力量稍微差一点的，是怠缓脉；一种是速度稍微慢一点的，是迟缓脉。

（四）数脉

【脉象特征】

脉跳得快，1息5～7次，每分钟脉搏90～120次，一般成人每分钟脉跳超过90次就属于数脉的范围，最高可以到120次，超过120次那又是另外一个脉了。小孩、儿童，身体较小，脉会快一些，每分钟跳100次可能还是正常的，甚至100多次也不能称脉数。

【临床意义】

数脉主热证，也可见于里虚证。很多里虚证的病人，并不是现迟脉，而常见数脉，所以数脉不一定是主热证。迟脉主寒证，很少见到热证，只有个别实热结聚证有可能见相对的迟脉。数脉一般主热证，但是数而无力的脉很可能是阳气不足的虚寒证，或者是阴虚内热证。

【机理分析】

数而有力，脉跳得快，又有力量，显然是实热内盛，热盛主动、代谢加快，热邪迫血妄行，因此心跳很快，脉搏跳得有力。如果脉数，但是无力，有两种可能：一种是阴虚内热、阴不敛阳，阴虚也是热，但是属于虚热，阴虚内热的时候，脉力、脉体肯定没有实热那么大，是细数无力，实热证是洪数、滑数；另一种是气血亏虚，或者是虚阳浮越，都可能出现数脉，气血亏虚的时候，为了满足身体的需要，只好加快跳动，甚至是虚阳浮动，心气勉其力而行之，就是企图加快气血的运行速度以满足需要，起到代偿作用，所以这种气血亏虚、阳气虚衰的脉数，一定是数而无力，脉数无力，肯定不是实热证。

数脉的主病较广，前人认为"暴数者多外邪，久数者多虚损"。暴数，新起的病，脉搏跳得快，多半是有外邪，外感风热，或者是里热炽盛，有外邪。久数，长期久病以后，脉搏跳得快，多半是虚损，什么样的虚损？要结合脉形、脉势，脉特别小，可能是阴虚、血虚，如果脉体并不很小，力量特别地弱，可能是阳虚、气虚，所以虚损的病人常见数脉，切记不能认为数脉只是主热，虚寒证、气血虚、阳气亏虚、虚阳浮越很常见，肺有病、心有病、心脏功能不好，脉搏都是跳得快，那个时候是阳气不足，不能认为是热证。

还要注意一个问题，感受寒邪，风寒表证，是不是脉迟、浮迟？按理说应该现迟脉，但是往往是脉偏数，可能就是80多次、90次，脉并不迟，寒邪束表、太阳伤寒，脉浮紧，紧脉并不迟。因此数脉常见于热证，这是一般常规的认识，有热证，也常见于虚寒证，还可见于实寒证、表实寒证。一定要注意这个情况，不能一见是个表证，脉搏也跳得比较快，就诊断是热证，不一定！要看病人是恶寒重还是发热重，病人恶寒重，甚至没有感到发热，就一定要按寒来治疗，要用麻黄汤、荆防败毒散，不要以为脉数、体温高，就是热证，就用清热泻火的药。

正常的人，也可以脉数。小孩子的脉就要快一些，可能1息是7至、8至。运动、饮酒的时候脉会跳得快，情绪激动的时候脉跳得快，当然情绪激动也是不正常，这些都可以视作脉象的生理变异。

【相类脉】

疾脉

疾脉比数脉跳得还快，每分钟120次以上。如果成人1息超过了7至，每分钟跳到了130次，甚至140次、160次，跳得很快，这就叫作疾脉，比数脉更快。疾脉的临床意义是阳极阴竭，元气欲脱。数脉主热证、主虚寒证，疾脉比数脉跳得更快，病情也更严重，所以是热盛阳极、阴虚欲竭，或者是阳气衰败、元气欲脱，疾脉的主病比数脉还厉害。

浮脉、沉脉难用数据描述。迟脉、数脉、缓脉、疾脉，可以采取测每分钟的脉动次数，有个大体的数据范围，但也是个模糊的隶属度。什么意思呢？从下面这个图（图33-1）就可以看出，迟、缓、数、疾也不要机械地划分，它们中间有一个过渡过程。

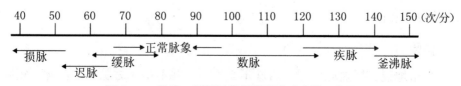

图 33-1　数脉、缓脉及其相类脉脉动次数示意图

比如说每分钟 110 次，是典型的数脉，那么 100 次也是数脉，90 多次还可以是数脉，只不过没有 110 次那么典型，这就是隶属度。《难经》将 50 次以下，1 息不到 3 至的脉名曰损；古人称 9 至以上、150 次以上的脉为釜沸脉。这都是模糊的大体区分。

（五）虚脉

【脉象特征】

虚脉是无力脉的总称。不管浮沉迟数、弦细微涩，寸关尺三部、浮中沉九候，只要是脉力不足、弹指无力、应指松软，举之无力、按之空豁，都可以称为虚脉，就属于虚脉的范围。

【临床意义】

虚脉就是主虚证。什么虚？主要是气血两虚，气虚和血虚，阳虚当然也应该是虚脉，阴虚还应该有脉细数。阴血虚的脉力应该要弱一点，但脉体细小更为突出；阳气虚以脉力的改变更为明显，脉迟或者是脉数，虚阳浮动、阳气不足的时候，也可以脉数。

【机理分析】

由于气血不足，心的功能无力，所以脉跳无力，血管里面的血液不充足，所以脉搏既细又无力。虚脉是个范畴，重点言脉力虚弱，应该兼有脉位、脉数、脉形等方面的改变，如果脉细无力，代表血虚；如果迟而无力，一般是阳虚；细数而无力，多属阴虚火旺。

【相类脉】

短脉

严格地说，把短脉作为无力脉不太恰当，并不是无力脉的相类脉。短脉是脉搏显现的纵轴变短了，就是寸、关、尺三部脉不满 1 寸 9 分，不满本位、不满三部，甚至寸部、尺部不太明显，只有关脉明显。

短脉说明什么问题？《素问·脉要精微论》说"短则气病"，短而无力是气虚，短而有力是气郁，气机阻滞不畅。

（六）实脉

【脉象特征】

实脉是有力脉的总称。不管浮、沉、迟、数、洪、紧、弦、滑，三部九候，只要是脉搏应指有力，都可以称为实脉，就属于实脉的范围。

【临床意义】

脉实有力主实证。除了实证的病人可以见到实脉以外，正常人也可以见到实脉。正常人的脉也是有力的，气血旺盛、精力充沛，当然脉动有力，并且柔和，柔和有力，有胃、有神。但是没有说正常人可以出现虚脉的，凡是没有力了，都是虚脉，都是虚证，就不是正常人。

【机理分析】

有力脉应该根据兼有的脉位、脉数、脉形等进行辨证：脉浮而有力一般不称浮实脉，浮而有力是表实证；脉沉实就是沉而有力，是里实；迟而有力，是实寒；数而有力是实热。所以凡是有力的脉，其主病属于实的方面，属于实证。久病的人，体质虚弱，阴阳气血不足，应该现无力的虚脉。如果久病的人，反而现实脉，可能是正虚邪实，甚至有可能是孤阳外越，比较难治。比如现在对重病人喜欢用激素，病人体质很虚弱的情况之下，把激素一吊，脉搏显得非常有力，这种情况下难道是个大实证？这是药物干扰出现的假象。正常人见到有力的脉，必然是有力而柔和。另外，六阳脉是生来脉搏就显得浮大有力一点，不一定是病。

【相类脉】

长脉

长脉是脉搏显现的纵轴延长，就是寸、关、尺三部脉超过了1寸9分，超过本位，像一根长的竹竿，首尾端直以长，前面达到鱼际，尺脉往后还有明显地脉搏跳动。

长脉主什么问题呢？《素问·脉要精微论》说"长则气治"，身体健康、高寿的人，脉比较长，长脉多寿。有病的时候，脉位长，一般认为主阳证、热证、实证。实际上，如果是长脉见于阳证、热证、实证，往往兼有洪、数、有力等脉象，主要根据并不是脉长，因此临床对于阳、热、实证，没有哪个写长脉的。为什么呢？阳证、实证、热证很可能是脉数、有力、脉洪、脉滑等，写的是那些脉象。身体健康的人见长脉，尺脉往后还脉动明显，尺是主肾，说明肾气充足，所以主寿，会活90岁、100岁。

第三十四讲
脉诊（五）

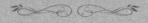

（七）洪脉

【脉象特征】

脉体宽大，充实有力，来盛去衰，状如波涛汹涌。主要综合了两个脉象要素，一个是大，脉体洪大，另一个是力量很强，这是洪脉。脉大有力，形大、势盛，并且有一种波涛汹涌的感觉，像海潮波浪冲起一样。在脉图上，脉的幅度很高，说明形体大；升支陡直，一下就冲上来，像波涛、洪水一样，说明力量很强，因而称为"来盛"；重搏波显著，像洪水消退得较慢，因而描述为"去衰"；主波很高，说明轻取就很明显。实际上洪脉从脉位来说，是浮中沉都很明显，过去将洪脉归属浮脉类不太恰当，并不是浮脉，浮脉是沉取不明显。

【临床意义】

洪脉在卫气营血辨证里面一般是气分热盛、气分证，在六经辨证里面是阳明经证。就是热势非常张扬、热势非常明显，高热、壮热，像熊熊大火，燃烧正旺，不是夜间发热、午后潮热，热邪充斥内外，显现出一派热象，高热口渴、面赤、脉洪数。

【机理分析】

①由于阳热过盛，阳明、气分邪热充盛，迫血妄行，内外皆热，因此脉洪。②洪脉在《内经》里面称为钩脉，"夏脉微钩"，夏天的脉可能显得较大而有力一些。由于夏天外界的气温很高，体内的气血运行也比较快，体表又比较疏松，阳气未受遏制，体表气血充盛，因而夏天脉可能稍微洪一点。③"在脏应心"，五脏的主要病脉，肝病脉弦，肺病浮一点，肾病脉沉，脾病脉缓，心病的脉可能偏洪。④夏天、运动以后、饮酒以后、洗澡以后，脉搏可能要显得洪一些，都是正常现象。

数脉、实脉、洪脉，都属于阳脉，但是有一些区别：数脉是次数加快，脉搏每分钟 90 次以上；实脉主要是有力，脉势强盛；洪脉是指脉体大、脉势有力。三者可以并见，脉洪数，洪数的脉肯定有力，但是病历上不写脉洪数实，也不写洪数有力，因为洪脉本来就有力，没有必要写洪实。

【相类脉】

大脉

洪脉的特征是大而有力。大脉是指脉形宽大，没有讲很有力、波涛汹涌，脉体显得比较大，但是力量并未超过常人，没有洪脉那么大的力，只是脉体大，从容和缓，这种脉就是大脉。

体格健康的人可以出现大脉。如果在病中见到大脉，说明有邪气在里面，邪盛可以导致病情发展，所以《素问·脉要精微论》讲"大则病进"。如果脉大而力弱，那是正气亏虚，正虚邪存，病情也会发展，也是"大则病进"。

（八）细脉

【脉象特征】

细就是小，脉细如线，当然不等于线，真正一根线指下可能摸不到，是形容脉体细小、不粗。但是细脉应指明显，虽然细小，指下还是能够明显感到有脉跳。所以细脉的特征是脉体小，力量相对而言也弱一点，但可以明显地体会脉搏跳动——应指明显。细脉的脉图，振幅不高、脉峰不高，说明脉体不大，但是描出来的图还是非常清楚，说明力量并无明显虚弱，脉力改变不明显，这就是细脉的脉象特征。

【临床意义】

细脉多见于气血两虚，湿邪为病。实际上不只是气血虚，还应该包括阴虚，反正是物质不足，血少、阴液不足，脉道失充、血管的充盈度降低，所以脉体细小。脉道周围有湿邪、痰湿，水肿、皮下脂肪厚，如棉絮包裹在脉管外，脉体也会显得小一些。

【机理分析】

血虚、阴虚，脉道充盈不足，气虚不能鼓动血液运行，所以脉搏显得细小，力量也会弱一些。湿邪为病，湿性重浊黏滞，阻碍气血的运行，脉管受到了湿邪的压抑、阻遏，比如水肿的病人，水泛肌肤，或者是体胖的人，肥人多痰湿，皮下组织较丰满，就像隔了一层棉絮，摸脉的时候，脉搏也会显得细一些。

【相类脉】

1.濡脉

濡脉又叫软脉，脉搏显得软。主要特征是浮、细、无力，浮细无力为濡，濡脉是一个复合脉，是几个脉综合在一起，几个脉象要素都有改变，脉位偏浮，轻取有脉，中取、重取不明显，这是浮脉；脉体偏细；力量不足，属于无力脉。濡脉主虚证、湿困。细脉就是主气血虚、湿邪。濡脉的主病和细脉的主病基本相同。

2.弱脉

弱就是虚弱。弱脉和濡脉都是脉细无力，有一个地方相反，濡脉的脉位浮，弱脉的脉位沉，都是细而无力的脉，沉细无力为弱，浮细无力为濡。但是经常发现病历、教材、论文里面写脉细弱，严格地说，脉弱已经就包括了脉细，脉弱就是脉弱，不必再加一个细字，不应该写成脉细弱，如同濡脉，要不要写脉濡细？不必要，濡脉本来就是浮细无力。但是大家写习惯了，脉细无力，就写脉细弱。弱脉仍然是主虚证，阳气虚、气血虚。所以濡脉和细

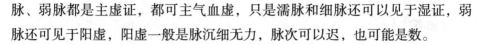

脉、弱脉都是主虚证，都可主气血虚，只是濡脉和细脉还可以见于湿证，弱脉还可见于阳虚，阳虚一般是脉沉细无力，脉次可以迟，也可能是数。

3.微脉

微脉是脉象极细极软，按之欲绝，若有若无。浮中沉取都是极小、极无力，脉动很不明显，几乎没有脉了，说无脉又好像还在跳，说有脉动又很不明显，若有若无。微脉的病情很危重，虚到了极点，甚至是快要死了，脉搏已经不明显了。最常见的气血大虚，阳气衰亡，亡阳、脱血或称亡血、气脱或称夺气，都是到了极点。

（九）滑脉

【脉象特征】

滑脉的脉象特征是流利、圆滑。描述很多，如盘走珠、如珠滚盘、如荷叶承露、手如握鳅、如鱼在波，反正是非常流利、圆滑。泥鳅很滑，很难捉住，水滴在荷叶上面很滑，稍微一晃动水就跑掉了。滑伯仁讲过，"滑有数意"，这个"数"不是讲脉跳的次数加快，不是讲要每分钟脉跳90多次、100次以上才是滑脉，而是讲血液在脉道内流动的速度加快，脉象显得流利、圆滑。当然，滑脉和数脉可以共见，就是滑数脉。

【临床意义】

主痰湿、食积、实热，实证。健康人、孕妇、青壮年可以见到滑脉。

【机理分析】

主实证，有痰、湿、火热等邪气聚蓄，而机体的抵抗力又强盛。注意啊，虽然有实邪固然可见滑脉、实脉，但一定是抵抗力比较强大，正气强盛，邪实正不虚，脉象才能够滑得起来，如果正气不足，脉就不会滑。健康人、青壮年、孕妇为什么可以见到滑脉？就是由于身体健康、气血充沛，所以，脉滑而和缓，是气血旺盛的表现。血流速度快，脉道内充盈，管壁柔软，管外没有邪气包围，才能够形成滑脉。应该说见到滑脉是比较好的，无病的时候说明身体健康，有病说明正气不虚。

【相类脉】

动脉

动脉的特征，只见于关部，寸脉和尺脉都不明显，关脉则跳得非常明显、有力、滑数。短脉是不满三部，寸脉和尺脉还是有，只是没有应有的长度，关前不到9分，关后没有1寸，稍微短了一点。而动脉是只见于关部，寸脉和尺脉几乎没有，并且动脉除了短以外，还有一个特征，就是有滑和数的意思，比较流畅，比较有力，脉气通过寸口的时间又短，像一粒豆子在关部滚动，独动于关，滑数有力，这就是动脉，动脉实际上是短、滑、数三种脉的复合脉。注意，中医讲的动脉是一种脉象，不要和"将血液从心室运往全身的血管"的"动脉"概念相混淆啊。动脉虽然尺部不明显，甚至没有脉，但关部还是有力，非常明显，所以动脉不等于无根脉，无根脉是尺脉无力、重按就没有了。动脉主什么病呢？惊恐和疼痛。对不起，我没有见到过动脉，寸、尺脉均不明显，唯独关部脉滑数有力，这种脉我一例都没有遇到过。但是前人认为在惊恐、疼痛的情况下可以见到动脉，其机理就是惊则气乱，恐则气结，阴阳不和，气血壅滞，因而在寸部和尺部不明显，只关脉显得滑数有力。

（十）涩脉

滑脉和涩脉两个是相对的，滑是圆滑流利，涩是艰涩不畅。

【脉象特征】

涩脉的主要特征是艰涩不畅。脉形较小、脉体不大；血流速度慢、不流畅、艰涩不畅，因而脉势不匀，大小、快慢不一；脉的次数、频率偏迟。滑伯仁说"涩类乎迟"。涩脉，这个迟是指血液在脉管里面流动的速度比较慢，经过寸口时的时间延长，脉跳的次数也可能相对要少一些，脉势显得不均匀，但是没有明显的歇止。涩脉的脉图表现为升降支斜率小，升上来慢，流回去也慢，主波峰圆钝，呈低平土堡状，大小快慢不整齐。所以脉书上形容涩脉是如轻刀刮竹，用刀轻轻地在竹子上面刮过去，很不顺畅；如雨粘沙，好像雨点滴在干燥的沙子上面，慢慢渗透、慢慢扩散；病蚕食叶，蚕吃桑叶的速度本来就慢，并且是病蚕，吃得就更不流畅了；脉如泻漆，这是我说的，好像生漆，黏滞度很大，很不容易倒出来。涩脉的脉气不匀，力量、大小、快慢、流畅度都显得不匀，所谓"参差不齐""三五不调"，就是快慢、粗细、力量不整齐，参差不齐；脉动三下五下之间显得不调匀、不一致。所以涩脉主要是脉势不匀，艰涩不畅。

【临床意义】

涩脉多见于血瘀、气滞和精伤、血少。

【机理分析】

滑脉是气血旺盛、流畅，涩脉是血瘀、气滞。痰食内阻既可见到滑脉，也可见到涩脉，见到滑脉说明虽有邪气但正气仍然旺盛，正与邪争；见到涩脉则是正气已虚，邪气阻滞而气血不流畅。血瘀、气滞、痰食内积而见涩脉时，主要是由于邪气阻碍血液运行，气血不畅，脉势相对来说还显得有一点力；如果是伤津、血少、精血亏虚而见涩脉，必然是涩而无力，精血亏虚以后，脉失濡养，脉道欠柔和、糙涩不润，气血流通不顺畅，脉不单是涩，力量更弱。涩脉形成的原理，我比喻为老牛拉破车，走在鹅卵石的公路上。什么意思呢？一头老牛，气力已经很弱，拉着一辆破旧的车，走在那稀泥夹着砂石、坑坑洼洼、高高低低的乡村公路上，能够很顺畅吗？老牛、破车、烂路，三个条件加在一起，必然艰涩不畅，碰到石头就凸起来了，遇到泥坑又凹进去了，有时候稍微快一点，没劲时又慢一点。老牛、破车表示血少、精伤，烂路表示血瘀、气滞，老牛不用扬鞭自奋蹄，不会明显地停下来，而是力不从心，脉动无明显歇止，只是脉气不匀而已。因此，涩脉是以艰涩不畅为特征，既有血瘀气滞的一面，又有血少精亏的一面。涩脉的特征、主病、机理能理解了吧。

（十一）弦脉

"弦"，古代是这个"悬"，不是弓弦的"弦"。临床上弦脉最常见。

【脉象特征】

端直以长。端端正正、直直长长，不转弯抹角，不圆滑，强硬、挺拔，端直以长。如按琴弦、如按弓弦、状若筝弦，反正都是"弦"，大提琴的弦比较粗、绷得直、比较紧，如按琴弦；拉弓射箭的弦更粗一点、绷得更直、更紧，如按弓弦。端直以长，如按琴弦，说明弦脉的主要特征是脉道比较硬，脉形明显、比较长。

从脉图（图34-1）上看，弦脉的特征是主波高陡，波峰不尖锐，而是宽钝、平坦，潮波抬高，并且也平坦，整个脉波显得宽钝、平坦，不尖、不圆，呈拱形。

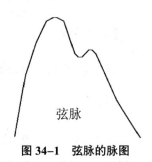

弦脉

图34-1　弦脉的脉图

因而指下就感到像有根比较硬的管子在下面，就是摸脉的时候，指下明显地摸到有一根管子，脉搏跳的时候当然知道有脉搏在跳，没有跳动的时候还可以摸到有一根管子，甚至像旁边的肌腱一样，没有跳动却可以摸到，弦脉也是这样，没有脉跳的时候还可以摸到这条脉管。所以形容弦脉是"端直以长""从中直过""挺然于指下""如按琴弦"。这条脉管挺然于指下，像根小竹管，端端正正摆在指下，从中直过，如按琴弦。

弦脉属于阳中之阴脉。什么叫阳中之阴脉？我理解就是弦脉的形状、形象很明显，端直以长，挺然指下，因而属于阳脉，但是弦脉的力量并不强，并不是像洪脉那样波涛汹涌、脉幅很高大，相当于"外强中干"，外面的血管很明显，中间、里面的气血并不旺盛，因而是阳中之阴脉。

【临床意义】

弦脉很常见，因而主病的范围也就比较广、比较杂。肝胆病可见，肝病脉弦；疼痛、痰饮可以脉弦；胃气衰败也可以弦，"有胃""有神"之脉主要是从容和缓，柔和有力，弦脉的脉管较硬，如果很硬很硬，一点也不柔和，而里面的力量又很弱很弱，脉不弹指，当然可理解为是胃气衰败之征。弦脉也可见于老年健康者，年纪大了以后，骨头硬了、皮肤硬了，血管也硬了一些，所以老年人的脉肯定要比小孩子、比年轻人的弦一些，老年人的脉带弦，和青年人就不一样。

【机理分析】

弦脉的主病比较多、比较杂。《中医基础理论》讲过，"肝体阴而用阳"，阴虚阳亢的人，阴液亏虚了，阳气相对就偏亢，就像树木，水少太阳大，树枝就会干燥，就会失掉弹性，脉失柔和，脉失弹性，也就会弦。肝气抑郁、痰饮等阻滞脉气、气滞血瘀所导致的疼痛，都可能存在着气机阻滞的因素，脉失柔和，因而脉弦。

临床上弦脉最常见，做脉图研究的人也发现弦脉最多，古人说"十脉九弦"，90%的人都是弦脉，那可能太高了，但是弦脉确实是临床上最常见的一种脉。弦脉所主的病证也最多，这是因为弦脉很常见，很多病证都有可能现弦脉，气滞、痰饮、瘀血、疼痛、阳亢阴虚、肝胆湿热等，这些病证都有可能现弦脉，但并不是现弦脉就是主这些病证，为什么？因为弦脉主病的特异性、特征性较差，十脉九弦、什么病证都可以现弦，临床意义还有多大呢？人人都有就等于人人都没有，什么病证都可见就什么病证也辨别不了，弦脉除了与肝胆病、气滞的关系较密切以外，其余主病的意义不是很大。

许多病证都可见弦脉，因而它可与许多脉兼并在一起，沉弦、弦缓、弦涩、弦滑、弦数、弦迟、弦细、弦紧等，所以戴同父《脉诀刊误》里面讲"大抵十人，九弦兼之"。现在临床上有的不诊脉，或者不知道是什么脉，弦、紧、滑、涩、虚、实、濡、缓分不清，就随便写个脉弦，或者是脉弦缓，错了没有呢？也没错，十脉九弦嘛，弦脉主病多而杂，缓脉既可是正常脉，也可以是病脉嘛，无明显错误，抓不到辫子，不会追究你，但是不认真诊脉，随便写个脉弦，甚至是十脉十弦，将中医的二十八脉统统变成一个弦脉了，所有病历中再无其他脉象，这就不对了啊。要认真地诊脉，要掌握弦脉的特征，真正是端直以长、如按琴弦，写弦脉就对了。

弦脉是管壁较硬，容易和什么脉象相混淆？革脉和牢脉。革脉是浮弦而硬，如按鼓皮，鼓皮就比较硬，但是革脉中空力小，而弦脉是挺然指下，中间不空，并非无力。牢脉是沉、实、大、弦、长，管壁很硬，力量很大，弦脉没有到牢脉这种程度。

如果脉很弦很硬，"如循刀刃"，那就是毫无生气了，胃气衰败。当然形容如刀刃，太过分了一点，刀刃就必然是极细极硬，如循刀背还差不多，反正脉道很硬，是没有生气的表现。

春脉微弦。春天的时候脉稍微弦一点，像树枝、柳条一样，仍然柔润、柔和。中年以后、老年人可能脉管都会要弦一点，但没有明显的病痛，属于正常，生理性变异，不一定是病脉。

【相类脉】

紧脉

弦脉、紧脉都是很重要的脉。紧，《内经》里面紧和急是相通的，用急的时候还多一些，经常是叫急脉，不叫紧脉。紧急情况、紧急集合，说明紧和急的含义相同。

紧脉的特征：紧张有力，绷急弹指，如牵绳转索。弦脉是用弓弦做比喻，如按琴弦，紧脉是用绳索做比喻，如牵绳转索。绳子、绳索、毛线之类的纤维，将它搓得很紧、拉得很紧的时候，体积会变小，突然一松开，它会很快地转动，弹性好，紧张度、力度都显得高，这就与紧脉的脉象非常近似，脉体小，但是紧张度高、力量大、弹性好，紧张有力，绷急弹指，所以叫作紧脉。另外，处于紧急状态，脉搏应当要快，不会慢，所以紧脉的脉率不是慢、不是迟，实际上每分钟脉搏一般是90来次，也可能是100次了，所以说"紧有数意"。

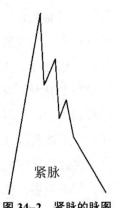

从脉图（图34-2）上看，紧脉的脉图是升支陡直，一下就升上来了，主波峰高耸、尖锐，降速也快，有多个重搏波。与弦脉的宽钝、平坦、不尖、不圆显然不同。紧脉的弹性好，主波尖锐，有几个重脉波，因而指下就感到脉体虽小但力量很强，有一种旋转绞动的感觉，绷急弹指。

紧脉

图34-2　紧脉的脉图

紧脉主实寒证。《灵枢·邪气脏腑病形》讲"急者多寒"，就是紧脉多见于寒证。寒性凝滞收引，寒凝气滞，因而常见疼痛，并且往往是痉挛性的绞痛。伤食、虫积也可出现腹痛，严重的也可见到紧脉。注意是实寒证，不是虚寒证，虚寒证不会见紧脉。

怎样理解紧脉的特征？紧脉最常见的是实寒证。寒性凝滞，气机收引，寒则气滞，凝滞收引，《素问·举痛论》说："寒气客于脉外则脉寒，脉寒则缩蜷，缩蜷则脉绌急，则外引小络，故卒然而痛。"寒可以袭击于脉外，也可以袭击于脉管里面，如果脉管受到了寒邪的刺激就会缩小一点，脉道缩小了脉搏就会显得尖锐一些，摸上去脉体不大，这是管腔在横径上缩小了，受寒以后，脉管的纵径会怎样呢？在纵轴上也应当收紧、收缩，而血管的长度是不可能缩短的，两端是固定了的，缩短不了。缩短不了怎么办呢？就只能绷得很紧，脉道缩蜷、绌急，管径缩小而又绷得很急，因此形如牵绳转索。外寒侵袭的实寒证，人体的正气怎么样？正气不虚、正气旺盛，脉管里面的气血不虚、气血旺盛，因而脉搏冲击有力，脉道内的压力很高、冲击力很强，冲击在这条又细又绷得很紧的管子上，指下会是什么感觉？弹指有力，如牵绳转索。紧脉好像是一个打足了气的球，里面的气压大，球的弹性高，拍一下要跳几下。紧脉更像高压水枪，里面的水压很高，水管比较细，尤其是水龙头的口径很小，这样射出来的水柱就很高。紧脉说明什么问题呢？一个是寒邪凝滞收引，脉管被收引了，一个是里面气血旺盛，冲击有力，必须有这两个条件。没有这两个条件，去掉一个条件，都不会出现紧脉。如果里面气血不足了，正气虚弱，脉弹得起来吗？弹不起来；气血足、冲击很有力，但是脉管不紧张、很松弛，也拉得不紧，会是紧脉吗？也不是，那可能是滑脉、洪脉之类了。紧脉是正邪之争、邪正俱盛，里面的正气很旺盛，气血冲击有力，而寒邪又使脉管紧缩，在这两个条件之下才现紧脉，因此《濒湖脉学》称"紧乃热为寒束之脉"，严格地说不宜称热为寒束，应该是阳为寒束，人体的阳气被寒邪包围了，气血很旺盛，但是外面被寒邪包围着，这就是紧脉。应当理解紧脉的脉象特征是形小势盛。为什么会形小？脉管收缩，所以形体显得小一些，由于里面的气血非常充足，冲起来非常有劲，脉势很盛。形小势盛，说明寒邪包围着旺盛的气血，邪正俱盛，邪正相争，疼痛剧烈。如果形小势不强，就变成细脉了；如果形大而势强，就变成洪脉了；形大而势弱，就是虚脉之类；只有形小势又强，才是紧脉。

《脉经》说："紧脉，数如切绳状。"《景岳全书》说："凡寒邪外感，脉必暴见紧数。"《四诊抉微》说："数而绞转则为紧脉。"都说明"紧有数意"，从脉次来说紧脉不是迟、慢，而是数、快。这样，紧脉和数脉不就没有办法区别了吗？尤其是伤寒表证，脉象应当是浮紧，而紧又有数意，写脉浮数也没有错，浮数则是表热证，那不就成了紧数不分、寒热不分了吗？脉紧、脉数还是可以区别的，紧脉重点是脉体小、脉势强，形小势盛，重点不在脉次，虽然紧有数意，但不是重点。数脉主要是从脉次而言的，未涉及脉形的大小、脉势的强弱，重点就是讲脉动加快。如果脉象表现为脉位浮、脉次数、脉形小、脉势强，称什么脉呢？一般应该是脉浮紧，病人应当还有恶寒重、头身疼痛、无汗等症。如果脉位浅、脉率快，而对于脉形、脉势的辨别没有把握，到底是浮紧还是浮数呢？这要结合全身症状，如果是发热重恶寒轻、口微渴、有汗，应当称脉浮数，恶寒重、无汗、头身痛，应当称脉浮紧。表寒证应当是脉浮紧，表热证应当是脉浮数，一写浮数就是风热表证，一写浮紧就是伤寒表证。

有没有脉迟紧？脉书上有迟紧的提法，但是临床上不应当见到迟紧，迟紧二脉有矛盾、不能同存。紧脉是气血旺盛，正气不虚，不主虚寒，阳气不足不会见到紧脉；迟脉虽然也是主寒证，但是是阳气亏虚，属于虚寒证。所以迟脉是主虚寒，紧脉是主实寒。洪脉和紧脉能不能够共同存在呢？洪脉和紧脉也不能同时存在，紧脉的脉形小，洪脉的脉形大，紧脉主实寒，洪脉主实热，所以不能同时存在。

弦脉和紧脉的鉴别

脉弦、紧，这两个脉不太容易鉴别得开，但也应该是可以鉴别的。怎样鉴别呢？李时珍在《濒湖脉学》里面的一句话，讲得非常好，"紧言其力弦言象"，这句话对于紧脉和弦脉的鉴别非常有好处，"紧言其力弦言象"什么意思呢？紧脉的主要特征是力量大、脉势强、弹性好，"紧言其力"，紧脉的力量非常强盛，弹指有力，如牵绳转索。弦脉怎么样啊？一条管子端直以长，挺然于指下，从中直过，主要特征是脉形很明显，"弦言象"，突出的是形象，没有强调脉势、脉力如何。弦脉和紧脉是有区别的，但是弦脉、紧脉可以同时存在，紧脉可以见于疼痛、可以主寒，弦脉也可以见于气滞、寒证，也可以见于疼痛、食积，二者可以同时存在，比如寒凝、气滞引起的疼痛，就经常见到脉弦紧。

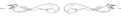

（十二）结脉

【脉象特征】

缓慢中止，止无定数。结，显得慢一些，每分钟不到 70 次，甚至真正的脉跳不到 60 次。止无定数，中间有停止，但是没有明显地跳几下、停一下，跳几下、停一下，没有规律，止无定数。为什么叫结脉呢？结脉就像说话结巴一样，语言不流畅，有时说了几个词就卡住了、结住了，有歇止，但是什么时候结并没有规律，说话有口吃的人，并不是说几个词就会结一下，有时颇流利，唱歌的时候就不结，有时结良久不能相续，可能情绪紧张时就结得明显。所以结脉是脉来缓慢中止，止无定数。

【临床意义】

结脉主阴盛气结、寒痰血瘀，属于实证；气血虚衰，属于虚证。就是说结脉既可以见于实证，也可以见于虚证。是实还是虚？要结合脉搏的有力还是无力加以鉴别。阴盛气结、寒痰血瘀，就是寒证、气滞血瘀、痰凝，都可以出现结而有力的脉象；气血不足、虚衰，可以出现结而无力的脉象。

【机理分析】

阴寒偏盛，或者有邪气阻滞，心之阳气被遏，脉气不通畅，因而脉结；气血衰弱以后，心气虚乏，脉气不续，也可出现脉结。结脉、促脉、代脉，都是脉有歇止，生理学认为，脉搏的跳动，直接由心动所决定，而心动又受支配心脏跳动的神经纤维所支配，脉歇止主要是支配心动的信息通道出了问题。正常人因为劳累、情绪激动等，偶尔也可以出现结脉。

结脉和涩脉有什么不一样呢？涩脉是参差不齐、三五不调，就是脉的大小、快慢、力量不整齐，有时候脉体显得大一点，有时候脉体显得小一点；这次脉可能跳动稍微快一点，下次跳的时候又稍微慢一点；这次跳起来显得有力一些，下次可能又显得无力一些。结脉是什么问题呢？结脉是中间明显地停了一下，一、二、三，停了一下，一、二、三、四、五，停了一下，中间有明显地停跳、歇止。涩脉是很不流畅，像老牛拉破车走在烂路上一样，颠颠簸簸，但并不是走1里、半里就要停下来休息。

【相类脉】

1. 代脉

与结脉很类似的是代脉。结脉与代脉都是脉迟而有歇止，不同的是结脉止无定数，而代脉是止有定数，每跳3下就停1下，或者每跳4、5下停1下。为什么叫代脉？代，就是代表的意思，每10个人里面选1名代表，或者20个人选1名……有一定的代表性。它的特点是止有定数，良久复还。脉迟，良久复还可能比缓慢中止停的时间更久一点。

代脉的主病与结脉的主病也基本相同，结脉主阴盛气结、寒凝血瘀，代脉可见于疼痛、惊恐、跌仆损伤，其实二者的辨证意义是相同的。结脉主气血虚衰，代脉主脏气衰微，病性相同，代脉的病情可能重一点，已经脏气衰微了。

临床发现有的人经常将结脉与代脉并称——"脉结代"。其实结脉与代脉还是有区别的，结脉止无定数，代脉止有定数，结就是结、代就是代，不宜并称。但张仲景就是并称的，"心动悸，脉结代，炙甘草汤主之"。难道张仲景说的还有错？大家尊重老祖宗，就跟着这么说吧，我理解，古人写文章不标点，张仲景在结和代之间没有标个顿号，也可能是说脉结的人、脉代的人都可以用炙甘草汤；另外，脉动有歇止，如果有时没有规律、止无定数，有时又有规律、止有定数，这种情况也可称脉结代；反正结脉与代脉的主病基本相同，并称也没有原则错误。

2. 促脉

促脉也是脉有歇止，和结脉、代脉不同的地方在于促脉是数而中止，促脉也是止无定数，与结脉相同，但有迟、数之别。为什么称为促呢？促就是仓促，急急忙忙、仓促、慌乱，仓促慌乱就容易出错，出错也没有规律，所以促脉的特点是数而时一止，止无定数。

结、代、促三脉，都是脉气不匀、脉有歇止，病位主要在心与心神，临床出现结、代、促脉时，病情必然已经影响到了心或者心神。结、代脉迟，故主阴寒、气结、血瘀之类病证，促脉是数，因而促脉应该是主热证，阳盛实热，气血痰瘀停滞。痰凝、气滞、血瘀、食积，阻滞脉气，故都有脉动歇止，这是相同的，但是结代脉跳得慢，是迟而中止，故是属于寒证；促脉跳得快，数而时一止，故是属于热证。不同的地方，就是一个跳得慢，一个跳得快；一个是主寒，一个是主热。促脉也可以出现脏气衰微、气血虚衰，脉促无力，这与结、代脉是一样的。无论促脉、结脉、代脉，凡是脉势很弱，虚弱无力，都是气血虚衰、脏气衰败、脏气衰微；凡是脉势有力，气滞、血瘀、痰凝、食积、疼痛等原因都可能导致。不同的是，促脉属于热，或者是热痰，或者是实热；结、代脉属于寒，主阴盛、寒凝、寒痰。《濒湖脉学·七言诀》说："心气不匀脉歇止，阴阳寒热分仔细。"对于结、代、促三脉的辨证，主要是结合脉跳的快、慢分热与寒，结合脉势的有力、无力辨别实与虚。

结脉是迟而止无定数，代脉是迟而止有定数，促脉是数而时一止、止无定数，按道理应该还有一个数而时一止、止有定数。但是古人只有促、结、代这三个脉，没有讲脉数而止有定数的叫什么脉。应该说脉搏跳两下停一下，或者跳三下停一下，而整个脉率又显得比较快，这种情况临床也还是有的，其主病原则也仍然与代脉、促脉的相同，古人没有说，我们也就不讨论了。

第三十五讲
脉诊（六）

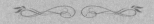

二、脉象鉴别

常见病理讲了很多，已经讲了 28 种脉——浮脉及散脉、芤脉、革脉，沉脉用伏脉、牢脉，迟脉及缓脉，数脉及疾脉，虚脉及短脉，实脉及长脉，洪脉及大脉，细脉及濡脉、弱脉、微脉，滑脉及动脉，涩脉，弦脉及紧脉，结脉及代脉、促脉，28 脉中没有大脉，加上大脉就是 29 脉了。

28 脉中有些脉象比较近似，容易混淆，因此，应当对相似脉做出鉴别。李时珍的《濒湖脉学》里面有相类诗，就是对相类似的脉象进行鉴别比较。《中医诊断学》教材采用了两种鉴别方法。

（一）比类法

1.归类

归类，就是把同样类型的脉归在一起，这些脉有相同的地方，"求同"，掌握其共同的特征。以脉位、脉数、脉形、脉势为纲进行归类：浮脉类均具有轻取即得的特点，浮脉、濡脉、散脉、芤脉、革脉都可归属于浮脉类。沉脉类具有重按始得的特点，伏脉、弱脉、牢脉都可归属于沉脉类。迟脉类均具有 1 息不足 4 至的特点，迟脉、病理缓脉、涩脉、结脉、代脉都可归属于迟脉类。数脉类均具有 1 息超过 5 至的特点，数脉、疾脉、促脉及动脉、紧脉、洪脉等都可归属于数脉类。脉体大主要有洪脉，以及大脉和牢脉。脉体小主要有细脉，以及微脉、濡脉、弱脉、紧脉。虚脉类均具有应指无力的特点，虚脉、微脉、濡脉、弱脉、散脉、芤脉都可归属于虚脉类。实脉类均具有应指有力的特点，实脉、滑脉、洪脉、紧脉、弦脉、长脉、牢脉、动脉等都可归属于实脉类。

2. 辨异

"辨异"是辨别相似脉之间的不同之处。比如浮脉、濡脉、芤脉、革脉、散脉，都属于浮脉类，怎样进行区别？濡脉尚有脉细无力，芤脉、革都是有边无中，而芤脉是管壁柔软如葱，革脉是管硬如按鼓皮，散脉则是重按全无、浮而无根。沉脉、伏脉和牢脉都属于沉脉类，怎么鉴别？伏脉比沉脉更深，牢脉有沉、弦、实、大、长五个字的特点。结脉、代脉、促脉都是脉有歇止，但有迟与数、有定数与无定数之别。结脉与涩脉及散脉，都是脉气不匀，结脉是有明显的歇止，涩脉、散脉则是脉形、脉力、脉率参差不齐，但都没有明显的停搏，涩脉主要表现为艰涩不畅，散脉还主要表现为重按全无、浮而无根。

（二）对举法

对举法，是将两种相反的脉象进行比较，加以鉴别。比如浮脉与沉脉、迟脉与数脉、虚脉与实脉、洪脉与细脉、滑脉与涩脉、长脉与短脉、微脉与牢脉等是完全相反的，脉象相反、主病相反，在一个人身上，或者同一脉位上，绝不能有截然相反的脉同时存在，不能既洪又细、既快又慢、既有力又无力、既滑又涩、既长又短。

有些对举脉不一定完全相反，只在某一个方面相反。比如弦脉与紧脉，有相类似的地方，其实二者的脉形、脉势、脉管的状态并不相同，甚至某些方面还相反，弦脉的脉管较硬、弹性较差，紧脉的脉管是处于收缩状态、弹性很高，紧脉的脉体较小，弦脉则没有这个特征。紧脉与缓脉是在脉势上相反，一个紧张、一个缓和，这就是一对矛盾，紧有数意，病理缓脉1息不满4至，紧脉弹指有力，病理缓脉的脉势怠缓乏力。当然，浮脉和沉脉、虚脉和实脉，也不能说就是截然相反，浮脉是轻取明显重按仍有，沉脉是轻取不应重按明显，二者之间并无截然的界线；虚与实，一个是有力、一个是无力，有力和无力之间也没有精确的数据为凭。

三、相兼脉

病理脉象中，第一讲了 28 种常见病脉，第二讲了脉象的鉴别，比较其异同，第三要讲相兼脉。

相兼脉，又叫复合脉。什么叫复合脉？就是两种或者两种以上的单因素脉象相兼出现。脉象要素，或者称脉的要素、脉象因素，就是指脉位、脉次、脉形、脉势。什么是单因素？浮沉、迟数、长短、粗细、有力无力等，这就是单因素。有的脉象主要就是某一个方面、某种要素的改变，比如浮脉、沉脉就是突出脉位的改变，未言其他脉象要素，迟脉、数脉的突出特征是脉次的异常，没有涉及其他脉象因素。脉位是一方面的因素，脉次是一方面的因素，脉形、脉势也是单方面的因素。

学习脉诊，将各种脉分开来讲，只是为了便于理解、掌握各种脉象，突出各种脉象的形象特征和临床意义。比如脉浮，只强调脉的位置，轻取即得，没有讲是浮而有力还是浮而无力、脉快还是脉慢、脉大还是脉小，没有涉及。实际上，位置、频率、形体、势力这几方面的因素，是互相交织在一起的，临床诊脉时，位、次、形、势几个方面都应当进行诊察，不能不涉及其他脉象要素。比如脉虚或者脉实，实际是个不完整的脉象，诊脉不全面、不完整，只讲脉势的有力没力，突出了脉象的主要改变，这是好的，但按道理还应考察脉的快慢、大小、浅深等，只有当脉位、脉次、脉形等均无异常、没有明显改变时，才能诊为虚脉、实脉，否则就是不完整。不仅脉势异常，其他方面也有改变，那就形成复合脉了。比如主要是脉虚无力，并且还有脉位浅表、脉体细小，浮、细、无力的脉，是什么脉？是濡脉，濡脉就是复合脉、相兼脉。

所以，复合脉就是包含了多方面因素的异常，是几个异常改变合在一起的脉。于是，弱脉是沉、细、虚三脉合在一起；动脉是短、滑、实三个脉合在一起；牢脉是沉、实、大、弦、长五个脉合在一起；紧脉是细、实、数脉复合在一起；洪脉是大、实、数脉合在一起；涩脉实际上包括了几个因素，无力、缓慢、偏细、不匀；微脉是极细、极虚的脉……这些脉都是多因素的脉象，有几个因素存在异常，所以属于复合脉。

　　复合脉，如果是两个因素存在的，可以叫作二合脉。脉细数、脉弦细、脉滑数、脉浮数、脉浮紧、脉洪数……都是二脉相兼，都是二合脉，脉浮紧、脉洪数，实际还不只是二脉相兼，因为紧脉、洪脉本身就有脉形、脉势、脉次的异常，实际可能就是三合脉、四合脉、五合脉。涩脉也应该是个四合脉，但是哪一方面都不典型，是个不很典型的四合脉。

　　临床诊病的时候，很多都是复合脉，真正的单一脉不多，只有一个方面异常，其他方面都没有改变，这种脉实际上是不常见的，往往兼有其他脉象因素的异常。

　　相兼脉的组合规律。只要不是相对立的脉，原则上都可以互相组合在一起，很多脉都可以互相兼并出现。但是有的脉是不能兼在一起的，是不能够复合的。确实不能相兼的脉，将它复合在一起，就是错误、不规范。哪些情况不能够相兼呢？①完全对立的脉是不能相兼的，比如浮脉和沉脉，滑脉和涩脉，虚脉和实脉，洪脉和细脉，紧脉和缓脉，尤其是迟脉和数脉不能相兼，所以，称脉洪细、脉滑涩，是错误的。②有些脉虽然不是完全对立，但与脉理不符，也不能相兼，如脉虚紧、脉虚滑、脉洪紧、脉缓数、脉浮弱、脉沉濡、脉濡弱、脉细散等，也是不对的，为什么不对？自己复习、理解。③复合脉已经包括了单因素的脉，再提二脉相兼，如脉濡细、脉沉弱、脉洪有力、脉紧有力、脉紧数、脉微细、脉弦牢等，也没有必要。④如果是六部的脉有差异，比如关脉弦、尺脉弱，或者左手的脉较细、某一部的脉浮一点，这些情况还是有可能的，那就必须指明部位。

　　相兼脉的主病规律。复合脉的主病，就是单因素脉象主病的综合。比如浮脉主表，数脉主热，那么浮数脉就是表热证；脉细数无力，细是阴血虚，数是有热，无力是虚，因此常见于阴虚火旺的证候；紧脉主实寒，浮脉主表，所以浮紧脉就是伤寒表实证。相兼脉的主病就是单因素脉主病的综合。

四、真脏脉

　　真脏脉，也叫败脉、死脉、怪脉、绝脉。正常脉象是有胃、有神、有根，真脏脉就是没有胃或者没有神、没有根的脉象。早在《素问·玉机真脏论》里面就提到了"真脏之气独见，独见者，病胜脏也，故曰死"。真脏脉是指病情很严重、危重的时候，脏气衰败，出现衰败的脉象，是濒临死亡之征，这种衰败脉象，叫作真脏脉。《玉机真脏论》还具体提到真肝脉至如循刀刃、真心脉至如循薏苡子、真肺脉至如以毛羽中人肤、真肾脉至如指弹石、真脾脉至弱而乍数乍疏。后人将《内经》里面的这些真脏脉总结提炼为七怪脉或者十怪脉，怪脉就是真脏脉，病情危重、处于衰竭状态的脉象。哪十种怪脉呢？雀啄脉、屋漏脉、弹石脉、解索脉、鱼翔脉、虾游脉、釜沸脉，这是七怪脉，加上转豆脉、偃刀脉、麻促脉，就是十怪脉。这十怪脉，怪在什么地方？可以将十怪脉分成三类。

1. 无胃之脉

常脉是有胃、有神、有根。脉有胃的表现是什么？主要是"从容和缓"这四个字。如果脉象失掉了和缓的特性，一点和缓之象都没有了，就是脉无胃气之象。哪几种呢？"偃刀脉"，如循刀刃，指头好像按在刀刃上一样，弦脉如按琴弦、如按弓弦，如果弦硬到了极点，形容像刀刃那样地硬，一点柔和的特性都没有了，那就是偃刀脉，弦脉是肝病的主脉，因而偃刀脉是肝的真脏脉。"转豆脉"，如循薏苡子，薏苡子是比较坚硬的，曾经讲过"动脉"如转豆，动脉的管壁硬、力量强，短数有力，如果比动脉还硬、特别有力，那就是转豆脉，强硬到了极点，毫无柔和之意，转豆脉是心的真脏脉。"弹石脉"，像石头一样的坚硬，指头好像弹在石头上一样，"牢脉"是沉、实、大、弦、长，牢脉到了极点，就是弹石脉，弹石脉是肾的真脏脉。这几种脉，如刀刃、如豆、如石，很形象、很精炼，都是没有一点柔和的特性，病情危重。

2. 无神之脉

脉有神的表现是柔和有力，主要是有力，有力而不失柔和。无神的脉，有哪几种呢？"雀啄脉"，如麻雀吃食，肯定是三五不调，止而复作，这是一种绝脉。"屋漏脉"，像房屋漏水一样半时一落，很久才落一滴，脉动每分钟60次以下就为迟脉，如果1息不到3至，《难经》讲"二至曰损"，每分钟40次以下，那就是损脉，脉跳得很慢很慢，1分钟只有20～30次，损脉就是屋漏脉，屋漏脉是肾的真脏脉。"解索脉"，绳索打了很多个结，要将这些结一个个解开很不容易，不能使劲用力，只能轻轻地解，有时解得快一点，有时解得慢一点，没有次序、没有规律，所以弱而乍数乍疏的脉，很微弱又特别没有规律的脉，就是解索脉，提示胃气衰微，解索脉是脾的真脏脉。"麻促脉"，脉体像麻粒一样，很细小，跳得特别的快、很仓促，细数到了极点，密密麻麻，1分钟跳到150、160次，脉体肯定很小很小，这就是麻促脉，麻促脉应当是心的真脏脉。雀啄、屋漏、解索、麻促这四种脉，主要是脉次、脉律出现特别异常的改变，提示脏气衰败、神气涣散，是无神之脉。

3. 无根之脉

脉之有根是尺脉沉取不绝，或者是足部的太溪脉、跗阳脉仍在。无根之脉包括："釜沸脉"，像锅中的沸水，水泡从下面冲上来，一下就散掉了，散而无根，实际上就是散脉，或者是散脉的进一步发展，是无根之脉；"鱼翔脉"，脉在皮肤，头定尾摇，鱼翔于水，鱼头倒扎在下面不动，只鱼尾在轻轻地摇动，这是鱼翔脉，也是无根之象；"虾游脉"，虾子在水中游动，突然跳出水面，没有了，等一下又跳出来了，时而不动，时而跃出，这就是虾游脉，也是无根之脉。

偃刀脉、转豆脉、弹石脉、雀啄脉、屋漏脉、解索脉、麻促脉、釜沸脉、鱼翔脉、虾游脉，这10种怪脉，总的来说，就是无胃、无神、无根，都是形容脉象或者是非常坚硬，毫不柔和，或者是没有次序，毫无规律，或者是散漫无根，毫无力气。实际上这些怪脉有的就是28脉中某些脉的严重表现，病情很危重时，出现微脉、散脉、革脉、牢脉等，应该就是真脏脉。微脉像屋漏一样，微脉就是屋漏脉，釜沸脉就是散脉，偃刀是弦极之象，牢脉就像弹石，雀啄脉应该就是结、代、促脉的典型表现。同学们要知道什么叫作真脏脉？真脏脉又叫作怪脉、败脉、绝脉、死脉。争取记住十怪脉的名称，主要提示病情危重，无胃、无气、无神、无根。

五、妇人脉和小儿脉

1. 诊妇人脉

（1）诊月经脉　月经正常的妇女、健康的妇女，月经来潮的时候，脉象一般应该显得滑一点，月经将至脉也应该显得滑一点。

月经不正常，经期、经量，或者经色、经质不正常了，怎样根据脉象来辨证呢？比如行经时，脉搏显得弦滑，滑脉可以主痰，弦脉可以是气滞，因此可能是痰滞胞宫证。如果来月经的时候，脉涩无力，说明这个妇女可能气血不足兼有血瘀。如果脉象虚细而涩，闭经、经期推迟、月经量少夹块等情况，都有可能。经前或经期出现了其他病理脉象，根据这种病理脉象，推断是不是有某种病证的可能。如果月经提前，脉滑数，可能是实热证、血热迫血妄行；月经推迟了，脉沉、迟、无力，可能是气血亏虚，脉沉紧，可能是寒滞胞宫。

举一个例子，七年制中医班有名女同学，课间休息时请我给诊病，说月经超过了半个月还没来。我切脉以后说：是没有来的迹象，但是没有其他痛苦、症状，再观察一下吧。隔了1周，又请诊脉，说还没有来，我一摸脉，脉滑，两手脉滑很明显，就说：快要来了。过了2天，又一名女同学要求诊脉，说老师你诊脉太灵了，我问为什么？她说：您前天说某某同学的月经快来了，结果当晚她就来月经了，真神。其实也没有什么神奇的，无非是认真诊脉，按常理推断而已。

（2）诊妊娠脉　妊娠脉怎么样诊？最主要的是"身有病而无邪脉"，什么意思呢？育龄妇女，月经有两三个月没来了，不能吃东西，吃了就呕，想吃酸的，浑身没劲，头晕等，好像有病了，是不是怀孕了呢？自己不知道，现在很简单，做个小便实验就知道了，古人没有这个实验方法，是闭经还是怀孕呢？一诊脉，蛮好的，脉象正常，脉不虚，也没有弦、紧、迟、涩、牢、结等病脉，这就是"身有病而无邪脉"，是怀孕的征兆。

健康孕妇的脉象，应该现滑脉，起码不会是虚脉，也没有弦、紧、迟、涩之类的邪脉。寸口脉滑，可以是妇女的孕脉。但《素问·平人气象论》认为孕妇脉滑以神门最明显，"妇人手少阴脉动甚者，妊子也"。手少阴脉动明显，是指尺动脉、神门这个地方脉动表现为滑脉，平常这个部位的脉象可能跳动不明显，如果神门脉跳动得明显，可能是妊子也。为什么？足少阴肾经和手少阴心经相通，少阴脉动甚，心肾气血旺盛、精气充足，可能是妊子的表现。尺脉候肾，胞宫系于肾，脉候亦在尺部，妊娠以后，脉气鼓动，如果尺脉滑数搏指，有别于寸部者，可能是怀孕之征，所以《素问·阴阳别论》说："阴搏阳别，谓之有子。"

妇女停经，身有病而无邪脉，寸口脉滑、手少阴脉动甚、尺部脉旺，可能是怀孕的表现。

（3）临产脉　妇女怀孕临近产期，宝宝快要出生的时候，子宫处于收缩状态，一阵阵地腹痛，这个时候，脉象可能会显得浮一点、滑数，甚至出现弹指有力的紧脉，脉势很旺，这是可能的。

妇女临产，古人有个比较特殊的诊法，叫作离经脉。离经脉是指的孕妇中指的两边出现了明显的脉搏跳动，在中指的本节（就是靠手掌的这一节）、中节、末节（第三节，就是指尖这一节）脉动明显，脉动越向前面越明显的时候，就越接近临产了，指尖脉动明显，就是正在生产。反正妇女临产，中指脉动明显，叫作离经脉。有人做过离经脉的研究，妇女临产的时候，确实中指的脉图就非常明显。

2. 诊小儿脉

由于小孩子的个子还小、寸口部位很窄，医生的三个指头放不下去，那小儿脉怎么诊？往往是一指按三关。哪个指？书上说是用拇指，其实食指、中指也可以，我就喜欢用食指，用一个指头按在小儿的寸、关、尺三个部位上，体会、考察脉象。一个指头横着按住寸口、关部，指端向两边滚动，往前滚动可体会寸脉，往后滚动可体会尺脉。反正是用一个指头体会小儿的脉搏，不详细分寸、关、尺，一指定三关、一指按三关就是这个意思。

小儿的脉较成人柔软而速，脉搏跳得快一些，两三岁小儿，1息六七至，每分钟100～120次为常脉，5～10岁小儿，脉动6至为常脉，四五至就是迟脉。

还有一点，诊小儿脉不详审28脉，只分浮、沉、迟、数，有力、无力，就只分这几种脉，还可以辨一下大小，考察脉象的位、次、形、势，是偏于哪一方面？就可能区别证候的表里寒热虚实。至于是不是弦、是不是紧、是不是滑、是不是涩、是不是濡，区分起来可能比较困难，就不仔细分辨了，重点分清浮、沉、迟、数、虚、实、大、小就行了。当然，滑脉在小儿也是比较常见的，实热、痰热壅盛、食积都常见滑脉，如果有微、结、代、促等脉，那也是要能够发现的。

第三十六讲
脉诊（七）

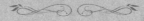

第四节　脉诊的临床运用及意义

正常脉象、病理脉象都讲完了，这一节，实际上带有复习的意思，就是复习一下脉诊的临床运用和意义。

一、脉诊的临床运用

脉象与主病之间的关系十分复杂。如何分析脉象所反映的不同病理本质、如何据脉辨证？要注意这样几个问题。

（一）独异脉的临床意义

独异脉就是表现出了单独不同的脉象，就是病中出现了某种特殊的脉象，独异的、特殊的脉象。张景岳的《景岳全书》和《类经》里面，特别强调独异脉。《景岳全书·脉神章》说："独之为义，有部位之独也，有脏气之独也，有脉体之独也。"

1. 部位之异

部位之异，就是寸、关、尺三部，某一个部位的脉特殊，与其他部位不一样，这个特殊不一样，主要表现为大小、有力无力及浮沉，哪一部脉出现了特殊，就可能提示是该部所候脏腑的病变。比如两个尺脉明显无力，要考虑是不是有肾虚；明显的左关脉特别弦，是不是有肝郁气滞的可能；右关脉弱，可能是脾气虚弱。这就是部位之异，左手心、肝、肾，右手肺、脾、命，哪一个部位的脉象特殊，就要考虑所候脏腑受病的可能。

2. 脏气之异

就是见到了某一个脏气常见的脉象，我们讲过，肺有病一般常见什么脉？肺脉浮；脾有病一般常见什么脉？脾脉缓；肾脉沉；肝脉弦；结、代、促脉，肯定是心有病变，洪脉（钩脉）也归属为心病的常见脉。如果脉缓，迟缓或怠缓，是哪一个脏气的问题？很可能是脾虚或者有湿，脾的问题；脉搏现浮，很可能是表证，因为肺主表，所以浮脉是肺的常见脉。

3. 脉体之异

脉的形态上有特殊的改变。脉体上，六部脉特别细小，或者特别洪大，脉势特别有力，或者特别无力；脉动迟缓、脉动数疾；脉气不匀，甚至有歇止，表现为涩、结、代、促脉；脉体充实、圆滑有力，那是滑脉；等等。根据脉体之异来判断病情，某种脉象特别明显，病变可能就是该脉所主的病证。

（二）辨脉主病不可拘泥

什么意思呢？确实要根据脉象考虑病情、分析病证，但是也不能够拘泥、机械，不能够单独凭脉。比如数脉一般主热证，但阳气不足甚至虚衰者，其脉也常表现为数，但必然是数而无力；表寒证常见浮紧脉，如果寒邪束表，脉气不能外达，也可能是脉沉紧；大惊恐惧时，可能出现结脉，并不见得是气血虚衰、脏气虚损。因此，临床时既要熟悉各种脉象的主病，又要综合分析、全面理解，不能拘泥于脉象所提示的病证。

（三）脉症顺逆与从舍

《医门棒喝》《医碥》等书里面，都有"脉症从舍"的专门论述，问题是"證、证、症"，到底是哪一个？古代是用的这个"證"，张景岳是用的这个證，言字旁，言字加一个登字，证据的意思；这个"证"，是由"證"字演化来的，就是现在所谓辨证的证；明清时期又出来一个"症"字，病字旁加个正字，现在称其为症状。到底是指的哪一个？我觉得主要是指的这一个

"症"，特别是脉症从舍，如果说诊脉把辨证都舍掉了，那肯定不行，中医强调辨证论治，证怎么能够舍哩！因此应该是这个症。

1. 脉症顺逆

脉象和症状表现，多数情况下对病证的提示是一致的，有时不相一致，有相对应、有不相对应的。相应的就是顺，比如脉象是浮紧，症状是恶寒甚、头痛、身痛，脉症是相应的，这是顺；病人在大失血，面色苍白，脉搏细、濡，或者是芤，这也是脉症相应的。如果大失血、面色苍白，脉象仍然滑数有力，脉症不相应，那就不好了，那是逆。脉症顺逆是指这个意思。暴病、实证，应该是现浮、洪、滑、数之类的脉，这是顺；久病、虚证应该是见沉细、虚弱、微这一类的脉，这才是比较相应的。如果相反了，新病就现沉细、微弱、无力的脉，当然不顺，长期生病了、病的时间很久，脉还滑、数、有力，说明邪气仍在、严重，这是逆，脉与症相反。

2. 脉症从舍

脉症从舍就是舍症从脉、舍脉从症的问题，绝不是舍证从脉，证是不能舍的。脉象和症状不相应的时候，辨证主要以哪一个作为根据呢？比如脉象提示是实证、热证，而症状表现属于虚证、寒证，这样的情况下，到底是根据脉还是根据症呢？应当全面、综合分析，谁反映了病变的本质就从谁。有的时候需要从脉，如果脉象已经有了明显的变化，比如见明显的脉滑，提示有痰饮、痰湿内停，但是还没有出现明显的症状，没有刺痛、胸闷、困重、吐痰之类症状，一般要从脉，虽然没有明显的症状，但已经出现了邪脉，要从脉。自觉烦热、心烦、咽干、口苦，摸脉很细，肯定不是实热证，是虚火、虚热证。久病，肚子胀，如果脉搏虚弱，不一定是里面有实邪，可能是脾气亏虚，运化无力。虽然这主要是从脉，根据脉象辨证，其实也不是将症舍掉，并不是舍弃症，而是对这个症根据脉象进行辨证，据脉象辨别症状的寒热虚实。有的时候要从症，如果脉象不能反映病情的本质，或者说症状反映的病理本质更准确，要从症。比如经常畏冷、四肢凉，大便稀、尿清长，而脉数，每分钟脉动将近100次，这是阳气亏虚，不能认为脉数就是热证，要从症。其实从症也不是舍脉，并不是舍弃脉象，虽然脉数，必然无力，数而无力仍然主虚证，这不就是也从脉了嘛。脉症从舍，并不完全是舍，比如"身有病而无邪脉"，可能是怀孕，病情好像明显，却无邪脉，不能说滑脉是假象，可以舍弃。寒证应该现迟脉，热证应该现数脉，阳气亏虚、虚寒的病人，应该脉迟无力，但往往是数而无力，脉无力固然是虚，但怎么知道是阳气虚呢？这就必须结合症状了。

二、脉诊的意义

通过诊脉，一般可以辨别病变的部位。辨表证、里证，心的病、脾的病、肾虚等病位。浮脉主表，沉脉主里，脾病脉缓，肾病尺弱。

可以辨别病变的性质。寒证脉紧、热证脉数、虚证脉虚、实证脉实，洪脉主实热，细脉主血气阴虚，涩脉多属血瘀气滞，滑脉主痰湿等。

可以分辨邪正的盛衰。生病以后，脉现紧脉，说明寒邪盛，正气旺；现滑脉，说明虽然有痰湿、食积、痰饮，但气血一定是旺盛的；如果是有痰饮、实邪等，而脉势无力，说明正气不足，所以可以反映邪正的盛衰。

可以推测病证的进退。由数脉变成疾脉，变成釜沸脉、无根的脉，那当然不好；由浮脉变成了洪脉，由洪脉变成了细数，细而无力，说明由表热证变成了里实热证，后来变成了阴虚火旺证，说明病情的进退、发展。甚至可以辨别死生，脉细无力到脉微，预后不良。

有同学问，脉诊仪现在临床上怎么样？脉诊仪，将脉诊探头接上去、要计算机输出来，能够从脉图上计算出是什么脉，主波峰、潮波、面积等，计算得较精细，当然好，客观一些、精确一些。但是临床医生觉得没有必要到那么精细的程度，弄了半天，无非也是判断出是什么脉象，医生用手指按，仔细诊脉也能辨别出弦、滑、数、紧等脉象来。

三、如何诊脉

学了这么多脉，同学们可能觉得很难理解，实际上心中并没有了了，当然指下就更难明了。怎么办呢？最后我想补充讲一下如何诊脉，谈谈我对脉诊的看法与体会。

（一）诊脉不易

诊脉确实不容易，因为诊脉主要凭指感，缺乏客观指标，现在虽然可以将脉象描个图，但使用还不方便，也没有反映脉象的全部信息。同时，对脉象的判别，要结合人、天、地、时、病等多方面的情况，如果仅凭指感、仅凭脉图，不结合年龄，那就可能老年人不弦也弦、年轻人弦也不弦，小孩不数也是数，成人数也不是数。

古人比喻诊脉是"若窥深渊而迎浮云"，好像深渊无底，又好像天空中的浮云飘移没有定准。王叔和的《脉经·序》说："脉理精微，其体难辨，弦紧浮芤，展转相类，在心易了，指下难明。"这个脉象到底是弦，还是紧，是浮，还是芤？书本上讲得清清楚楚，指下要摸出来却很不容易，心中了了，指下难明。张景岳的《类经附翼》又讲："脉为四诊之一，所关最切，兼之俗弊（就是民间不良的风俗、观点、作法），每讳其因（每每把患病的原因隐瞒起来，不告诉医生），隐其色（不让医生看到面容，不能通过望诊了解患者的颜色、气色），不出一声（不讲话）。"要诊病，却把望诊讳起来了，问诊他不回答，声音不发出，闻诊没有了，"单用脉以试医之高下"，唯独伸出个手给你，看看你诊脉诊不诊得出来，就单独凭一个脉来诊病，确实给医生出了个很大的难题，因此诊脉很难。也有的医生为了炫耀自己，将诊脉说得神乎神，什么诊寿脉，一摸脉就能够断出生死来，只能活 59 岁、73 岁；别男女，诊孕妇的脉能知道是怀的男孩还是女孩，自欺欺人。很多脉象都是形容，"浮如水上复轻舟"，好像水上飘浮着一条很轻的船，这 1 寸 9 分的地方怎么飘了一只船呢，怎么也理解不到！涩脉是什么样子？"病蚕食叶慢而艰"，有病的蚕在吃桑叶的时候，那种表现就是涩脉，到底是个什么样子，从脉象上怎么领会"病蚕食叶"？很难理解。脉象是用文字描述，都是文学性语言，这是中医文化，脉学的书里面，确实有些话描述得特别好，讲得特别有趣，因此有人说中医的脉学是脉文化，里面有很深的文化底蕴。但是真的要指下体会、理解却很难，"心以为弦则弦，心以为紧则紧"，心想这个病应该是个弦脉，一摸真的弦起来了，这个病应该是紧脉，一摸脉真的紧，这个脉好像弹指有力，这个脉左右弹指，如牵绳转索，心以为怎么样，脉就怎么样。所以这是一种脉文化，将它赋予了很多的理论色彩、文化色彩。中医的脉诊，不仅仅是一种技术，不仅仅是一个摸脉的问题，还有一个脉文化在里面。难啊！缺乏客观指标，完全是凭指感，凭大脑去意会、去领悟。从这个角度说，诊脉确实很难、有点玄。

（二）诊脉不难

既然脉诊这么难，可不可以放弃呢？"微妙在脉，不可不察"，作为中医诊病，不可能不诊脉，中医诊脉有丰富的经验与理论，不能不学。既然诊脉不易，为什么又说诊脉不难呢？①中医都能诊脉。老中医看病，一名真正的中医诊病，谁说不会诊脉嘛，没有那位中医说我就是不会诊脉，说明诊脉是能够学会的，脉象是能够体会得到、辨认得出来的。②熟能生巧。多诊识脉，"熟读王叔和，不如临证多"，还讲"弦脉与长争较远，良工尺度自能量"，弦脉是端直以长，直挺挺的，比较长，和长脉怎样区分呢？良工、诊脉的工夫到家的人，心中自然有一个尺度，自能量。③多数能识。学了脉诊，经过一定的实习、实践，实际上半数以上的脉象是完全可以识别的，比如脉位浮浅的浮脉、比较深沉的沉脉、沉伏很深的伏脉、跳得慢的迟脉、跳得快的数脉、跳得特别快的疾脉、有力的实脉、无力的虚脉、体大势强的洪脉、脉体细小的细脉、脉有歇止的结脉、代脉、促脉、极细极软若有若无的微脉、位次形势均无明显异常的缓脉，这些脉难道还识别不了？只要认真诊察、体会了，这15种脉应该辨识得出来。这些脉能识别，那么由浮、细、虚组成的濡脉，由沉、细、虚组成的弱脉，脉位不满三部的短脉，超过三部本位的长脉，也应该是可以识别的，这就有19种脉了，2/3的脉象都比较容易识别。难一点的是弦、紧、滑、涩4脉，这4种脉临床常见、也重要，我已经讲解、分析得很详细，脉硬有形、挺然指下的是弦脉，形小势盛、弹指有力的是紧脉，圆滑流利、如盘走珠的是滑脉，艰涩不畅、老牛拉破车走烂路的是涩脉，理论上也应该是明白了，通过一定的实践，这4种脉应该也是可以识别的。还有牢脉、芤脉、革脉、动脉、散脉，这5种脉比较少见，也比较特殊、比较难体察，暂时可以忽略，在临床时间久了也许能遇上、能体会得到。

（三）先明脉理

舒弛远说："昔人云，脉可以意会，不可以言传，此其欺我也。"不可言传的说法不对，是欺人的，为什么？他说："悟得到便说得出，说不出，必悟不到也。"就是说你能够意会得到，能体会到这个脉象是很慢、没有力量、跳得不流利，就应该能够讲得出来，如果你讲不出这个脉到底是什么样子，那就说明没有意会到。"切脉之事，明于书本，未必明于心，明于心，未必明于手。"应该反过来理解这段话，只有首先在书本上讲清了，在理论上理解了，然后才能够在指下体会到。书上写得乱七八糟，教员讲得稀里糊涂，学生怎么领会这个脉嘛，怎么诊得出这个脉嘛。所以要反其意而用之。对于脉诊，要求同学首先应该理解脉理，明理才能识脉。理论上都没有弄明白脉象的特征、主什么病证，必然指下茫然。弦是什么意思，为什么会弦？紧的特点是什么，为什么会紧？要明于脉理，才能够识别脉象。比如湿证，既可现滑脉，又可现濡脉，滑脉多见于痰湿，濡脉多见于湿困，湿证到底是出现滑脉还是濡脉呢？数脉主热证，为什么阳虚证也常见脉数呢？一定要理解其中的原理。姜春华教授说："真能明脉理，则其象可知，不明脉理，心中糊涂，自然指下模糊。"心中糊涂，不明白什么是滑、什么是涩，为什么会洪、为什么会细？心中不能了了，指下怎么能明白哩。《诊宗三昧》说："得其旨，言下可了（知道了脉象的原理，你就可以讲出来）；不得其旨，虽遍读五车，转增障碍（没有理解脉的原意、道理，读书再多，反而会增加混乱、矛盾）。"所以关键是要理解脉理，掌握脉象的特征。

（四）识脉方法

诊脉时怎样去识别脉象？告诉同学还有这么几个方法。

1. 知常达变

知常达变是什么意思？就是平时的脉与病时的脉要做比较，大家都现某种脉，某人的脉却不同，比如我们大部分同学的脉象可能基本相同、比较近似，大家可以互相诊脉，体会一下，可能是和缓圆滑、柔和有力。但是可能其中就有一两个人的脉不太一样，有异常，可能是某种病脉。知道了常脉，才能够发现异常的脉、病脉。有次我到台湾讲学，下课后同学都要我给他们摸摸是什么脉。很多同学摸了一下，还不满五十动就过去了，正常、没问题，唯独医学系一位姓朱的女同学，她自己选修中医课，我诊她的脉，左手摸了再摸右手，摸完右手又摸左手，摸了好一阵子，她有点紧张了，就问：我是不是有病啊？我反问她：你自己觉得有什么问题没有？她说：自己觉得有点肾气不固，每次下课都必须小便，一晚要解三四次小便，我摸她的脉确实是两尺脉弱一些。所以，知其常才能够达变，知道常脉才能够发现病脉、识别病脉。

2. 以变度脉

什么叫以变来度脉呢？就是有些脉象是可以见于正常人的，或者出现于生理变异的情况下。怎么辨脉呢？如果不知道洪脉是什么样子，指下体会不到宽大有力、波涛汹涌的脉象，去跑两圈、跑 800 米以后再来，再来诊脉，怎么样？脉不洪、不滑、不数？滔滔满指、波涛汹涌就是这个样子。诊病时发现了这样的脉，你还不知道叫什么脉！喝完酒以后、洗完澡以后，再来摸自己的脉，与平时是不是不一样？那是什么脉？放假回家的时候，爷爷奶奶的脉和弟弟妹妹的脉是不是不一样？爷爷奶奶的脉管是不是硬一些？可能有点弦吧。假如遇到身体比较健康的孕妇，请她让你诊诊脉，就有可能体会到滑脉是什么样子。胖子的脉可能沉一点，瘦子的脉可能浮一点。这都是知常达变、以变来度脉，体会到了在生理变异情况下出现的某种脉象，当临床诊病时发现了这种脉象，也就能够认识了。

3. 据病审脉

据病审脉就是说临床诊断不是单纯凭脉，要结合病情，据病情推断脉象，据脉象论证病情。如果分不清病人是什么脉，那就先辨辨证，恶寒重发热轻、无汗、头身痛、鼻塞打喷嚏，脉应该是浮紧吧，就可能体会到脉小势大、弹指有力、如牵绳转索的紧脉特征。病人的全身情况清楚了，是个非常典型的阴虚火旺证，五心烦热、午后潮热、盗汗、消瘦、咽干、舌红少苔等，再看他的脉，很可能脉象显得细数一些。一个高热的病人，壮热、口渴、身热、舌红苔黄，很可能是滑数或者洪数脉，这样洪脉、滑脉不就也可以理解了嘛。病情很危重、濒临死亡，一摸脉，极细极无力、若有若无，难道不是微脉？这都是以病来度脉。

4. 按法揆度

诊脉一定要考虑到男女老少，肥胖高矮，生理上有什么特点。一定要从位置、速度、形体、力量、节律，位、次、形、势这几个方面，多方面仔细考察。这个脉到底是数还是不数？要看个体大小，小孩每分钟跳 110 次就不是数脉，老年人的脉管稍微硬一点，有一点"从中直过""挺然指下"，虽然脉弦，但不一定有明显的病理表现。浮、沉、迟、数都判不出来，脉动没有节律都发现不了，诊脉不考虑脉搏有没有力量，不可能达到据脉辨证的目的。按法揆度，就是根据诊脉的这些原则、方法，严格操作，细心体会。不能随随便便地按一下，要认真体会，否则即使脉象有明显变化，不精心体会，也发现不了病脉，认识不到是什么脉象，更体会不出弦紧滑涩的差别。

第六章　按　诊

望、闻、问、切四诊，把脉诊和舌诊单独拿了出来，所以就有六章。

什么叫作按诊？医生用手去触、摸、按、叩四个字，去了解病人的体表、肢体的冷热、润燥，里面有没有肿块，软、硬，是痛还是不痛等这些情况，通过这些信息来判断病变的部位、性质的方法，这是按诊。

第一节　按诊的方法与意义

一、按诊的体位

按诊时病人取什么样的体位？要根据病情的需要，要让检查部位能够充分暴露，既有利于检查方便，又有利于病人舒适、不感到很痛苦，又能够把病情检查出来，从而确定恰当的体位。

一般采用的体位是坐位或仰卧位、侧卧位，最常用的是坐位。仰卧位是病人仰卧，检查胸部时下肢自然伸直，检查腹部时一般下肢应该弯曲一点，把两膝立起来，否则伸直了以后，腹部就绷紧了，紧张度要高一些。侧卧位是病人侧向一边躺着，下面的腿伸直，上面的腿弯着，屈髋屈膝。还有一个肘膝位，肘膝位是将两肘和两膝撑在床上，把臀部抬高，可以诊察腹部，医生用手托一托，看腹内有没有肿块之类的东西。再一个是诊查肛门、外阴部，常采用肘膝位，也可以取截石位，截石位就是仰卧在床缘，将两腿分开，暴露会阴部。

二、按诊的手法

手法，这是重点，手法有这样几种。

1. 触法

触法是医生用手接触到病人的皮肤，轻轻地、刚接触到，触法就是轻轻地接触，是诊皮肤，诊皮肤的冷、热、润、燥，这是触法。

2. 摸法

摸法是医生用手稍微用点力摸一摸，在皮肤上摸一摸，触法是刚接触，摸法就有点寻抚了，已经能够体会到肌肉这个层面了，主要是摸胸腹、腧穴、肿胀部位等这些地方，以发现有没有疼痛、肿块、肿胀等。

3. 按法

按法的力量用得比较大了，重手按下去、按进去，到了肌肉的下面、骨头上面，腹腔里面，可以诊较深层面的病症，诊筋骨，看腹腔有没有瘤子，是不是按重了就疼痛。

临床按诊时，一般是先触摸，后按压。先轻轻地触，刚接触皮肤；再用中等力摸，到了肌层；然后用重力按，对深层进行推寻。由轻而重，由浅入深。从正常的部位开始，而不是马上、直接就按疼痛剧烈的部位、有肿块的部位、生疮的部位、骨骼折断的部位，要从健康的部位、没有明显痛苦的部位按起，逐渐地向患病部位靠近，一边按一边问病人的感觉，先远后近。按胸、腹部一般是先上后下，按肝、脾要先下后上，这是按诊的一般顺序。

4. 叩法

什么是叩？就是叩击某个部位，让其产生叩击的声音或者波动感、或者震动感，或者病人自己有什么感觉。叩法又分直接叩击法、间接叩击法。

（1）直接叩击法　医生用中指指尖或并拢的手指掌面轻轻地直接叩击或拍打按诊部位，通过听声响和叩击时手指的感觉来判断病位的情况。如果是腹部，实际就是用手轻轻地拍，听听肚子里面有什么声音，气很多就有像拍鼓一样的声音，水的声音听起来就比较低沉、浊音。用指尖，或者手指的指掌，在腹部、胸部，有时候也在脑袋上，轻轻地叩一叩，痛不痛？有什么感觉？这叫直接叩击法。

（2）间接叩击法　间接的叩击，不是直接叩击在病人身体上，中间隔了一个医生的手掌，或者是医生的手指。①医生用一只手贴放在检查部位，另一只手握成拳，然后将拳打在医生自己的手背上，这叫作拳掌叩击法。拳掌叩击法，多半用于腹部、腰部的检查。②医生用左手中指第二指节紧贴检查部位，不要留有空隙，其他手指稍微抬起，不与体表接触，右手指自然弯曲，以中指指端叩击左手中指第二指节前端，这叫作指指叩击法。指指叩击法，主要是用于胸背部和肋间，比如心脏是不是扩大、肺是清音还是浊音、肺的下界在哪个地方、肝脏大不大等。指指叩击法操作时要注意采用正确的姿势，左手中指第二节紧贴，其余手指抬起，右手中指是用指尖敲，叩击后立即抬起，是通过腕关节和掌指关节的活动进行叩击，不是手臂在用力。

三、按诊注意事项

按诊时要注意几个事情：一个是体位和手法的选择应当具有针对性，选哪一种体位、用哪一种手法，要根据病情的需要。第二个是举止应该要稳重、大方，手要轻巧、温柔，医生以重拳相击当然不行，用冰凉的手去触摸也不行。第三个，要争取病人的配合，要注意病人有什么表情、感觉有什么痛苦，对正常部位和病变部位进行对比，边进行检查边询问，既可减轻病人的紧张心理，又能及时获取准确的病情资料。

第三十七讲

按 诊

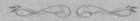

第二节　按诊的内容

一、按胸胁

按胸胁，要知道胸胁的部位是怎么划分的，胸胁里面是些什么脏腑。胸胁是前胸和胁肋部的统称。前胸指缺盆以下、横膈以上的部位，胸部两侧、腋下至肋骨端称为侧胸，即胁肋部或胁部。胸胁按诊主要是诊察心、肺、肝、胆、乳房等的病变。

（一）胸部按诊

胸部按诊最常用的是指指叩诊法。叩诊的时候要注意胸部发出的声音，一般为比较清晰的清音，有点像打鼓的声音，当然没有那么响；如果是沉闷的、嗡嗡的声音，则为浊音。清音和浊音，根据病人的情况也可能有些改变，病人很肥胖，或者胸大肌很肥厚，叩诊的声音可能要浊一点；人很瘦，或者里面有气体积聚，比如气胸、肺胀，可能出现过清音，像打鼓一样嘭嘭地响。一般来说胸部是清音，特别要注意胸部的下界，肺脏的下界在哪里？肝脏是不是往上移了？分一下界线，今后学西医内科诊断基础的时候，会详细告诉大家划分。大体上知道肺部叩诊的声音应该是比较清晰的清音，如果肺清音下移，可能是肺胀大了，肺里面空气太多了，肺气肿了；也可能是特别消瘦，内脏下垂，脾、胃、肝等脏器往下掉了，肺清音界也有可能移下来一点。如果往上抬高了，也有两种情况，一个是肺本身萎缩了，比如说肺痿，或者说肺部这一边已经被切掉了，肺界当然会抬上来；或者是肚子里面有了积聚、有了水，或者是怀孕，胎儿长大了，将肺往上挤上来一点，要知道这么一些常识。肺气肿、肺胀、气胸，可以出现清音，打鼓一样的声音。要是过于混浊，叩上去好像跟叩腹部一样，大家可以体验一下，叩腹部和叩胸部发出的声音不太一样，叩腹部的声音比较沉闷，肺部是清音，当然心脏部位的声音肯定也浊一些，如果肺部叩诊的时候，发出的是比较沉闷的声音、浊音，说明里面可能有痰饮、瘀血、肿瘤等邪气。胸胁等部位在体表按到疼痛，青紫一片，很可能是外伤。

（二）乳房按诊

按乳房的时候，应该给乳房划几个区，把乳房划成一个十字架，分成内上象、外上象、外下象、内下象，分成4个象限，如果触到乳房里面有肿块，是哪一个具体部位呢？分区以后就可以指出是右乳外上象，或者是左乳的内上象有多大的肿块。

按乳房的时候，一个是要注意有没有压痛的感觉，如果出现压痛，可能是乳痈、乳发，或者乳疽这一类的病。乳痈就是乳房里面出现了化脓性的炎症，红肿、热痛、化脓；乳发，发生在乳房的肌肤之间，部位比较浅表，以乳房红肿痛热，溃后大片皮肉腐烂坏死为特点的病变；乳疽，比乳痈更深一些。二是要注意乳房内有没有肿块，按的时候要用手指平按、移动，不能用指从两边挤压，因为正常的乳房里面本身就有乳腺小叶，从两边挤的办法去摸的话，也好像里面有肿块，实际上是乳腺组织。如果乳房内发现有肿块，要注意肿块的部位，是在哪一个象限，大小、形状、硬度、压痛，活动度、能不能够推得动，边缘是不是清楚，腋窝、锁骨下有没有臖核。臖，臖核就是指淋巴结，有没有淋巴结肿大，诊乳房的时候，要注意诊这些问题。根据乳房发现的肿块，又有一些不同的病名，比如乳癖，就是乳腺小叶增生，比较常见，多半和月经周期有关系，月经过了，又不痛、不肿了，月经快要来的时候，摸上去，有比较明显地肿块，并且有点痛，这种病作乳癖。乳核，乳核就是乳房里面长了一个肿块，和月经没有明显关系，月经过了、月经来的时候，都是那么大，与月经没有明显的关系，叫作乳核。乳痨，痨是讲的结核，结核跑到乳腺组织里面去了，乳痨如果久了以后，也可以穿孔、溃烂，甚至成为乳瘘。还有乳癌，边界不清楚，高低不平，质地很坚硬，有可能是乳癌，真正到了这个程度可能已经是晚期了。还有乳疬，乳疬是小孩子或者是男性，在乳晕周围、下面有个肿块，这属于乳腺的异常发育。乳癖、乳核、乳疬、乳癌、乳痈、乳发、乳疽等，这些都是乳房里面可能见到的一些病变，按诊对诊断和鉴别有帮助。

（三）虚里按诊

诊心脏，古代称为诊虚里。首先应知道虚里的部位，虚里是在左锁骨中线稍微靠外、左乳头偏下方一点，就是心尖搏动最明显的部位。诊虚里，实际包括望虚里，望心动时虚里部位的起伏、范围等；按虚里，叩诊确定心界的大小、范围；闻虚里，听心音的强弱、有没有杂音等。古人强调按虚里，现在主要是听虚里了，按诊毕竟没有听诊听得那么仔细。

诊虚里，主要看虚里有没有跳动，跳动的部位、范围、强度、节律、频率、散聚等，古人强调望这些问题，实际上望诊也可以、触诊也可以、听诊也可以，望、触、听都可以，诊察虚里是不是在跳动，跳动的部位在哪个地方、范围，有的心脏跳动时，看到整个心脏都在起伏，范围很宽，有的则跳动的范围比较小，只一两个厘米，跳动的强度、力量怎么样，是不是有节律，有没有歇止，有没有促、结、代脉，频率是一分钟跳多少次，要了解这些问题。诊虚里的目的是什么呢？了解宗气的强弱。因为心、肺居于上焦，心肺的功能，就是宗气的强弱、虚实，判断预后、病情是不是危急。正常人的虚里，按诊时可以感觉到有跳动，虚里应手，但是不急、不怠，也就是诊脉时感觉不快不慢，聚而不散，节律一致，范围在心尖这个部位，其他部位不明显。有病的时候，可能出现跳动的位置移动、扩大，也可能是增强、也可能减弱，通过这些来了解宗气的情况。

（四）胁部按诊

肝胆位居右胁，肝胆经布于两胁。常人一般两胁部（包括肋缘下）无脏器触及，亦无压痛。腹壁松弛的瘦人，深吸气时肋缘下可以触到肝脏下缘，质地柔软，无压痛。

如果是喜按，或者按之空虚无力，多属肝的虚证。胁下肿块、刺痛拒按，多属血瘀。肿块质软、光滑、边缘钝，有压痛，常见于肝热病、肝着等病；肿块质硬，呈小结节状、边缘锐利，压痛不明显者，可能是肝积；肿块坚硬、凹凸不平、边缘不规则，有压痛，要考虑肝癌的可能；触及梨形囊状物，有压痛，可能是胆石、胆胀等病。左胁下痞块，可能是脾脏肿大，中医称疟母、肥气等。

二、按脘腹

按脘腹，就是按胃脘部、腹部，实际是对整个腹部的按诊。

（一）脘腹分区及所候

脘腹的部位划分。中医分为：脘腹部，就是剑突下的地方，是胃脘所在的地方；肚脐周围，叫作脐腹部，也叫作大腹部，比较大的这个腹部；肚脐的下面、大腹的下面，是小腹部；小腹部的两边，小腹、大腹的两边是少腹部。部位分为脘腹、脐腹、小腹和少腹这样几个部位。古代还有所谓"心下"，心下实际上是剑突的部位，现在把它包括在胃脘部了。

了解部位，目的是为了了解内脏，某个部位里面、下面是哪一个脏器所在，就是脏器在体表的投影区在哪个地方。教材上有一个图，脘腹部主要是属于胃，实际上也包括部分肝脏；右胁里面有胆、有肝脏；左胁部位主要是解剖的脾，还有结肠；小肠主要在脐腹部，脐腹痛也主要是中医之脾的所在；膀胱、子宫位于小腹部；少腹部主要有肝经、结肠等器官。了解部位的划分，主要是了解里面藏着什么样的器官，某个部位发现了异常，可以用来判断是哪一个脏腑的病变。

（二）脘腹按诊的方法

曾经讲过，按腹部要由轻而重，由远而近，就是从各病变部位远一点的地方开始，慢慢趋向于病位所在的地方。要知道腹内各脏器的大约位置，胞宫、膀胱、肝、脾等在什么地方。

（三）脘腹按诊的内容

通过触摸，主要了解腹部的冷、热、软、硬，是不是有胀满。用按法，由触摸到按，了解腹内有没有肿块、有没有压痛，如果有肿块、有压痛，要根据位置分析是哪一个脏器，是肝脏还是胆囊，是膀胱还是小肠、大肠，通过患病部位了解是哪一个器官的病变。

正常的人，除了大肠、膀胱有时候可以触得到，要解大便之前，左边的少腹部有时候可能摸得到，干燥的大便在里面有时候可能摸得到，在要解小便、特别是早晨要解小便之前，膀胱可能是膨胀的、充满的，因此可能摸得到。其余脏器在一般情况下是摸不到的，如果摸到了，就有可能是病变。

在病理情况下，主要是了解腹部的冷、热、喜、恶，喜欢热的还是喜欢凉的，喜欢按还是不喜欢按，了解这些情况有助于辨证，喜欢热的多半是寒证，喜欢凉的多半是热证，喜按的属于虚证，拒按的属于实证，通过这些来了解寒、热、虚、实。再一个是了解疼痛、压痛的具体部位，以便了解病变的部位，如果是两胁下压痛，特别是右胁下压痛，可能是肝、胆的病变；剑突下面、胃脘部这个地方有压痛，很可能是胃的病变；肚脐周围有压痛，一般是小肠或者是脾，实际上中医讲的脾很大程度上是讲小肠的功能；小腹部压痛可能是膀胱、胞宫；少腹、腹部两边的压痛，可能是肠子、阑尾等的病变；如果在腹部的后面，肋脊角，脊柱和肋角之间的部位疼痛，多半是肾脏所在的位置，在这个地方，用拳掌叩击法进行叩诊，有明显疼痛感的时候，病位可能在肾。还要了解腹壁的紧张度，就是按腹壁的时候，觉得病人的腹壁是比较柔软还是绷得比较紧，绷得很紧、特别紧的有一种叫作板状腹，按肚子就像按在板子上一样，腹肌收缩、腹壁很紧张，按不下去，可能是有内脏破裂、穿孔。如果腹壁很柔软，按上去很松弛，没有什么抵抗力，一般是虚弱的证候；一点抵抗力也没有、完全消失，多半是痿证、瘫痪。有时候病人感到腹部作胀，肚子外观也显得比较饱满、圆圆鼓鼓的，如果按诊有压痛，感到里面很充实，多半属于实；没有压痛、没有弹性的，多半属于虚。

按鼓胀，鼓胀就是肚子里面有腹水，水在里面使腹部膨大像个鼓。鼓胀病人一般都是形体消瘦，但是肚子胀得很大，上面还有青筋显露、腹筋暴露，里面是什么东西呢？应该是水，主要是水。主要是水还是气、是水鼓还是气鼓，怎样判断呢？如果是气的话，叩诊的声音应该是比较清，有点像打鼓一样的，里面是气体；叩诊的声音比较浊，有浊音的地方可能是有水。用按诊的方法检查有没有腹水，有两种方法：一种就是通过叩诊听声音，有没有移动性浊音，什么叫移动性浊音？即使肚子里面有水，也不可能满肚子都是水，总还是会有气的，而水是往低处流的，因此腹内有液体，就会流到较低的部位。如果病人取平卧、仰卧位，叩诊时，肚子上面、中间的声音比较清，呈鼓音，膨膨然，而肚子的两边，叩诊的声音就是浊音，如囊裹水，说明中间较高的部位是气，两边较低部位是水；如果病人改变一下体位，侧卧、侧着躺着，仍然是气在上面，上面这边叩诊是清音，水流向下面，下面这边叩诊是浊音了，这就叫移动性浊音。另外一种方法是有没有水振动的感觉。病人一般取仰卧位，医生两手分别放在病人腹部两边的相对位置，一手轻轻叩拍腹壁，或者是用手指撞击腹壁，另一只手如果有波动、冲击的感觉，多半是水鼓；如果另一只手没有波动、冲击的感觉，可能是气鼓。现在还可以用 B 超、X 光、穿刺等方法进行考察，肚子里面有游离液体，B 超下面可以看到黑糊糊的一片；在腹部低处进行穿刺，抽出水来了，肯定是腹水。这就是诊断鼓胀，肚子大的时候，是虚满还是实满，是气鼓还是水鼓的方法。

第四是注意腹内有没有肿块，如果发现里面有肿块，就要了解肿块的部位、大小、软硬，边界是不是清楚，是圆滑、整齐还是坚硬、高低不平，推不推得动，按下去痛不痛，要考察这些内容，肿块的大小、软硬、活动度、表面平整度、边界状况、有无压痛等，从这些方面进行考察，并且要结合部位，比如膀胱早上未解小便时可能是充盈的，或者病人出现了癃闭，小便解不出来，此时按小腹部，往往能摸得到一个包块，那里面很可能是尿，并不是肿块。检查女同志的胞宫，胞宫是在大肠和膀胱之间，前面有膀胱，后面有大肠，所以诊胞宫的时候，先要排光小便，才能够知道胞宫的大小、有没有肿块。如果在小腹、少腹部发现了肿块，同样要考虑是什么性质、肿块的大小、圆滑还是坚硬，哪个部位，可能是哪一种脏器的病变，常见的有石瘕、肠覃等病，石瘕一般是指子宫肌瘤，肠覃一般是指卵巢囊肿。

三、按肌肤

（一）按肌肤的方法

诊肌肤，按肌肤就是按皮肤、肌肉的温凉、润燥、滑涩、疼痛、肿胀、皮疹、结节、疮疡等。

肌肤的寒热润燥，一般用摸法，皮疹、肿胀、疮疡，可以看得到，皮疹、结节，还要结合按诊，比如斑和疹的区别在于斑是不高出皮面，因此用手摸上去是不碍手的，疹是高出皮面，抚之有碍手的感觉。肌肤有无疼痛，是按诊与问诊的结合。皮肤润滑与干燥，可以了解到出汗没有、津液是否充足等。正常的肌肤是光滑、有弹性的，将皮肤牵拉起来，一松手，马上弹回去了，这是有弹性，没有皮疹、结节、肿块，也不觉得疼痛。注意不要将正常的骨骼、关节当成结节啊！要知道正常的结构，要了解正常的肌肤。

（二）按肌肤的内容

病变的时候，肌肤可以出现一些什么情况呢？

1.诊寒热

医生用手轻轻地摸，如果病人手脚发凉，要特别注意胸腹部的肌肤怎么样？摸上去四肢凉的，而胸腹部的肌肤是灼热的，四肢凉、四肢厥冷，胸腹部灼热、烫手，那是热深厥亦深，是真热假寒；手脚发凉，胸腹部也偏凉、欠温暖，绝对不烫手，肯定是阳虚，是真正的寒厥。所以，将四肢与胸腹部的按诊、温度对照观察，有重要的临床意义。

初按热盛，久按热轻，是热在肤表。轻轻一摸有烫手的感觉，用力按或者按的时间稍久，反而不太烫手了，这是热在皮肤，病位比较浅。轻轻按，没有明显烫手的感觉，按的时间越久，热的感觉就越明显、热得越厉害，说明病位在里。初扪时、开始触按时，肌肤不觉得很热，按久了，按了这么1分钟、2分钟，明显感到很烫手，开始放上去不觉得怎么烫，放久了越来越烫，这种情况，叫作身热不扬，是湿热蕴结在里。身热不扬、汗出不解、渴不多饮是湿温病的典型表现。身热不扬原来是放在问诊里面的，但从对这个症状的描述看，"初扪之不觉很热，扪之稍久即感灼热"，显然属于按诊的内容。

2. 诊润燥滑涩

皮肤干燥，说明气候干燥，不出汗，像秋天、冬天，西北、沙漠地带，皮肤就比较干燥、瘙痒，有的人还皮肤脱屑、开裂，说明没有出汗或者出汗少，津液不足，皮肤干燥。皮肤湿润，说明已经出了汗，津液不亏，也可能是搽了润肤油啊。冷汗，出的是冷汗，冷汗淋漓，是亡阳的一种表现；热汗如油，那是亡阴的表现。

肌肤润滑，比较充盛，摸上去饱满、润滑的话，那是气血充盛；枯涩了，很瘦，皮肤很干燥，那是气血不足；干瘪失掉了弹性，那是津液亏虚、津液不足的一种表现。测试皮肤有没有弹性，医生用手将病人的皮肤牵拉起来，一松手，如果隔好久还没有缩回去，说明里面缺水，有失水的表现，津液不足了。肌肤甲错，扪之稍微有点碍手，是血瘀的表现。

3. 诊疼痛

肌肤疼痛，按之更甚、拒按，为实证；按之减轻、喜按，属虚证。轻按即痛，病位较浅；重按方痛，病位较深。

4. 诊肿胀

肢体、肌肤下面如果出现了肿胀，像个馒头，要了解是气肿还是水肿，水肿是按下去有凹陷，陷窝良久不能恢复，不能够马上弹起来的，属于水肿；肿起来了，按下去有凹陷，但一松手，窟窿就抬起来了，凹陷马上就恢复了，这是气肿，不是水肿。

5. 诊疮疡

按疮疡的时候，可以用手摸一摸患病的部位，了解疮疡的大小，是不是有灼手的感觉，特别是要注意是不是已经有脓的感觉，拒按不拒按，中间有没有脓点，有没有波动感。讲腹诊的时候，诊腹水有波动感，这边一触，那边可以感觉得到有东西振动过来，如果疮疡已经成脓，里面有很多脓的话，将手放在疮疡的两边，这边一挤，那边可能有脓的波动感出现，这是判断有脓、无脓，脓已成熟还是没有生成的一种方法。

6. 按尺肤

《灵枢》里面，专门有一篇叫作《论疾诊尺》，就是通过诊尺肤了解病情。尺就是尺部，尺肤就是尺部的皮肤，尺肤在什么地方？诊寸口脉不是有个寸、关、尺嘛，从关至肘横纹是多长？1尺，尺肤就是指的这1尺的皮肤。诊这1尺的皮肤，就叫作诊尺肤。诊尺肤，实际上是要诊全身的皮肤，只是由于诊肌肤时可能要把病人的衣服解开，诊起来不那么方便，而尺肤只要将手伸出来就可诊，通过摸尺肤代表全身，可以了解全身的情况，并不是说尺肤这个地方就特别重要、特别有诊断意义，其他地方就没有诊断意义，由于诊尺肤很方便，用诊尺肤代替了其他地方的皮肤，胸部、腹部、背部、脚上这些地方，皮肤是润滑还是干燥，是冷还是热，通过尺肤来了解全身的肌肤情况。诊尺肤，同样是了解全身肌肤的寒热，有没有疼痛，是不是润滑燥涩，有没有水肿等，就是了解这些情况。

四、按手足

按手上和脚上，按手足仍然是了解冷还是热，手脚都凉，多属阳虚阴盛；摸上去手脚都是热的、不冷，甚至是灼热，当然是热证，这是一般的常规。但是也有手足冷，胸腹部灼热的，属于热深厥深，属于真热假寒，所以手足的冷，不一定就是真正的阴盛阳虚的寒证，也可以见于热证。古人还认为小儿指尖冷是惊厥，中指独冷是外感风寒，中指尖冷是麻、痘，我没有这方面的经验，好像也没有看到这些报道，未见谁专门研究过多少例小儿，报道指尖冷是什么问题，中指独冷又是什么问题，古人有这个记载，知道这个常识，要出麻疹的时候，中指的指尖是不是一定是冷的，这个说法到底准不准，缺乏根据，可以做些研究。热证手足逆冷，是逆候，为什么是逆候？本来是热证，应当手足热，现在却手足逆冷、四肢厥逆，这是热深厥深，当然是逆证。还有一个手足心与手足背对比的诊法，俗话说"手背、手心都是肉"，没有区别，但中医按手足的时候，要比较一下是手足背热盛还是手足心热盛，如果是手背热一些、热得重一些，一般认为是外感的表现；如果是手足心热，很可能是病人自己感到手足心热，按诊时也可能觉得是有点烫手，多半是内伤、阴虚，阴虚火旺。还有一个是将额头和手足做比较，如果是额头上热、扪之烫手，手足心并不太热，可能是外感；如果是额头上摸上去不热，而手足心发热，应该是里热、阴虚。这是古人按手足时的一种对照观察法，触额部烫不烫，再摸一摸手心烫不烫，如果额头很烫，手心不太烫，外感；如果是额头不烫，而手心烫，一般是内伤、阴虚内热，这种诊法临床上还是很有作用的。

五、按腧穴

按腧穴，就是按压身体的某些特定穴位，通过穴位的变化和反应来判断内脏某些疾病的方法。针灸科经常用到按腧穴的方法，这种诊法其他科医生也应该是可以用的。按腧穴要注意发现穴位上是否有结节或条索状物，有没有压痛或其他敏感反应。腧穴是经络之气输布、灌注的地方，如果某个穴位有阳性反应，比如穴位上有明显压痛，或者摸到结节、条索状物，或出现疹点等，穴位成为敏感点，一般就根据这个穴位的经脉属络，分析病变的部位所在，看是哪一条经络、哪个脏腑的问题，正如《灵枢·九针十二原》所说的："五脏有疾也，应出十二原，而原各有所出，明知其原，睹其应，而知五脏之害矣。"

这种具有诊断意义的特定腧穴，多属于"十二原穴"、胸腹部的"募穴"和背部的"俞穴"。比如肺有病，常在中府、肺俞、太渊等穴出现敏感反应；心有病，常在巨阙、膻中、大陵等穴出现敏感反应；肝有病，常在期门、肝俞、太冲等穴出现敏感反应；脾有病，常在章门、脾俞、太白等穴出现敏感反应；肾有病，常在气海、太溪等穴出现敏感反应；胆病常在日月、胆俞有反应；胃病常在足三里、中脘、胃俞有反应；大肠病常在天枢、大肠俞有反应；小肠病常在关元有反应；膀胱病常在中极有反应。

通过按腧穴，可以了解其是哪一个脏腑、哪一条经络所主管的部位，从而推测它的病变，比如中府、云门是在肺尖的部位压痛明显，应该是肺有病变，肺有病的人，比如肺痨、肺痿、肺痈等，确实在这个地方会有压痛出现；募穴是脏腑之气聚集于胸腹部的穴位，实际是其部位与脏腑接近，章门、期门、日月、中脘、天枢、关元、中极等穴，分别与脾、肝、胆、胃、大肠、小肠、膀胱等脏器隔得很近，当这些脏腑有病时，自然很容易在这些穴位上出现压痛等反应，按腧穴实际与前面讲的按腹部定病位的原理是相同的，只是穴位的定点更小一些、更确切一些而已。比如期门在第 6 肋间隙，距前正中线 3.5 寸的地方，正是肝脏的位置，这个地方压痛很明显，当然要考虑是肝脏的病变；中极位于脐下 4 寸处，正是膀胱的部位，如果膀胱里面有很多的尿，在中极压痛会明显，当然要考虑是膀胱的病变。

寻找敏感点，还有一个常用的方法，就是耳诊法，看耳朵上有没有特殊表现。在耳朵上用一根牙签或者棉签棒去按，因为耳朵的穴位比较小，而手指比较大，用手指按定位不太准确，所以采用牙签、火柴头、棉签棒去按，但是不要用太尖的东西去按，否则不痛也会痛，要用细圆的东西去按，看有没有特殊的感觉，其余的地方按之不痛，某个部位按着就痛，就看这个地方是反映身体的哪个部位、哪个器官，病位可能就在这里。

好了，按诊就讲完了。这样，我们就把诊法的内容讲完了。

附　普通高等教育"十五"国家级规划教材
《中医诊断学》目录

绪论

---

① 所示页码为相应标题在该书中的位置。

② 此标题为朱文锋老师的总结。

③ 朱文锋老师将此条概括为"学会辩证思维"。

上篇　诊法

---

① 此标题为朱文锋老师的总结。